感染、传染病放射学国际化学科体系建设（二十二周年）

中国传染病放射学发展简史

22周年

The 22nd Anniversary of the Development of
Radiology of Infectious Diseases in China

李宏军 主编

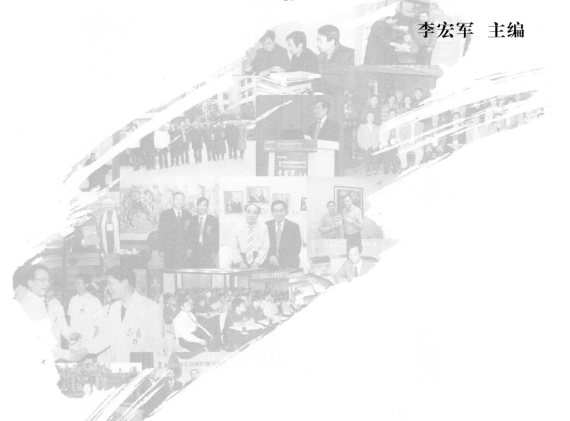

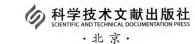
科学技术文献出版社
SCIENTIFIC AND TECHNICAL DOCUMENTATION PRESS
·北京·

图书在版编目（CIP）数据

中国传染病放射学发展简史22周年 = The 22nd Anniversary of the Development of Radiology of Infectious Diseases in China / 李宏军主编. —北京：科学技术文献出版社，2022.7
ISBN 978-7-5189-8862-4

Ⅰ.①中…　Ⅱ.①李…　Ⅲ.①传染病学—影象诊断—医学史—中国　Ⅳ.① R510.4-092

中国版本图书馆 CIP 数据核字（2021）第 273955 号

中国传染病放射学发展简史22周年

策划编辑：付秋玲　　责任编辑：张凤娇　孙洪娇　　责任校对：张永霞　　责任出版：张志平

出　版　者　科学技术文献出版社
地　　　址　北京市复兴路15号　邮编　100038
编　务　部　（010）58882938，58882087（传真）
发　行　部　（010）58882868，58882870（传真）
邮　购　部　（010）58882873
官 方 网 址　www.stdp.com.cn
发　行　者　科学技术文献出版社发行　全国各地新华书店经销
印　刷　者　北京时尚印佳彩色印刷有限公司
版　　　次　2022 年 7 月第 1 版　2022 年 7 月第 1 次印刷
开　　　本　889 × 1194　1/16
字　　　数　338千
印　　　张　21.5
书　　　号　ISBN 978-7-5189-8862-4
定　　　价　258.00元

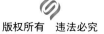

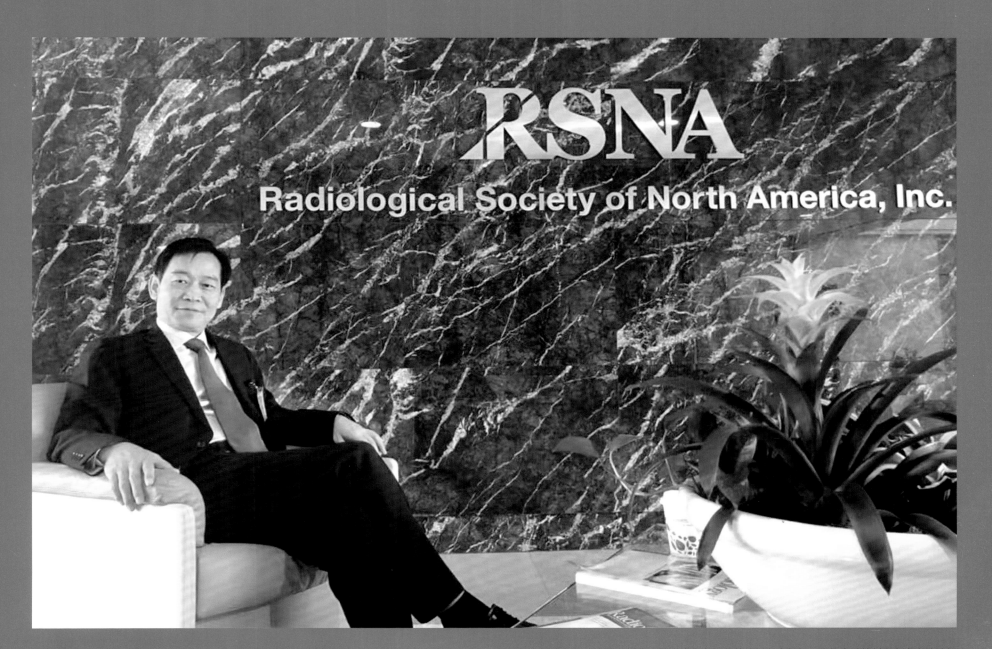

李宏军教授作为特邀嘉宾参加北美放射学会每年一度的全球放射学杂志主编论坛

编委会

实用艾滋病影像学

倡导学术创新
促进艾滋防治

张文康
二〇二三年一月

原卫生部部长，
中国性病艾滋病防治协会会长
张文康教授

以李若平教授为首所带领的传染病放射学团队是该领域先驱团队，拓荒团队，创新团队

侯云德
二〇一九

原中国工程院副院长，中国工程院院士，
国家最高科学技术奖获得者

侯云德院士

序一

　　随着全球化、经济一体化及科学技术的迅猛发展，人类的生存环境和行为都在影响着人类疾病谱的改变，传染病是一个独立特殊的疾病群，其病原、病理及临床的特殊性迥异于其他疾病，客观上其具有独立完整的系统理论体系、学术用语、技术规范和诊疗标准体系。

　　现代检测技术的飞速发展是整个医学发展的一隅，与此同时，数字化影像学信息技术的飞速发展则催生了"传染病放射学"这一创新学科的诞生，并在历次重大疫情防控中扮演了重要的角色。我国以李宏军教授为首的传染病放射学专家团队在抗击新型冠状病毒肺炎疫情中，率先建立了《新型冠状病毒肺炎影像学诊断指南》，多次应邀向全球 81 个国家线上分享了中国传染病放射学专家团队的抗疫经验，并出版了《冠状病毒家族肺炎的病理与影像》，为全球抗击疫情做出了重要贡献。国家卫生健康委员会在发布的《新型冠状病毒感染的肺炎的诊疗方案（试行第五版）》中，把 CT 检查结果作为"临床诊断病例"的判定依据，密切结合核酸检测结果，为疫情防控和临床疗效评估提供了重要的可视化循证医学证据。

　　李宏军教授长期从事医学影像临床诊疗工作，专注于传染病放射学的科研工作 20 余年。其遵循"国际视野、患者需求、系统思考、整体推进"的学科建设理念和"医疗技术规范化、技术设备现代化、医工结合信息化、技术队伍专业化"的国际化学科建设思想。联合全国著名医学影像学专家开启了传染病放射学与病原、病理机制的系统理论体系与技术研究，创新实践，开创了艾滋病影像学、传染病影像学、感染与炎症放射学、炎症相关肿瘤放射学的系统创新理论体系和以教材、规范、指南、标准、学科体系为核心的现代医学影像信息学科模式。李宏军教授率先建成了现代传染病放射学的国际化创新集成学科，被誉为传染病放射学的开拓者和奠基者。

作为公共卫生一线医生和科技工作者,《中国传染病放射学发展简史：22 周年》的出版是向党最好的献礼。应李宏军教授的邀请欣然命笔为本书作序，很荣幸作为见证者，见证了以李宏军为首的创新团队做到了从无到有、从弱到强、从国内走向国际的学科发展历史轨迹，这为临床医学影像学学科体系的传承和发展做出了重要贡献。希望在未来医工结合、学科交叉融合的信息时代里，以李宏军教授为代表的传染病放射学领域的有志之士做出更多创新成果，更好地服务于公共卫生事业。

中国工程院院士

清华大学医学院院长

清华大学附属北京清华长庚医院执行院长

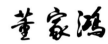

2021 年 11 月 4 日

序二

　　随着全球经济一体化及科学技术的迅猛发展，人类的生存环境和行为发生着改变，进而也影响着人类疾病谱的变化，包括传染病。传染病的病原、病理及临床特殊性迥异于其他疾病，具有独立完整的系统理论体系、学术用语、技术规范和诊疗标准体系。近30年来，现代影像学诊断技术的飞速发展为临床提供了重要的循证医学可视化证据，在疾病诊疗过程中发挥重要作用，特别是在传染病诊疗中的现代数字信息诊疗技术更是发挥着重要支撑作用。尤其是2019年年底，突如其来的新型冠状病毒肺炎疫情中，CT等数字影像信息技术具有便捷、快速、准确、避免交叉感染的特点，疾病检测阳性率达到97%，在早期筛查、诊断和分诊中起到关键作用，我国学者率先制定了《国际新冠肺炎CT影像诊断指南》中文版和英文版，并应邀在线上分享和在《欧洲放射学》等杂志上发表推广，为全球新冠肺炎疫情防控做出贡献。

　　中国传染病放射学专家团队长期从事临床医学影像诊疗工作，专注于传染病放射学的临床总结和科研工作。遵循"国际视野、患者需求、系统思考、整体推进"的学科建设理念和"医疗技术规范化、技术设备现代化、医工结合信息化、技术队伍专业化"的国际化学科建设思想。联合全国著名医学影像学专家开启了传染病影像学与病原、病理机制的系统理论体系与技术研究，建立了艾滋病影像学、传染病影像学、感染与炎症放射学、炎症相关肿瘤放射学等的系统创新理论体系和教材、规范、指南、标准、学科体系为核心的现代医学影像信息学科模式。率先建成了现代传染病影像信息学的国际化创新集成学科，为传染病放射学做了开拓性的奠基工作，也推动了传染病防控诊疗技术的发展，进而实现了传染病放射学专业的技术、理论、学科创新及应用。

　　由李宏军教授主编的《中国传染病放射学发展简史：22周年》总结了中国传染病放射学科发展历史，展示了一个从无到有、从弱到强、从国内走向国际的学科发展艰辛历程，凝集了我国传染病放射学科专家们的集体智慧。以史为鉴，学史明智，本书的出版将更好地推动我国传染病放射学的发展，也为世界传染病放射学界奉献了一本中国学者高水平的学术专著。

中国科学院院士
首都医科大学副校长

王松灵

2021 年 11 月 10 日

序三

　　近年来，数字化影像学和信息技术的飞速发展催生了"传染病放射学"，后者在传染病的诊断治疗方面展现出广阔的应用空间和巨大的发展潜力。例如，在抗击新冠肺炎疫情期间，由于 CT 影像技术具有便捷、快速、准确、避免交叉感染的特点，在早期筛查和分诊中得到广泛应用，国家卫生健康委员会在《新型冠状病毒感染的肺炎诊疗方案（试行第五版）》中把 CT 检查结果作为"临床诊断病例"的重要判定依据。尤其是把影像学检查结果与核酸检测结果相结合，在临床诊断、疗效评估和疫情防控中发挥了重要作用。

　　李宏军教授团队从事传染病放射学的临床、教学和科研工作 20 余年，他们遵循"国际视野、患者需求、系统思考、整体推进"的学科建设理念和"医疗技术规范化、技术设备现代化、医工结合信息化、技术队伍专业化"的学科建设思路，在艾滋病影像学、传染病影像学、感染与炎症放射学、炎症相关肿瘤放射学等领域推出了一系列教材、规范、指南和标准，形成了系统化的创新体系及现代化、国际化、集成化的医学影像学科发展模式。他联合国内著名医学影像学专家围绕传染病放射学与病原、病理机制开展了系统性研究，先后创立传染病放射学、感染与炎症放射学、炎症相关肿瘤放射学的学科体系，被誉为传染病放射学的开拓者。

李宏军教授主编的《传染病放射学》在 2021 年被人民卫生出版社教材办公室选为"十四五"本科生、研究生教材，《感染与炎症放射学》被指定为住院医师规范化培训教材等。欣闻李宏军教授带领的专家团队撰写了《中国传染病放射学发展简史：22 周年》和他在传染病放射学领域的卓越贡献，我很有感触，也很受鼓舞。本书在建党 100 周年之际出版，是对党的生日最好的献礼。我衷心希望李宏军教授及其团队不断取得新的成就，为传染病放射学的人才培养和全球传染病防控做出创新性贡献，同时也希望未来医学和工程技术能够进一步融合，发挥学科交叉的优势，在信息时代里催生更多的创新成果，更好地服务于医药卫生事业。

中国科学院院士

解放军总医院感染病医学部主任

国家感染性疾病临床医学研究中心主任

王福生

2021 年 11 月 4 日

序四

　　李宏军教授是中国传染病放射学发展中的一位传奇人物，由于工作的交叉，我几乎目睹了他及他的团队从零开始发展的全过程。李宏军教授的开拓性工作始于 23 年前涉足于艾滋病（AIDS）医学影像领域的探讨及逐步深入的研究，这一工作实际上填补了中国在 AIDS 医学成像领域的空白。当时，AIDS 及其并发症在中国尚属"罕见"的疾病，放射学领域也仅能从国际文献上获得一些肤浅的了解，因此，即使遇到也被作为少见的疑难病例做个案对待，李宏军教授工作的价值自不待言。

　　随着李宏军教授工作的深入，陆普选教授、施裕新教授及一大批传染病医学影像专业的专家也融入李宏军教授的团队，在不长的时间内形成了一支前所未有的传染病医学影像专业队伍。这支队伍不仅致力于 AIDS 的医学影像研究，也陆续涵盖了几乎所有的传染病医学成像领域，参与了重要的突发传染病的一线防治，如"非典"，并发展出放射学的一个重要的分支。该领域的知识不仅可应用于各层次的传染病院，而且还可用于各级综合医院。AIDS 等非急性传染病甚至很多急性传染病的初诊实际上更多是在综合医院进行的，这也是放射学界越来越重视该领域的专业知识的理由。作为反馈，则是一大批已经在放射学领域很有成就的综合医院的放射学家也积极加入了传染病医学影像的科研、临床与教学。不仅在中华医学会放射学分会专门成立了"传染病影像学组"，在相关领导部门的关注下还批准成立了一级专业学会，推动该领域的工作和发展。他们的工作也得到了相关领导部门和专家的充分肯定。

李宏军教授团队的另一个重要特色是充分发挥了"后发优势"。在发展学术领域与团队建设的同时，他们卓有成效地建立并发展了高层次的国际学术联系和特定的交流平台；承担了该领域的国际学术期刊的编辑与出版（英文）；召开或参与举办了多种国际学术会议；在国际著名出版社出版了系列的英文专著；在国内各级医院迅速地普及了传染病医学影像的知识，有效地提升了各级医院对于传染病医学影像的认知与重视。

《中国传染病放射学发展简史：22 周年》一书是对于该领域在中国发展的系统回顾，是一本专业发展的阶段性总结的专著，也是中国和国际放射学发展中的一次重要的创新纪录。我对于书中来自各级一线工作者的朴实的回忆及发自内心的自豪感深表赞赏，也愿意推荐给放射学乃至整个医学领域的同道，共享作者们的感受和从他们的创新实践中得到的启发。

中华医学会放射学分会前主任委员

《中华放射学杂志》前总编辑

祁 吉

2021 年 7 月 12 日

序五

　　无论新发传染病还是各种类型的传染病都对人类社会构成了严重威胁，因此，对传染病的防控、检测、诊断和治疗，是事关国家安全的大事，容不得半点马虎。新冠肺炎疫情的发生再次证明了这个道理。中华医学会放射学分会在 2015 年成立了传染病放射学专业委员会，也正是基于此，期望在影像医学领域对传染病有一个深入研究和交流的平台。传染病是一类特殊疾病，其影像学特征因病原、病理及临床的特殊性而迥异于其他疾病，具有独立且完整的理论体系、学术用语、技术规范和影像诊疗标准体系。

　　中华医学会放射学分会传染病放射学专业委员会以李宏军教授为首任主任委员，他领导的专业团队经过 23 年的努力已经使传染病放射学成为一个新学科，他倡导并开创了全球传染病放射学的创新学科及系统创新理论体系、技术规范、指南、标准、学科体系及诊疗检测平台，拓展了感染与炎症放射学、炎症相关肿瘤放射学的系统创新理论及创新学科体系，突破了现代影像学技术在传染病学的国内外学术领域及学科应用的空白，推动了我国乃至国际传染病防控诊疗技术的发展。这些成绩离不开其团队长期致力于"中国标准"向"国际标准"的推广和应用。

　　《中国传染病放射学发展简史：22 周年》一书的出版，是传染病放射学专家团队向党向国家最好的献礼。回顾学科发展历史，全书分为三大部分，即开拓篇、发展篇和未来篇。开拓篇对该学科萌芽时期的人和事进行背景介绍；发展篇针对传染病放射学学科发展与组织建设、中文和英文杂志平台建设、历届国际学术会议（2008—2021 年）纪实、主任委员和委员伴随学会发展的成长及感悟、从弱到强、从国内走向国际的学科发展艰辛历程，凝集了我国传染病放射学科专家们的集体智慧。以史为鉴，学史明智，本书的出版将更好地推动我国传染病放射学的发展，也为世界传染病放射学界奉献了一本中国学者高水平的学术专著。

中国科学院院士
首都医科大学副校长

2021 年 11 月 10 日

序三

　　近年来，数字化影像学和信息技术的飞速发展催生了"传染病放射学"，后者在传染病的诊断治疗方面展现出广阔的应用空间和巨大的发展潜力。例如，在抗击新冠肺炎疫情期间，由于 CT 影像技术具有便捷、快速、准确、避免交叉感染的特点，在早期筛查和分诊中得到广泛应用，国家卫生健康委员会在《新型冠状病毒感染的肺炎诊疗方案（试行第五版）》中把 CT 检查结果作为"临床诊断病例"的重要判定依据。尤其是把影像学检查结果与核酸检测结果相结合，在临床诊断、疗效评估和疫情防控中发挥了重要作用。

　　李宏军教授团队从事传染病放射学的临床、教学和科研工作 20 余年，他们遵循"国际视野、患者需求、系统思考、整体推进"的学科建设理念和"医疗技术规范化、技术设备现代化、医工结合信息化、技术队伍专业化"的学科建设思路，在艾滋病影像学、传染病影像学、感染与炎症放射学、炎症相关肿瘤放射学等领域推出了一系列教材、规范、指南和标准，形成了系统化的创新体系及现代化、国际化、集成化的医学影像学科发展模式。他联合国内著名医学影像学专家围绕传染病放射学与病原、病理机制开展了系统性研究，先后创立传染病放射学、感染与炎症放射学、炎症相关肿瘤放射学的学科体系，被誉为传染病放射学的开拓者。

李宏军教授主编的《传染病放射学》在 2021 年被人民卫生出版社教材办公室选为"十四五"本科生、研究生教材,《感染与炎症放射学》被指定为住院医师规范化培训教材等。欣闻李宏军教授带领的专家团队撰写了《中国传染病放射学发展简史:22 周年》和他在传染病放射学领域的卓越贡献,我很有感触,也很受鼓舞。本书在建党 100 周年之际出版,是对党的生日最好的献礼。我衷心希望李宏军教授及其团队不断取得新的成就,为传染病放射学的人才培养和全球传染病防控做出创新性贡献,同时也希望未来医学和工程技术能够进一步融合,发挥学科交叉的优势,在信息时代里催生更多的创新成果,更好地服务于医药卫生事业。

中国科学院院士

解放军总医院感染病医学部主任

国家感染性疾病临床医学研究中心主任

王福生

2021 年 11 月 4 日

序四

　　李宏军教授是中国传染病放射学发展中的一位传奇人物，由于工作的交叉，我几乎目睹了他及他的团队从零开始发展的全过程。李宏军教授的开拓性工作始于 23 年前涉足于艾滋病（AIDS）医学影像领域的探讨及逐步深入的研究，这一工作实际上填补了中国在 AIDS 医学成像领域的空白。当时，AIDS 及其并发症在中国尚属"罕见"的疾病，放射学领域也仅能从国际文献上获得一些肤浅的了解，因此，即使遇到也被作为少见的疑难病例做个案对待，李宏军教授工作的价值自不待言。

　　随着李宏军教授工作的深入，陆普选教授、施裕新教授及一大批传染病医学影像专业的专家也融入李宏军教授的团队，在不长的时间内形成了一支前所未有的传染病医学影像专业队伍。这支队伍不仅致力于 AIDS 的医学影像研究，也陆续涵盖了几乎所有的传染病医学成像领域，参与了重要的突发传染病的一线防治，如"非典"，并发展出放射学的一个重要的分支。该领域的知识不仅可应用于各层次的传染病院，而且还可用于各级综合医院。AIDS 等非急性传染病甚至很多急性传染病的初诊实际上更多是在综合医院进行的，这也是放射学界越来越重视该领域的专业知识的理由。作为反馈，则是一大批已经在放射学领域很有成就的综合医院的放射学家也积极加入了传染病医学影像的科研、临床与教学。不仅在中华医学会放射学分会专门成立了"传染病影像学组"，在相关领导部门的关注下还批准成立了一级专业学会，推动该领域的工作和发展。他们的工作也得到了相关领导部门和专家的充分肯定。

李宏军教授团队的另一个重要特色是充分发挥了"后发优势"。在发展学术领域与团队建设的同时，他们卓有成效地建立并发展了高层次的国际学术联系和特定的交流平台；承担了该领域的国际学术期刊的编辑与出版（英文）；召开或参与举办了多种国际学术会议；在国际著名出版社出版了系列的英文专著；在国内各级医院迅速地普及了传染病医学影像的知识，有效地提升了各级医院对于传染病医学影像的认知与重视。

　　《中国传染病放射学发展简史：22 周年》一书是对于该领域在中国发展的系统回顾，是一本专业发展的阶段性总结的专著，也是中国和国际放射学发展中的一次重要的创新纪录。我对于书中来自各级一线工作者的朴实的回忆及发自内心的自豪感深表赞赏，也愿意推荐给放射学乃至整个医学领域的同道，共享作者们的感受和从他们的创新实践中得到的启发。

中华医学会放射学分会前主任委员

《中华放射学杂志》前总编辑

祁 吉

2021 年 7 月 12 日

序五

　　无论新发传染病还是各种类型的传染病都对人类社会构成了严重威胁，因此，对传染病的防控、检测、诊断和治疗，是事关国家安全的大事，容不得半点马虎。新冠肺炎疫情的发生再次证明了这个道理。中华医学会放射学分会在 2015 年成立了传染病放射学专业委员会，也正是基于此，期望在影像医学领域对传染病有一个深入研究和交流的平台。传染病是一类特殊疾病，其影像学特征因病原、病理及临床的特殊性而迥异于其他疾病，具有独立且完整的理论体系、学术用语、技术规范和影像诊疗标准体系。

　　中华医学会放射学分会传染病放射学专业委员会以李宏军教授为首任主任委员，他领导的专业团队经过 23 年的努力已经使传染病放射学成为一个新学科，他倡导并开创了全球传染病放射学的创新学科及系统创新理论体系、技术规范、指南、标准、学科体系及诊疗检测平台，拓展了感染与炎症放射学、炎症相关肿瘤放射学的系统创新理论及创新学科体系，突破了现代影像学技术在传染病学的国内外学术领域及学科应用的空白，推动了我国乃至国际传染病防控诊疗技术的发展。这些成绩离不开其团队长期致力于"中国标准"向"国际标准"的推广和应用。

　　《中国传染病放射学发展简史：22 周年》一书的出版，是传染病放射学专家团队向党向国家最好的献礼。回顾学科发展历史，全书分为三大部分，即开拓篇、发展篇和未来篇。开拓篇对该学科萌芽时期的人和事进行背景介绍；发展篇针对传染病放射学学科发展与组织建设、中文和英文杂志平台建设、历届国际学术会议（2008—2021 年）纪实、主任委员和委员伴随学会发展的成长及感悟、国内外专家及领导评价等内容，详细记录了传染病放射学这个创新学科发展的基本要素和艰难历程；未来篇介绍了以李宏军教授为首的这个创新团队从无到有、从弱到强、从国内走向国际的历史轨迹，对医学影像学学科体系的传承和发展做出了重要贡献，并且畅想了传染病放射学的未来发展道路。我祝愿李宏军教授和他的团队在未来医工结合、学科交叉融合的信息时代里，做出更多创新成果，更好地服务于公共卫生事业，为我们国家的传染病防控事业做出更大的贡献。

复旦大学原副校长

中华医学会放射学分会名誉主任委员

复旦大学附属华山医院副院长

冯晓源

2021 年 7 月 12 日

序六

近年来，随着社会经济发展和人们生活方式的改变，新发和复发传染病不断发生。数字化医学影像学技术飞速发展，催生了"传染病放射学"创新学科的诞生，展现了现代数字诊疗技术在传染病领域的临床应用和重要学科支撑作用。特别是在突如其来的新冠肺炎疫情中，CT影像诊断技术及远程网络平台的搭建，突显便捷、快速、准确及避免交叉感染的特点，在对疾病的早期筛查、诊断和分诊中起到了关键作用，大大提高抗击疫情的效率。国家卫生健康委员会在发布的《新型冠状病毒肺炎诊疗方案（试行第五版）》，把CT检查结果作为"临床诊断病例"的重要判定依据之一，从而确立了影像学诊断在疫情防控和临床诊断及疗效评估中的重要作用和价值。

李宏军教授团队自1998年起从事传染病影像学的探索，将影像诊断特征与尸检病理进行对照研究，发表我国第一篇艾滋病影像学研究论文。在进行此项研究的过程中，他亲自解剖艾滋病捐献者尸体，首次建成了我国仅有的500余件艾滋病尸体三维断层标本与影像、病理对照的科研教学标本多源数据样本库。同时，他联合全国影像学专家开启了传染病影像学与病原、病理机制的系统理论体系与技术研究，并先后创立艾滋病影像学、传染病影像学、感染与炎症放射学、炎症相关肿瘤放射学的系统理论及学科体系，因此，其被誉为现代传染病放射学的开拓者和奠基者。

李宏军教授带领的团队主要创新性贡献可以总结如下。其一，率先创立了传染病放射学理论与技术体系。其二，发现了HIV免疫逃逸新机制，并通过功能MR等影像学技术，提出了HIV致神经元损伤的新机制。其三，率先建立了传染病放射学诊断指南技术体系并转化应用。其四，率先揭示了COVID-19肺炎肺部病理变化的影像学表征及演变规律，提出了COVID-19肺炎影像学的分级诊断标准。李宏军教授亲自尸检3例新冠肺炎捐献者尸体，审阅新冠肺炎影像资料千余例，提出了"基于临床分期以病理为基础的新冠肺炎影像学精确分级诊断创新模式"。李宏军教授发起并带领团队第一时间制定并发布了《新型冠状病毒肺炎影像学辅助诊断指南》第一版、第二版、简版，英文版发表在《欧洲放射学》《中国医学影像技术》等杂志。阅读量达35万次。李宏军教授3次应邀向全球80余个国家分享中国经验，为疫情防控做出了重要贡献。

欣闻李宏军教授带领的传染病放射学团队撰写了传染病放射学这一新兴学科的发展简史，作为前任中华医学会放射学分会主任委员，我也见证了以李宏军教授为首的这个创新团队从无到有、从弱到强、从国内走向国际的历史轨迹，这无疑是对国内外医学影像学学科体系的传承和发展所做出的十分重要的贡献。作为一名影像科医生和医学科技工作者，其所编著的《中国传染病放射学发展简史：22 周年》的出版是向党向祖国最好的献礼。回顾历史是为了铭记开辟一个新学科的付出和艰辛，铭记和感恩曾经帮助和支持过的师长和同人，铭记走向成功的经验、感悟和宝贵意见，更是为了传染病放射学更好的发展与传承。

中华医学会放射学分会前主任委员
中国医科大学附属第一医院原院长

徐 克

2021 年 7 月 26 日

主编简介

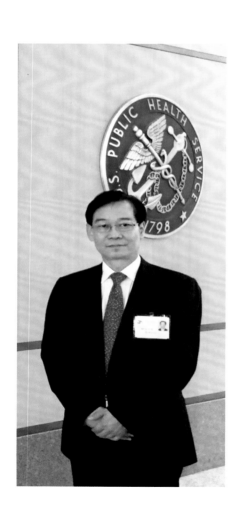

李宏军，医学博士，教授，主任医师，博士研究生导师，博士后导师，传承导师。享受国务院政府特殊津贴专家，北京市首批十百千卫生人才，首批北京市卫生系统"215"高层次卫生技术人才队伍学科带头人。国家感染性疾病临床医学研究中心首席医学影像学专家，特聘教授。传染病医学影像学专家、传染病影像学及创新学科体系开创者和奠基者。

研究方向：传染病放射学。

业务专长：传染病放射学诊断、感染与炎症放射学诊断、炎症相关肿瘤放射学诊断，以及推崇循证医学理念，致力于基于影像学与多源异构数据融合的无创精准分级诊断。

获得荣誉：2020 年被评为"北京市优秀共产党员"、中国农工民主党北京市委员会"优秀党员"；2019、2021 年连续获得"名师带徒"称号；2019 年获得"人民好医生"称号；2020 年被授予"国之名医·卓越建树"称号；2020 年被授予"北京市抗击新冠肺炎疫情先进个人"称号；2020 年被授予"农工党抗击新冠肺炎疫情先进个人"称号；2015 年被北京市医院管理局授予"科技创新培育团队"称号；2015 年被北京市授予科技领军人署名"李宏军科技创新工作室"称号；2020 年被北京市授予"李宏军示范科技创新工作室"称号；2021 年被授予北京学者候选人称号。

现任职务：首都医科大学附属北京佑安医院医学影像学中心主任；首都医科大学医学影像与核医学系副主任；国际英文刊物 *Radiology of Infectious Diseases* 创始主编（国家卫生健康委员会主管）；*Radiology Science* 创始主编；*Frontiers in Neuroscience* 客座主编；*BMC Neurology* 副主编；《新发传染病电子杂志》副主编。

学术兼职：国家卫生健康委员会（简称"卫健委"）全国卫生健康技术推广传承应用项目放射学专业委员会主任委员；中国研究型医院学会感染与炎症放射学专业委员会主任委员；中国性病艾滋病防治协会艾滋病影像学专业委员会主任委员；中国科技产业化促进会数字健康专业委员会主任委员；中华医学会放射学分

会传染病放射学专业委员会主任委员；中国医院协会传染病医院管理分会传染病影像管理学组组长；中国医疗保健国际交流促进会循证医学分会副主任委员；北京影像学诊疗技术创新联盟理事长；中国医学装备协会普通放射学分会传染病影像专业委员会副主任委员；北京医学会放射学分会常务委员。国家科学技术进步奖评审专家、中华医学科技奖评审专家、科技部重大科技专项评审专家、国家自然科学基金委项目评审专家、国家留学基金委员会评审专家等。

科研经历： 近年作为首席科学家主持科技部重点研发项目 2 项；获批主持国家自然科学基金重点项目、面上项目及北京自然科学基金项目等 6 项。主持北京市重大科技计划项目等 10 余项。发表核心及英文论文 200 余篇。获中华医学科技奖等省部级奖项 10 项；获国家发明专利及软件著作权登记等 30 项。主编专著 48 部，教材 5 部，指南 2 部，标准 8 部；主编英文版专著 16 部。代表性著作 *Radiology of Infectious Diseases* 1-2 和 *Radiology of Influenza A* （*HIV/AIDS*）于 2014 年和 2015 年双双获得年度"输出版优秀图书奖"、在 2017 年双双获得国家新闻出版广电总局版权输出"普遍奖励"。医工结合及多学科交叉融合转化产品 4 套（肺结核一体化管理系统、多语言用户信息管理系统及 5G+ 互联网数字医疗新模式系统）。

突出贡献： 从事临床医学影像诊疗工作 30 年。遵循"国际视野、患者需求、系统思考、整体推进"的学科建设理念和"医疗技术规范化、技术设备现代化、医工结合信息化、技术队伍专业化"的国际化学科建设思想。联合全国著名医学影像专家开启了传染病影像学与病原、病理机制的系统理论体系与技术研究，创新实践，开创了全球艾滋病影像学、传染病影像学、感染与炎症放射学、炎症相关肿瘤放射学等的系统创新理论体系和以教材、规范、指南、标准的学科体系为核心的现代医学影像信息学科模式。于全球率先建成了现代传染病影像信息学的国际化创新集成学科，被誉为传染病影像学的开拓者和奠基者。推动了我国乃至国际传染病防控诊疗技术的发展。

前言

　　近 30 年来，现代影像学诊断技术的飞速发展为临床提供了重要的循证医学可视化证据。随着全球化、经济一体化及科学技术的迅猛发展，人类的生存环境和行为都在影响着人类疾病谱的改变。传染病的病原、病理及临床特殊性迥异于其他疾病，客观上具有独立完整的系统理论体系、学术用语、技术规范和诊疗标准体系。中国传染病放射学专家团队在学科带头人的带领下，开展和推进临床医学影像诊疗工作 30 余年，遵循"国际视野、患者需求、系统思考、整体推进"的学科建设理念和"医疗技术规范化、技术设备现代化、医工结合信息化、技术队伍专业化"的国际化学科建设思想，笔者本人联合全国著名医学影像学专家共同开启了传染病影像学与病原、病理机制的系统理论体系与技术研究，开创了艾滋病影像学、传染病影像学、感染与炎症放射学、炎症相关肿瘤放射学等的系统创新理论体系和以教材、规范、指南、标准的学科体系为核心的现代医学影像信息学科模式，率先建成了现代传染病影像信息学的国际化创新集成学科，荣幸成为了传染病放射学的开拓者和奠基者，具体成就包括以下几个方面。

　　（1）在理论创新方面：①首次创立了传染病放射学的系统创新理论体系和确定了艾滋病影像学、传染病影像学、感染与炎症放射学、炎症相关肿瘤放射学的概念。②首次开创了传染病放射学系列教材体系。其中《传染病放射学》被人民卫生出版社评为"十四五"本科生、研究生创新教材，《感染与炎症放射学》被评为住院医师规培教材，并被科学出版社评为"十四五"本科生、研究生教材。③"传染病放射学诊断技术"是被国家卫健委批准的第一个现代西医健康技术领域的传承项目。④首次创立了国际传染病影像学诊断的诊断指南、标准及共识。

　　（2）在技术创新方面：①采取医工结合，多学科融合，首次将人工智能技术应用于传染病的预防、诊疗及随访管理一体化解决方案。在国家科技重大专项资助下首次完成基于临床分期以病理为基础的肺结核筛查及诊疗一体化解决方案的研发与临床应用。②首次将人工智能技术应用于传染病辅助诊断领域并发挥重要作用。③在国家自然科学基金重点项目支持下首次基于 COVID-19 的影像免疫组学模型与临床应用建立了免疫能力特征的替代指标体系。④在国家自然科学基金重点项目的支持下首次基于深度学习的 HIV 相关的神经认知障碍（HAND）脑认知损伤的模型与临床应用建立了 HAND 的预测指标体系，以及全球最大的 HAND 纵向队列数据库。⑤在北京市科委重点项目支持下首次建立了基于临床分期，以病理为基础的肺炎分类诊断系统。⑥在北京市医院管理局临床医学发展专项"扬帆计划"的重点扶持下首次建立了基于艾滋病的三维断层科研与教学标本制备方法。

（3）在学科创新方面：率先开创了传染病放射学国家学科体系，包括临床实践、科学研究、医工结合"MD+PHD"人才培养、国际英文杂志、医学继续教育及国内外学术交流。

（4）在国际学术影响力方面：①于 2019 年 Springer 发布传染病放射学成果的国际关注度排名在前 50%。② *Radiology of HIV/AIDS, Radiology of Infectious Diseases*1~2, *Radiology of Influenza A/（H1N1）*等 16 部专著全球下载次数达到 157 163 次，被全球 1345 个图书馆检索收录。③华盛顿大学公共卫生专家 Pro Masahiro Narita 为 *Radiology of HIV/AIDS* 撰写书评并发表在 *Clinical Infectious Diseases*：当前传染病放射学的系列成果发布，体现了及时性、必要性及临床迫切的需要性。④连续三年被北美放射学会（RSNA）总部邀请参加国际放射学杂志主编论坛并做资深专家学术报告。⑤ 2018 年应邀在美国国立卫生研究院（NIH）做"中国传染病影像学学科建设体系"专题报告，成为 NIH 自 1887 年成立以来第 180 位被邀请做专题报告并颁发"Brown bag lecture"证书的外国专家。⑥《美国放射学杂志》创始主编、弗吉尼亚大学医学影像和公共卫生科学教授 Bruce J Hillman 来信赞誉为医学影像学领域中的"传染病放射学"之父。麻省理工学院 Gary Gold 教授赞誉"主导引领了全球传染病放学的发展与进步"。⑦被《中华英才》专刊以"让中国传染病放射学赢得世界尊重"为题长篇报道，称为"传染病放射学国际化学科建设奠基者及传染病放射学系统理论开创者"。⑧先后以"中国传染病放射学的开拓者"为题被《科学中国人》及《首都医科大学学报》报道。⑨获科技部"艾滋病和病毒性肝炎等重大传染病防治"科教重大专项技术总师侯云德院士（中国工程院原副院长，2018 年国家最高科学技术奖获得者）题词"传染病放射学学科的开创者，科技创新的践行者"。⑩首次创建了 www.infection-radiology.com 平台。⑪搭建了远程教育及远程会诊系统平台，服务于基层学科建设和诊疗水平提升。

（5）在学术交流平台建设方面：率先创建了全球感染性疾病唯一国际刊物 *Radiology of Infectious Diseases*（中宣部批准，国家卫健委主管），于 *Radiology Science* 担任创始主编及 *BMC Neurology* 副主编。

（6）在人才团队建设方面：重视创新人才培养，率先建立传染病放射学博士研究生培养点、博士后流动工作站。医学博士与工学博士人才交叉培养（MD & PHD）模式培养硕士、博士，带出了一支医工结合，多学科交叉融合的创新研究团队，极大促进了学科发展和成果转化，被国家卫健委评为西医领域第一个传承推广应用项目，服务于基层，在全国招生培养一批传染病放射学诊断技术团队。①先后被选举为国家卫健委全国卫生健康技术推广传承应用项目放射学专业委员会主任委员、中国研究型医院学会感染与炎症放射学专业委员会主任委员、中国性病艾滋病防治协会艾滋病放射学专业委员会主任委员、中国科技产业化促进会数字健康专业委员会主任委员、中华医学会放射学分会传染病放射学专业委员会主任委员、中国医师协会放射医师分会感染影像专业委员会主任委员、中国医院协会传染病医院管理分会传染病影像管理学组组长、中国医疗保健国际交流促进会循证医学分会副主任委员、中国医学装备协会普通放射学分会传染病影像专业委员会副主任委员和北京影像学诊疗技术创新联盟理事长等。②连续担任 14 届国际艾滋病影像学学术会议及 12 届全国感染与传染病影像学学术会议的大会主席；主办 13 次传染病影像诊断学习班（国家级继教项目），巡讲 200 余次，共计培训 21 万余人次，促进了我国传染病影像学诊断水平的提升。

（7）在成果应用创新方面：医、教、研、企结合，创立了医联云平台（5G 互联网 + 远程会诊 + 人工智能 + 线下）互补诊疗模式。实现：① 一键查询，精确诊断；② 免费平台，远程诊疗；③ 一键投屏，简单便捷；④ 智能刷新，触控科技；⑤ 云端管理，资源共享。

总结发展历史，更好继往开来，组织核心专家团队撰写《中国传染病放射学发展简史：22 周年》的出版，作为公共卫生一线医生和科技工作者在建党 100 周年之际是向党最好的献礼。全书共三篇（开拓篇、发展篇和未来篇），约 50 万字，图片 300 余张；根据每个参与撰写的专家从自己的工作学习和成长纪实所见所闻和感受表达，实现了传染病放射学专业的技术创新、理论创新、学科创新及应用创新。《中国传染病放射学发展简史：22 周年》的出版标志着一个创新学科从无到有、从弱到强、从国内走向国际的学科发展历史轨迹，清晰地再现了传染病放射学科发展历程与艰辛。在西方医学领域率先突围，占领该领域的制高点，成为感染、传染病放射学的开拓者、引领者和践行者，为世界医药文献的发展做出了贡献，更好地服务于公共卫生事业，实现习近平总书记提出的"人类卫生健康共同体"的宏伟目标。

以史为鉴，学史明智，本书的出版将更好地推动我国传染病放射学的学科发展。由于编写时间紧迫，文字水平有限，回顾历史跨越时间较长，相关的人和事情及时间地点难免有遗漏之处，再次深感遗憾和抱歉，但发自内心地代表团队感恩过去、现在和未来所有关心、支持我们的领导、专家和同事一如既往的倾心关注和爱护。编写不足之处敬请不吝赐教。

医学博士 / 主任医师 / 教授 / 博士生导师 / 博士后导师 / 国务院特殊津贴专家
国家感染性疾病临床医学研究中心首席医学影像学专家，特聘教授

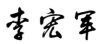

2021 年 12 月 27 日

中国传染病放射学人的心声之歌

不忘初心　砥砺前行

1998 年，一例罕见的神经感染病例，引起了李宏军医生的疑问，

他源于一个病例，开始了一个崭新学科的艰辛探索。

1998—2018 年，整整 20 年，说执着难，说放弃更难。

20 年前，相关文献罕有，关键材料缺乏，影像技术亟待更新，

面对国内国际研究空白，他披荆斩棘、四处播种、广结同盟。

20 年后，历经艰辛，前进征途中不再单枪匹马，

他终于创建了一支紧密团结、执着强大的传染学组团队。

探路者先行

2001 年，李宏军教授发表国内第一篇艾滋病影像学研究论文

2006 年，国内外唯一一套艾滋病三维断层标本建立

2012 年，国内第一部艾滋病影像学著作正式发表

2014 年，国际第一本传染病放射学英文杂志创刊

2015 年，中华放射学年会首设传染放射分会场

2016 年，传染病放射学学科建设面向国际推广

2017 年，李宏军教授代表团队首次在美国 RSNA 总部受邀演讲

2018 年，李宏军教授代表团队在美国 NIH 受邀演讲

20 年 7300 个日日夜夜已经成为昨天，

传染放射从无到有，从国内走向国际，收获了国内外专家的高度认可。

中华放射学分会前任主委徐克赞誉：

李宏军教授是位顶天立地的前锋学者。

英国科学院院长在李宏军实验室题词：

感谢佑安医院李宏军及其团队做出非常有价值，有益于人类的工作。

国际医学磁共振学会主席评价李宏军团队：

科研成果主导国际感染放射学发展。

美国放射学杂志创始人赠予李宏军教授"传染病放射学之父"的美誉。

美国 NIH 院长评价：

李宏军教授是传染病影像学技术领域的先驱和实践者。

20 年风雨兼程，成就了感染影像。

面对累累硕果，李宏军教授初心未眠，

创新路上争分夺秒、精益求精，

在传染医学研究事业上继续不断地攀登更新高峰，

路漫漫其修远兮，吾将上下而求索。

星星之火可以燎原

2015 年 11 月 7 日，
郑州第八届国际艾滋病放射学学术会议上，一个声音慷慨激昂，
"今天，传染病放射学专业委员会，成立了！"
传染影像人数十载的艰辛和期盼终于得到了官宣！
铭记对中华放射学会高瞻远瞩重大决策的知遇之恩，
满怀对中放历届主委学科发展战略思想的敬仰之情，
在短短的 3 年内，江苏、云南、山东等多个传染放射学组如雨后春笋
般相继成立，
越来越多的专家学者加入传染影像这个具有强大吸引力和凝聚力的
团队，
李宏军教授和陆普选、施裕新两位副主委正带领全国同道，
我们信心百倍，继续前行！
肩负着最初的理想与信念，
怀揣着不变的仁爱与奉献，

昂首阔步，迈向新的征程。
我们开始逐步推广自己的国际化学科建设平台，
即传染影像国际英文网站建成上线，
39 种传染病大数据平台共享全面开放。
《传染病影像学诊断指南》连续出版，
传染病放射学操作技术规范及数字化无创诊断标准不再遥远，
传染病防控全球联动，
中国影像人走在了世界的前沿！
无论何时，人们会永远铭记，
为传染影像发展做出巨大贡献的：
云华亭校长、方家选校长、李松年教授、刘玉清教授、戴建平教授、祁
吉教授、冯晓源教授、郭启勇教授、徐克教授、金征宇教授、刘士远教
授等。
没有他们的高瞻远瞩、大智与慧眼，就没有传染放射学的今天！

登高望远

时代造就了一个人，一个团队，一个学科，

鹰击长空，鱼翔浅底，万类霜天竞自由！

传染放射，为这个时代而生，为我们影像人而生，

20 年前，在河南点燃的星星之火已经燎原，

直到今天，我们的魂魄依然滚烫。

想做事、能做事、做成事，每个人的一小步汇集起来就是我们整个学科的一大步。

不忘初心，砥砺前行，

精准化、多学科交叉的传染影像转化医学创新团队，如今正昂首步入国际学术尖端！

浮华撇尽，耕耘求是。

未来的我们，聚团队之智慧，

共建、共享、共联、共赢，

掌握国际传染影像领域的话语权。

我们相信，这创造出新学科奇迹的力量，

也必将推动中国传染影像人不断向前。

为筑人类健康之长城，做出更多的贡献！

目录
Contents

第三篇　未来篇

1 第一篇
开拓篇

陆普选　刘新疆　李宏军

传染病放射学是在基于法定传染病学的基础上建立起来的创新循证医学学科，其研究的是不同传染病病原体导致机体所发生的相关疾病，以及以临床分期和病理为基础的疾病影像学表现特征和演变规律。23 年前在世界范围内并没有关于该学科的相关系统理论及概念的阐述，正是由首都医科大学附属北京佑安医院李宏军教授率先提出并带领团队开拓了传染病放射学这一创新领域，并率先完成了传染病放射学国际化理论体系和学科体系的建设。

23 年前，世界上传染病影像学和艾滋病影像学研究多呈碎片状知识态势，缺乏系统性总结和深入的阐述及凝练，中国的艾滋病影像学和传染病影像学领域也是如此，人才缺乏，影像设备陈旧落后，影像检查诊断水平低下，医务人员对传染病特别是新发传染病的认识不足、重视不够。在过去的 23 年里，在李宏军教授的倡导下，以李宏军、陆普选、施裕新等教授为首的一大批献身于传染病影像学事业的中坚力量无怨无悔、勇往直前，经过 20 余年的努力，率先倡导并践行，基本完成了传染病影像学国际化学科体系的建设目标，率先确定了传染病影像学的定义，率先倡导开创了全球传染病影像学的创新系统理论体系和学科体系，并开拓了感染与炎症放射学、炎症相关肿瘤放射学的系统创新理论及创新学科体系，以及规范、指南、标准诊疗检测平台，填补了现代影像学技术在传染病研究领域的空白，提高了中国传染病影像学的整体技术水平和精准诊断水平，推动了我国乃至国际传染病防控诊疗技术的发展，实现了中国传染病放射诊断学从无到有、从国内走向国际的里程碑式进步。

一、决定一生的"遇见","疑问"开创崭新未来萌芽

1998 年，当时在河南南阳医学高等专科学校附属医院担任医学影像科主任的李宏军医生收诊了一位不同寻常的患者。该患者常常头疼头晕，在磁共振检查后，临床发现脑内有一些呈环状、螺旋状、环里套环、环里还有更低密度的病灶区，症状和体征分离。李宏军说："用常见的细菌感染、寄生虫感染或者是病毒性脑炎引起的脓肿都不能解释这种现象的原因。"细心的李宏军详细地询问了该患者的病史后，怀疑可能是患者在免疫力低下或缺陷的情况下，发生的一种罕见病原体感染，因此建议其做免疫八项检测，检测结果发现该患者人类免疫缺陷病毒（Human Immunodeficiency Virus，HIV）呈阳性。

"艾滋病患者脑部为什么会发生多发脓肿，与 HIV 感染有什么关系呢，HIV 可以导致脑内产生哪些病变？"对于很多医生来讲，既然找到了病因，那么事情也该就此结束，但是李宏军却并没有轻易放过，而是给自己画了一个大大的问号，提出一系列问题："既然查出了病因是 HIV 阳性，那就顺藤摸瓜找出与 HIV 相关的疾病有哪些，查清艾滋病病毒会不会引起神经系统感染，如果可以引起那么演变规律又是怎样的？"

带着疑问，李宏军开始检索了 1928 年以后的相关资料，没想到的是，国内关于艾滋病的影像学研究竟然是一个空白领域，尚无一条原创研究文献、一本原创研究专著，甚至一个规范的治疗方案都没有，而 80% 的国外文献也都是 1995 — 1998 年以前发表的，此后的研究资料就凤毛麟角了。

这是机遇，更是挑战，李宏军暗下决心，要填补我中国在这一学术领域的研究空白，为中国艾滋病患者造福。于是，他把研究方向从全科影像学转移到了艾滋病影像学这个焦点上。开始时没有一手临床资料，他便诉诸于最原始的研究方法，开始注重从临床搜集实例。从那时起，一位普通医生，便开始全身心地投入到这片学术领域的"处女地"。

遇见特殊患者的契机，让李宏军毅然决然地踏进了传染病影像学的大门，拉开了国内外艾滋病放射学、传染病放射学、感染与炎症放射学、炎症相关肿瘤放射学研究的序幕，为世界开创一个崭新学科的未来！

深圳特區報
我国非典发病呈下降趋势
北京疫情上升趋势得到有效控制
2003年5月
10
深圳报业集团出版
今日28版
周末版
黄丽满于幼军等到东湖医院深情看望抗非典一线医护人员，称赞他们是——
时代的英雄 人民的功臣
□市委市政府号召全市各条战线、各行各业向广大卫生医务人员学习
□市委市政府向东湖医院赠送慰问金120万元
深圳精神的精彩缩影
今日导读

图 1-1 2003 年 5 月 10 日深圳市委机关报——深圳特区报以“时代的英雄 人民的功臣”为题，在头版头条刊登了成功抗击 SARS 的消息，图片中左为陆普选教授，中和右分别是时任深圳市委书记和深圳市市长

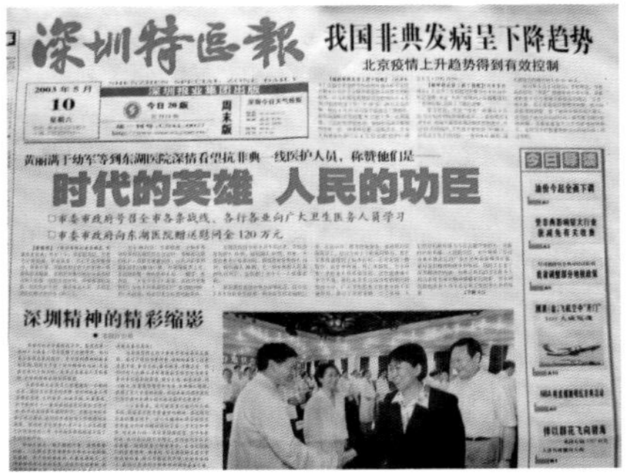

二、突如其来的疫情，与时俱进的防控

新发传染病一直伴随着人类社会发展的全过程，并影响着人类社会经济的发展。每一次新发传染病的大流行，都对国家、城市及人类文明产生巨大影响。陆普选作为从事抗击新发传染病工作的一名医生代表，在抗击 SARS 疫情中发挥着光和热，这既是一份沉甸甸的责任，也是一个巨大的挑战。

2002 年 11 月中旬，广东省出现了一种不寻常的传染病——传染性非典型肺炎。2003 年 3 月世界卫生组织正式将其命名为急性严重呼吸综合征（Severe Acute Respiratory Syndrome,SARS）。在这场突如其来的传染性疾病肆虐的早期，深圳市东湖医院就被深圳市委市政府和深圳市卫生局指定为收治 SARS 患者的定点医院。陆普选教授作为深圳市抗击 SARS 专家组的成员之一，义无反顾地投入到了战斗一线。在抗击 SARS 的一百多天里，一直坚守在工作岗位上，多少个不眠之夜都在全身心地抢救每一位患者。在深圳市委市政府、深圳市卫生局领导的高度重视及科学决策下，这批敬业而又专业的医务人员创造了深圳无医务人员感染、SARS 病死率全国最低的奇迹。此次疫情结束后，专家团队及时总结了抗击 SARS 的经验，出版了专著《传染性非典型肺炎》，发表了 SARS 影像学相关的中英文论文。抗击 SARS 疫情的医务工作者也成了“时代的英雄，人民的功臣”（图 1-1）。时任国务院总理温家宝及省市主要领导亲自接见了医务工作者代表，给了广大医务人员极大的鼓励！医务人员为能给国家和人民贡献一己之力倍感无上荣光。SARS 的出现给人们敲响了警钟，同时也给广大医务工作者防控新发传染病提出了新的挑战，也更加坚定了陆普选致力于发展中国传染病影像学事业的信心和决心。

三、艾滋病相关疾病影像诊断"初探"，坚定中国传染病放射学事业的初心

最初，李宏军经常下基层走村入户，深入 HIV 感染者家庭走访，与他们交朋友，帮助他们放下戒备心理，打开了医患感情沟通的大门，投入更多的关怀和爱护，为他们的诊疗提供尽可能的便利，时常为 HIV 感染者支付随访交通费和食宿费，从而建立了良好的医患关系，更重要的是赢得了患者的信任和依赖。同时李宏军建立了临床纵向随访研究队列，系统地了解和观察患者的发病过程及治疗经过。经过几年的艰辛努力，李宏军收集到 23 份 HIV/AIDS 相关疾病的临床病例资料，深入总结和分析其影像特征，于 2003 年发表了国内第一篇艾滋病影像学研究论文《艾滋病合并脑、肺机遇性感染的影像学诊断研究》，这在当时的放射界引起了不小的轰动，尤其引起了我国著名影像学专家李松年教授的注意（图 1-2）。李松年教授对李宏军的论文给予了高度评价，认为其填补了放射影像学的国际空白，并邀请他参与出版著作《现代全身 CT 诊断学》，

将艾滋病影像学研究内容作为一个章节编入，并鼓励他出国深造。李松年教授还鼓励他说："如果你把这个课题做下去，并且做到一定程度之后，一定会有学术成就的，中国乃至世界医学影像学方面一定会有你的学术地位。"李松年教授还希望李宏军学成后尽快回国投入研究工作。李松年教授作为李宏军的启蒙者和指路人，为其指点迷津，帮助他走向了艾滋病影像学研究的道路，也让他在这条道路上越走越远、越走越宽。

无独有偶，也还是 20 多年前，当陆普选接诊到一个个艾滋病患者在影像学检查时出现较为特殊的影像学表现，且又用所掌握的医学知识无法解读和研判时，其心急如焚，随后利用 1 年多的时间收集病例分析研究，查阅大量中英文资料，在艾滋病、肺结核影像学领域进行深耕。经研究发现，艾滋病（Acquired Immuno Deficiency Syndrome，AIDS）是因 HIV 入侵人体后破坏患者的免疫系统，造成 $CD4^+T$ 淋巴细胞数量减少，引起全身各系统发生不同并发症，最终导致患者因器官衰竭而死亡的慢性传染病。卡氏肺囊虫肺炎是由肺孢子菌引起的呼吸系统机会性感染，是 AIDS 患者最严重和最为常见的机会性感染之一，其发病约占 AIDS 并发肺部感染性疾病的

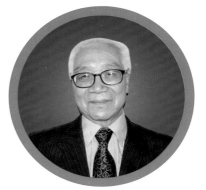

图 1-2　李松年教授

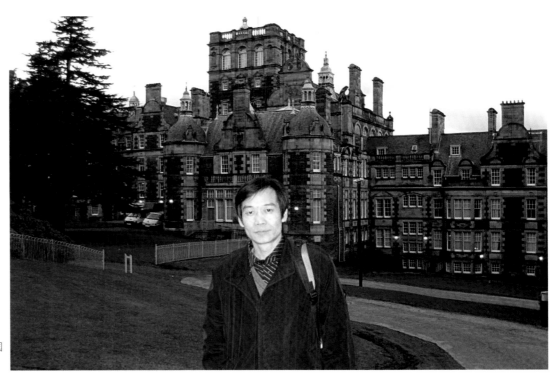

图 1-3　2004 年李宏军教授在英国
留学时留影

50%~60%，常导致呼吸衰竭，为 AIDS 患者的主要死亡原因之一。陆普选与临床医务人员共同分析卡氏肺囊虫肺炎的发病机制，对此有了一定的认识，并通过几年的病例资料积累和分析总结，撰写了艾滋病领域的论文《艾滋病并发卡氏肺孢子虫肺炎的 X 线和 CT 诊断》，于 2003 年在《中国医学影像学杂志》上发表。这在当时影像学术界引起了较大的反响。

2004 年，李宏军有幸申请到前往英国爱丁堡大学学习深造的机会，在英国学习期间，李宏军最大的收获是明白了自己适合做什么，也学会了专心严谨的治学态度，通过学习掌握了语言及科研的方法和技巧（图 1-3）。出国深造的艰苦经历为其日后投身于国内艾滋病影像学研究奠定了基石，更为其后来拓展新学科夯实了自身实力。

四、志同道合组建团队，奠定中国传染病影像学发展基础

2006 年，李宏军教授抱着满腔热情从英国学成归国，在回国之前他就从程敬亮教授那里了解到陆普选教授也在积极投身艾滋病、新发传染病影像的临床和相关基础研究工作中，于是他急不可待地从英国直飞广州，在与南方医科大学影像学专家张玉忠教授、解剖学专家丁自海教授和病理学专家丁彦青教授讨论了传染病尸体解剖和病理研究方案之后，不顾旅途的疲倦就直奔深圳与陆普选教授会面，从未谋面的他们一见如故（图 1-4）。因为两位专家有着相同的意愿和志向，即发展中国的传染病放射学事业，提高中国传染病及新发传染病放射学医技人员的技术水平和影像诊断水平，所以他们一拍即合，决定着手组建全国艾滋病放射学专业委员会，将全国传染病专科医院从事艾滋病影像学诊断与影像检查技术的医务人员组织起来，培养骨干队伍，整合临床资源，做好系统研究的布局。接下来对全国相关传染病影像医技人员进行逐级的规范化培训，以提高全国传染病放射学及相关学科医务人员的整体医疗诊断水平，以提高患者诊断率和治愈率为己任和目标。

2006 年李宏军教授放弃国外的优越条件，毅然回国后，发现当时我国局部地区正处于艾滋病发病高峰期，他选择回到之前工作的基层医院，因为这里有较多的艾滋病感染者，临床资源丰富，有利于队列入组研究（图 1-5、图 1-6）。在基层医院搞艾滋病影像学的科研谈何容易！尽管当时条件有限，但是没有条件创造条件也要去做。李宏军教授经常提起铁人王进喜的一句话——"有条件上，没有条件创造条件也要上。"他利用每天下班后和节假日的时间，骑着摩托车、自行车到郊区农村随访患者，与 HIV 感染者谈心、交友，嘘寒问暖，把自己不宽裕的工资拿出来给患者购买营养品、随访路费等。回国一年间，他不分昼夜，研究总结并设计优化课题方向，走访专家，随访患者，协调卫生主管部门和医院领导取得支

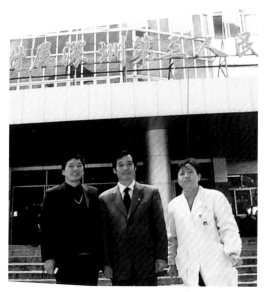

图 1-4　2006 年，李宏军教授从英国乘飞机到广州约见一批领域专家后，直接来到深圳市第三人民医院考察交流。左为陆普选教授，中为李宏军教授，右为深圳市第三人民医院艾滋病区刘艳主任

持，其申报的科研项目获得了南阳市科学技术局和河南省卫生厅的大力支持。李宏军教授搜集到的大量的艾滋病临床及影像一手资料、捐献者的尸体组织资料，为之后更加深入的科学研究积累了宝贵的研究财富。

为了揭示艾滋病影像学的真谛，李宏军亲自扛过艾滋病捐献者的尸体。由于当时人们对艾滋病的认知落后，谈"艾"色变，没有人愿意接近艾滋病患者，更没有人愿意接触艾滋病患者的尸体。李宏军教授每次向捐献者遗体鞠躬后，亲自或与学生一起运送捐献者遗体，进行尸体解剖和特殊组织固定技术处理。这里要特别提出的是，当时南阳医学高等专科学校的云华亭校长、方家选校长、林文博院长给予政策上的大力支持，纪委书记徐雪冰亲自协调研究用房和物品，让刚刚大学毕业的女儿徐明谦来帮助整理资料，加快科研进程。值得感恩的还有解剖教研室的刘荣志教授和程田志教授，不顾别人的非议，依然加班加点地支持和帮助李宏军教授，完成一项又一项的尸体处理任务，给夜深人静还在解剖实验大楼工作的李宏军教授提供在场帮助，为其带来巨大的精神支持和鼓励，更加激发他要在这条道路上坚定地走下去。

艾滋病患者由于免疫缺陷，全身可以发生各种并发症，部分影像学表现具有一定的特异性，比如脑弓形虫病、肺耶氏孢子菌肺炎、马尔尼菲青霉菌病等，依据影像表现特征，就可以初步做出临床判断。李宏军教授依照循证医学理念，进行跨学科研究与实践，将影像与解剖、病理和实验室指标联系起来进行系统关联验证。其经常思考影像特征的形成基础是什么，如何验证影像诊断的正确性，如何建立艾滋病影像学系统创新理论体系？做学问必须要做到求真求实，打破砂锅问到底，多问为什么。

恩格斯曾言："没有解剖学，就没有医学。"没有大量的尸体解剖和病理与 CT、MR 扫描对照研究，艾滋病的影像学理论体系建立就无从谈起。在当时的世俗观念及传统意识下，李宏军教授千辛万苦才收集到三位艾滋病捐献者尸体，为了科学严谨地对待宝贵的组织样本，其按照研究设计将收集到的艾滋病捐献者尸体进行多排 CT 扫描并三维重建，以进行进一步的解剖与病理对照研究，在被当地具备医疗设备条件的医院拒绝后，他亲自租下一辆车，将三具研究尸体运送到 170 公里外的医院，请求借用 CT。第一家医院回绝；第二家当

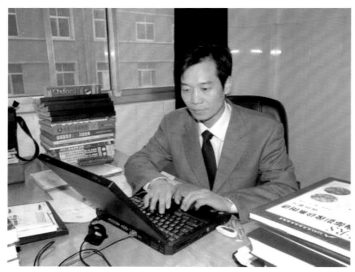

图 1-5 2006 年李宏军教授留学回国后在实验楼办公室开展研究工作

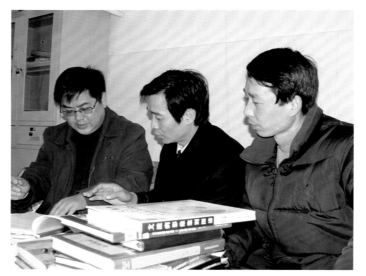

图 1-6 张长河（右）、李宏军（中）、刘荣志（左）三位教授于除夕夜讨论艾滋病眼部的研究方案

初答应过，但是现在后悔了；第三家白天患者多，只有晚上能做……为了研究能够继续，李宏军教授驱车又赶到 160 多公里外的驻马店中心医院，一直等到夜深人静，待患者全部做完 CT 后，才开始进行研究尸体 CT 扫描工作，等到最后一具研究尸体的扫描完成，数据存储完毕，已是第二天的凌晨 3 点，虽然一身的疲惫，但李宏军教授坚定内心的信仰。

"君子之学必日新，日新者日进也。"从 1998 年起，在李宏军教授的感召下，先后有 20 多位患者自愿捐献遗体用于医学研究，李宏军教授从心底里感谢他们为艾滋病影像学研究所做出的贡献。在李宏军教授锲而不舍的坚持努力下，以及刘荣志教授、程田志教授的鼎力协同下，终于在 2006 年建成了国内唯一一套集临床、影像、解剖、病理为一体艾滋病三维断层标本及生物资源数据库，用于教学和科研的深入研究，传染病尸体断层标本制作技术也获得了国家发明专利（图 1-7、图 1-8）。

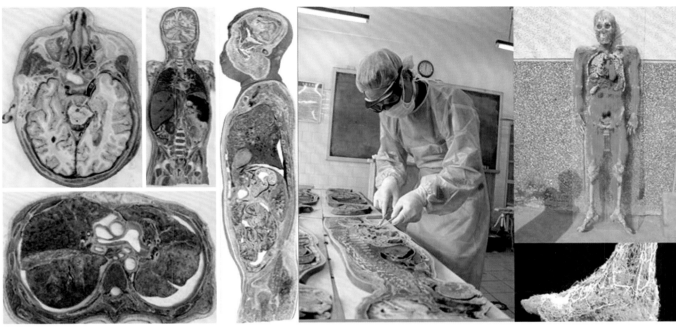

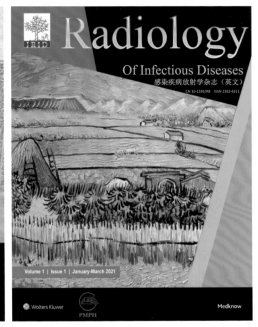

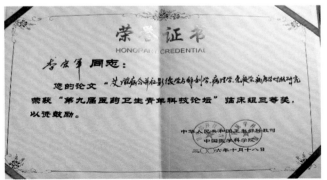

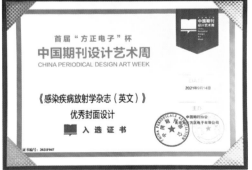

图 1-7　艾滋病三维断层标本及生物资源数据库的构建

图 1-8　2006 年李宏军在原卫生部科教司及中国医学科学院组织的论坛上获奖

五、中国性病艾滋病防治协会艾滋病临床影像学学组委员会的成立，标志着中国传染病影像学正式崭露头角

2008 年 1 月在李宏军教授的倡导下，在原卫生部部长、中国性病艾滋病防治协会领导张文康会长和原卫生部疾病控制司戴志澄司长的支持下，中国性病艾滋病防治协会艾滋病临床影像学学组积极筹备，并于 2009 年 4 月正式成立。李宏军教授当选为中国性病艾滋病防治协会临床影像学组组长，陆普选教授等 3 人当选为副组长，委员 28 人，这标志着中国艾滋病（传染病）影像学事业发展的开端。

2008 年 11 月 12 至 14 日，第一届中国性病艾滋病防治协会艾滋病临床影像学组筹备会议正式在北京大观园酒店召开，共 260 余人参会，参会代表涵盖了 21 个省、直辖市和自治区。李宏军教授在大会开幕式上首次提出了艾滋病影像学的定义、研究内容及设计方案，为艾滋病影像学规范化研究的人才团队形成做了良好开端，后来的传染影像人不断传递和遵循李宏军教授提出的"共建、共享、共联、共赢"的理念，坚定了传染影像人努力开创一个新学科的信念。

自此，23 年前在河南点燃的艾滋病影像学研究的星星之火，已经在全国燃起燎原之势。从艾滋病影像学研究开始到法定 39 种传染病影像学理论体系的系统建立，并拓展至感染与炎症影像学理论体系的研究及炎症相关肿瘤的理论体系纵深研究和国际化学科体系的建设，跨越学科、拓展学科、创新学科——中国传染病影像学领域研究团队正式崭露头角，开始了它的艰苦创新发展之路。

参考文献

[1] 陆普选，施裕新，鲁植艳，等．中国传染病影像学跨越式创新发展的历程与成就 [J]. 新发传染病电子杂志，2020，5（4）：223-228.

[2] 李明明．中国艾滋影像学的开拓者——首都医科大学附属北京佑安医院放射科主任李宏军教授 [N]. 科学中国人，2017 年第 22 期．

[3] 王爽．专访国际传染病放射学开创者——首都医科大学附属北京佑安医院放射科主任 [N]. 中华英才名院名医栏目，2017 年第 17 期．

[4] 周伯平，唐小平，陆普选．传染性非典型肺炎 [M]. 人民卫生出版社，2004.

[5] 陆普选，周伯平，袁明远，等．SARS 的胸部 X 线表现特征 [J]. 中华放射学杂志,2003,37(8)：682-685.

[6] Puxuan Lu,Boping Zhou,Xinchun Chen ,et al. Chest X-ray imaging of patients with SARS[J]. Chinese Medical Journal, 2003, 116(7)：972-975.

[7] 李宏军．艾滋病合并脑、肺机遇性感染的影像学诊断研究．实用医学影像杂志，2003,4(3)：323-325.

[8] 陆普选，杨根东，刘锦清，等．艾滋病并发卡氏肺孢子虫肺炎的 X 线和 CT 诊断．中国医学影像学杂志，2003,11（3）：166-168.

2 第二篇
发展篇

施裕新　陆普选

第一章　传染病放射学科发展与组织建设

传染病是危害人民健康的一类重大疾病，历次传染病的流行都给社会造成了严重危害，给经济发展造成巨大损失。虽然近几十年科学技术飞速发展，但新发与特发传染病的发生并没有完全遏制。以往传染病的防治，绝大多数依赖临床医生重点关注病原体的发现、检测与治疗，忽略缺乏影像医学对病变早期检测、实时动态显示和病变严重程度评估的作用，严重影响疾病的早诊、早治，也影响了传染病的治愈率和病死率。

我国传染病放射学的专家团队面对这样的窘境，经过 20 多年的坚持不懈、执着耕耘，使传染病放射诊断学从无到有、从有到强，从国内普及走向了国际标杆，赢得了世界范围的尊重，使中国传染病放射学掌握了学术话语权。去年新型冠状病毒肺炎（以下简称"新冠肺炎"）流行之初，我国传染病放射学团队在全球率先总结其放射学表现，李宏军教授亲自尸检新冠肺炎捐献者的尸体，解释了基于临床分期的影像学变化机制和规律，并验证了影像学特征，提出循证医学诊断依据，第一时间制定出国际新冠肺炎的影像诊断标准，以及新冠肺炎放射学检查方案与感染防控专家共识，被国家卫生健康委员会、国外著名放射学杂志及中科院隶属杂志等转载发表，李宏军教授应邀为 81 个国家线上分享中国经验，让世界了解传染病放射学在新冠肺炎防治中的主力军作用。一路走来，如今传染病放射学蓬勃发展，我们有必要回顾总结传染病放射学科发展与组织建设的这段历程，为中国医学创新振兴提供一个成功范例。

一、学科创立

23 年前，一例罕见的神经感染病例引起了李宏军医生一连串的疑问，这些疑问使他将研究方向从全科影像学聚焦转移到了艾滋病影像学方面，开始全身心地投入到这片学术领域的"处女地"，并发表了国内第一篇关于艾滋病影像学研究论文《艾滋病合并脑、肺机遇性感染的影像学诊断研究》。

2006 年，李宏军教授应中国中医科学院艾滋病实验室的邀请，参加在广州召开的"艾滋病防治学术大会"，其间在深圳与陆普选医生会面交流。他们有着相同的意愿和志向：填补传染病放射学的空白，发展我国的传染病放射学事业，提高我国传染病及新发传染病放射学医技人员的技术水平和影像诊断水平。为此，他们决定首先组建全国艾滋病放射学专业委员会，将全国传染病专科医院从事艾滋病影像学诊断与影像检查技术的医务人员组织起来，开展骨干队伍的培养。此后，不断对全国相关传染病影像医技人员进行逐级规范化培训，提高了全国传染病放射学医务人员的整体医疗诊断水平，也提高了患者的诊断率和治愈率。

2008 年 11 月 12 至 14 日中国性病艾滋病防治协会影像学组筹备会议正式在北京召开，李宏军提出了艾滋病影像学的概念和系统理论的研究内容及任务。2009 年 4 月中国性病艾滋病防治协会艾滋病临床影像学组正式成立，李宏军教授当选为临床影像学组组长，陆普选教授等 4 人当选为副组长，这标志着中国艾滋病（传染病）放射学事业发展的新开端，一个崭新传染病放射学科雏形已形成，秉存"共建，共享，共联，共赢"新理念的中国传染影像人开始了学科发展的新起点。

二、学科发展

1. 学科建设顶层设计与组织建设

23 年前，中国的艾滋病影像学和传染病影像学领域人才缺乏，医学水平较薄弱，影像设备陈旧落后，与此同时，世界范围内传染影像研究几乎空白，多数医务人员对传染病特别是新发传染病的影像表现特点不够重视，认识也严重不足。李宏军教授联合陆普选教授、施裕新教授、鲁植艳教授、张玉忠教授、刘晋新教授等一大批有志为传染病影像学事业发展做贡献的中坚力量，顶层设计传染病影像学学科建设规划。规划包括：①组建一支传染病影像学的人才队伍，分国家与省市两级梯队，以国家队领衔，省市级在全国铺开，并深入到县以上的各级传染病机构，以确保覆盖广度；②以各类会议为载体，以普及、强化传染病影像基础知识为先导，让更多的医务人员认识到传染病影像学不同于传统影像，而是有其自身的特点和临床特殊价值，让更多的人参与到传染病影像的传播、宣传工作中来，为扩大受众面，建立全国性的专业队伍打下基础；③有计划地建立与传染病影像相关的各类专业委员会，遵循先易后难的原则，积极沟通，取得各级领导的理解与支持，从艾滋病协会开始，再向研究型协会、医师协会、放射学会等发展，最终争取牵头建立国际协会；④在全国有计划地布点，建立传染病研究与教学示范基地，以点带面，深入发动，产生联动效应，扩大传染影像的影响力；⑤有计划、有重点地选拔和培养全国传染病影像学术骨干人才，建立一支高水平的学术队伍；⑥加强学术队伍组织建设，分设学术、组织、继续教育、宣传、青年技能培训、国际交流等多个管理学组，建立学术骨干绩效激励机制，每年进行计划与总结；⑦有计划和有步骤地进行国际化拓展，把中国经验向世界传播；

⑧多途径建立学术和宣传平台，有计划地建立网站、创办杂志，与相关杂志、报社建立联系，举办专栏、专刊等。

2. 脚踏实地，壮大传染病影像学专委会，践行"共建、共享、共联、共赢"的发展理念，聚众人之智慧，不断发展特色学术活动

自从 2008 年 11 月 12 日至 14 日在李宏军教授的倡议下，举行了第一届中国性病艾滋病防治协会影像学组筹备会，自此先后组建了传染病放射学相关的 6 个全国性专业委员会（国家卫生健康委员会全国卫生健康技术传承项目：传染病放射学专委会、中国性病艾滋病防治协会艾滋病影像学专委会、中国研究型医院学会感染与炎症放射学专业委员会、中国医院协会传染病分会传染病学组、中国医师协会感染影像学专业委员会、中华放射分会传染病影像学专委会等下属机构）和 1 个北京影像诊疗技术创新联盟。各学会的传染病放射学学组及专业委员会委员，由第一届的 260 名委员，发展到今天的 2600 多名委员，许多从事医学影像的或从事传染病影像专业的人员都可以找到自己的学术组织，极大地增强了归属感。截至 2020 年 9 月，各学会传染病放射学学组及专业委员会已经连续举办了 13 届国际艾滋病 / 传染病 / 感染与炎症影像学学术年度大会。学术年会的形式和规模也有了量和质的跨越，参会人数由原来的几百人，跃升至数千人；会议由原来的"中国传染病 / 艾滋病 / 感染与炎症影像学大会"，发展为"国际传染病 / 艾滋病 / 感染与炎症影像学大会"，从 2013 年开始，每年举办的"国际传染病 / 艾滋病 / 感染与炎症影像学大会"均有 10 余位国家和地区的著名专家来华进行学术报告与交流，众多国外医务工作者参会。特别是从 2018 年开始，传染病放射学专业委员会举办的"一带一路"中国 – 东盟国际传染病临床影像学学术会议，吸引了众多国外医务人员的参会（图 2-1）。

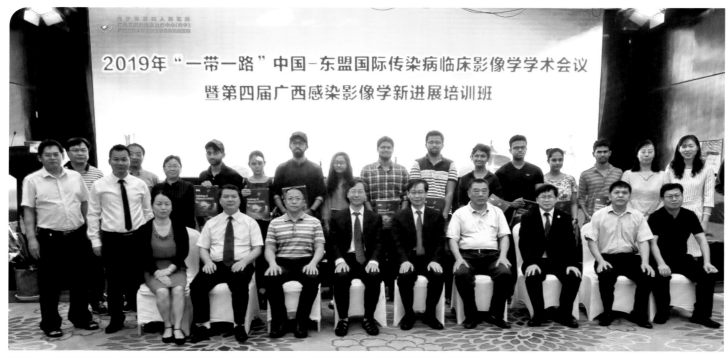

图 2-1 南宁市第四人民医院主办 2019 年"一带一路"中国 – 东盟国际传染病临床影像学学术会议

3. 举办各种类型学习班与全国特色巡讲，制定指南、规范和标准在全国推广应用

经过 23 年的发展历程，中国传染病放射学相关的学术机构已经建立和完善。学术机构按照相关学术专业委员会章程的要求，重点对中国各级传染病专科医院及综合医院感染科的一线影像科医生、技术人员及相关护理工作者进行系统的培训，规范各传染病 / 新发传染病的影像学检查和影像学诊断技术，重点包括 39 种法定传染病影像学检查技术要求，着力提高中国传染病影像学整体诊断水平。培训采取专题学习班与送知识技术下基层的"巡讲"相结合的多种形式，对全员进行系统培训和指导。从 2005 年 11 月 12 日至 14 日国内第一个艾滋病影像相关继续教育学习班在深圳成功举行至今，各类传染病 / 新发传染病及感染与炎症相关影像学培训班已举办 110 余场，培训各级医技人员及护理人员共 8 万余人次。培训内容丰富多彩，培训形式多样，包括新发重大传染病影像学诊断单病专题研究最新进展报告，以及中国传染病放射学专业委员会专家联合制定的《传染病影像学诊断指南》《艾滋病影像学诊断指南》《法定传染病影像学诊断标准（2019 版）》等的解读，大大提升了各级传染病放射学医技人员的专业知识水平，为感染影像学科的发展起到了积极的推动作用（图 2-2）。

受国家卫健委相关部门的委托，以李宏军教授为首的中国传染病放射学相关专业委员会的专家团队承担了传染病影像学诊断标准制定的任务，包括医学影像学、统计学、循证医学、文献检索、病理学、超声影像学、检验学、护理学及临床医学等各学科的 100 余名相关领域专家参与标准的制定工作。经过专家们 2 年多的反复讨论和广泛征审修改意见，通过循证医学的 Meta 分析培训班（烟台）及 5 次传染病影像学诊断标准审核会议（呼和浩特、武汉、保定、大连、上海），首批 8 项传染病影像学诊断标准制定已经完成并将陆续发布。第一批制定的 8 项传染病影像学诊断标准，主要规范了肺结核、艾滋病及肝炎 3 个威胁人类健康的重大传染病影像学检查技术及影像学诊断要点。8 项传染病影像学诊断标准分别为肺结核、艾滋病相关肺结核病、NTM（非结核分枝杆菌）肺病、艾滋病相关脑淋巴瘤、艾滋病相关耶氏肺孢子菌肺炎、艾滋病相关脑弓形虫病、HBV（乙肝病毒）相关早期肝细胞癌（eHCC）及肝包虫病的影像学诊断标准。8 项标准分别对推荐成像方法及影像学表现、影像学诊断标准、影像学鉴别诊断和诊断标准流程等传染病影像诊断的关键问题给出了全面、详细的阐述，对指导和规范影像诊断、提高广大医务工作者的影像诊断水平发挥了积极作用。

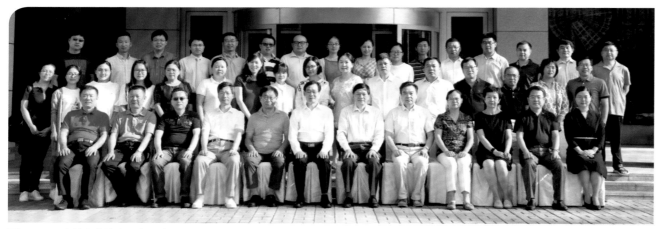

图 2-2　国家法定传染病影像学诊断标准制定第一次培训班

4. 创建和建立艾滋病三维断层标本库和法定 39 种传染病影像学数据库,《新发传染病电子杂志》搭建新发传染病科研教学、普及与交流的新平台

自从 1981 年首次报道 HIV 感染者以来，艾滋病在世界范围内迅速蔓延，到 2007 年全球已有 210 万人死于艾滋病。艾滋病的防治形势十分严峻，原因在于此病有别于其他疾病，其流行病学、临床诊断、影像学表现、治疗和预防诸方面具有特殊性，对医务人员及科研工作者提出了新的诊疗要求和挑战，迫切需要医学人员密切结合临床影像解剖与病理对照。李宏军教授对艾滋病临床应用基础进行了 23 年的观察研究，亲自收集 10 000 余例艾滋病临床影像资料，解剖艾滋病自愿捐献者尸体 11 具，大体解剖 10 例，活检 22 例，制作断层标本 200 余件，病理组织分析 1100 份，于 2010 年建成了世界上唯一的一套艾滋病三维断层标本库，为我国艾滋病基础与临床应用、科研与教学揭开了一个新的学科领域（图 2-3）。

由陆普选教授担任主编的《新发传染病电子杂志》是国内唯一一本新发传染病领域的专业性杂志，它填补了我国新发传染病学术交流领域的

三、学科建设成果

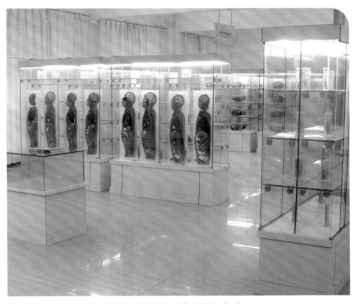

图 2-3　李宏军教授制作的艾滋病三维断层标本库

空白，杂志的创刊出版发行也体现了国家对新发传染病防控和诊治的高度重视，为中国传染病放射学的发展提供了交流与科研教学的新阵地。杂志及时通过专家述评、特殊病例报道、继续教育等栏目，分别介绍国际国内重大疫情的现状和流行原因，为重大新发传染病知识的传播、政府和防控机构制定防控策略提供了有益的指引和帮助，为新发传染病的基础与临床研究、防控与诊治新知识新技术的传播构建了先进的前沿学术交流平台，是主题突出、特色鲜明的国际及国家级专业期刊。

在学科建设方面，传染病影像学专业委员会经过多年发展已建立了 7 个专业委员会，1000 余名委员。传染病放射学相关专业委员会举办了 110 多期各种类型的学习培训班，培训人次达 8 万余，培养了一批专业人才队伍，提高了全国传染病放射学各级医技人员的专业知识水平和技能。此外，传染病放射学专业委员会还牵头制定了相关传染病放射学技术规范、诊断指南与标准 12 部，重点规范了重大法定传染病影像学检查技术要求，提高了我国传染病影像学整体诊断水平。

在学科研究成果方面，传染病放射学专家团队共主持科技部重大研发及重大传染病研发专项 2 项，主持重点及面上国家自然科学基金项目、北京自然科学基金项目等 20 余项，主持国际基金项目 2 项，发表核心及英文论文 500 余篇，获"中华医学科技奖"等省部级奖项 19 项，国家发明专利 10 项，知识产权登记 24 项。这些成果的积累，在国家传染病防控中发挥了重要作用。

1. 传染病放射学在抗击新冠肺炎中的独特作用

新冠肺炎疫情改变了人们的生活和思维模式。训练有素的传染病放射学团队应用规范的 CT 影像学技术、精湛的影像诊断分析判断能力，为新冠肺炎的早诊早治提供了客观依据，在控制新冠肺炎疫情中发挥了重要作用。传染病放射学团队率先总结新冠肺炎的放射学特点，并在 *Radiology* 和 *European Respiratory Journal* 上发表，在第一时间编写和向全球发布了《新型冠状病毒肺炎影像学辅助诊断指南》的中文版和英文版，对新冠肺炎的精准诊疗起到重要的循证作用。该指南被国家卫健委制定为诊疗标准，并且被《欧洲放射学》《中国医学影像技术》《首都医科大学学报》《新发传染病电子杂志》等分别以英文版和中文版的不同版次发表，多家媒体和专业网站先后转载，多个自媒体进行传播，为新冠肺炎的防控做出努力。

　　新冠肺炎是重大呼吸道新发传染病，为此，中国传染病放射学相关专业委员会联合国内传染病放射学界精干团队，研究总结新冠肺炎的 CT 影像学检查技术、流行病学、临床及影像学表现特点，组织线上网络培训会议，向广大医务工作者和医学影像相关的技术人员传授放射科防护技术规范、新冠肺炎患者 CT 扫描流程、新冠肺炎 CT 影像表现特点及鉴别要点等关键技术，第一时间传递新冠肺炎相关知识和技术，增进广大医务工作者对新冠肺炎的认识和理解，以期达到对新冠肺炎做到早诊断、早控制、早治疗，进而控制疫情的目的，为指导临床一线医务人员的抗疫工作，打赢疫情阻击战发挥指导作用。据不完全统计，中国传染病放射学相关专业委员会共组织召开了 31 场线上网络培训会议，培训一线医务工作者及各级传染病医院的相关医务人员 6 万余人次，同时李宏军教授应邀向 81 个国家共享《新冠肺炎影像诊断指南》，应清华大学邀请在中尼建交纪念日再次共享了该指南。在国内 30 多次线上培训会议过程中，李宏军、陆普选和施裕新等教授的专题报告收到了强烈反响，为在抗击新冠肺炎疫情中防止医务人员感染、规范影像学检查技术、提高医务人员的临床影像诊断和鉴别诊水平做出了贡献。北京电视台纪实节目《为你喝彩》对李宏军教授进行了长达 30 分钟的专题采访，该报道纪录片带来了积极的、深远的社会影响。

2. 人才培养

　　传染病影像专委会成立之初，专业人才严重缺乏，专业知识严重匮乏。为解决学科发展这一难题，传染病影像专委会高度重视对学科人才的培养。首先，组织全国有志于从事传染病影像学的专家深入总结临床经验，专注研究传染病的临床表现与病理、生物学特点，并通过学术讲座、专题培训班、巡回讲座、病例讨论、青年骨干培训、论文写作与课题申报、课题合作、建立工作室等多种形式，着力提高全国学术骨干与年轻人才的临床能力、科研能力和教学能力。积极的人才培养策略使这一新兴学科拥有近千人的传染病影像专家队伍，近千人的综合医院感染影像专家队伍，近百人的全国一线传染病影像专家，以及百人的博士团年轻专家队伍。

3. 学科国际化

在"第 26 届亚太国际放射学杂志主编论坛"会议上，李宏军教授应邀在主会场代表中国进行了长达 30 分钟的资深专家专题讲座，这标志着中国传染病放射学的学术声音走向了世界。作为传染病放射学的开创者及国际化传染病放射学学科建设奠基者的李宏军教授演讲题目为"Radiological Development on Infections in China and a New Journal"，其详细介绍了对 39 种法定传染病放射学的研究进展及国际化学科建设情况，强调了中国传染病放射学是对传统的系统放射学学科建设的补充和完善，与会专家一致认为中国放射学专家对传染病放射学理论体系的研究成果及其学科建设，是对国际放射学科发展的历史性贡献，并表示高度认可

及由衷的敬佩。同时李宏军教授与国外专家就中国传染病放射学的发展历程及传染病放射学全球发展规划等问题进行了深入的讨论与学术交流，形成了一致的学科建设理念，即实现传染病放射学的国际化"共建、共享、共联、共赢"，致力于让中国传染病影像学的诊疗技术诊断标准走向世界，服务于全人类。

2018 年 8 月 14 日，应 NIH 的邀请，李宏军教授进行题为"Establishment and Recognition of Global Discipline for Radiological Precision Medicine in Chinese Infection Diseases –from Understanding to Practice"的讲座，对中国感染与炎症疾病放射学的发展现状及与科学研究重点方向进行了阐述。作为自 1836 年美国国家医学图书馆（NLM）建立以来第 180 位被 NIH 邀请做专题报告的著名学者之一，李宏军教授重点介绍了 20 多年来中国感染放射学团队在传染病放射学等领域从无到有、从点到面、从基础到临床的研究成果，其专题报告得到了与会专家的广泛认可。

李宏军教授创办的 *Radiology of Infectious Diseases* 国际英文杂志（国家卫健委主管），是国际上第一本传染病放射学英文杂志，同时李宏军教授创建了 *Radiology of Infectious Diseases* 网站。一杂志、一网站

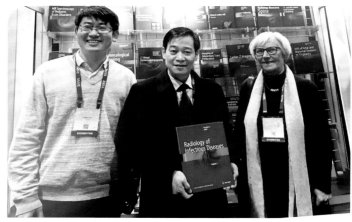

图 2-4　*Radiology of Infectious Diseases* 1~2 首次登陆国际会议展台

为传染病放射学搭建了国际化的专业研究和交流平台。由李宏军教授主编的我国第一部艾滋病影像专著 *Atlas of Differential Diagnosis in HIV/AIDS* 顺利出版，接下来随着研究的深入，其英文专著 *Radiology of Influenza A (H1N1)*、*Radiology of HIV/AIDS*、*Radiology of Infectious Diseases* 1~2 在 Springer 陆续出版发行，标志着中国传染病影像学科研成果得到了世界的认可。中国传染病放射学相关专业委员会专家团队在 Springer 等国际知名出版社共主编出版了 14 部传染病影像相关的英文专著，其中 *Radiology of Infectious Diseases* 1~2 首次登陆国际会议展台，使传染病放射学参考书

由长期输入转变为成果输出的跨越（图 2-4）。由陆普选教授主编的 *Diagnostic Imaging of Emerging Infectious Diseases* 和李宏军教授主编的 *Radiology of Infectious Diseases* 及 *Radiology of HIV/ AIDS* 三部英文著作分别获得 2017 年国家新闻出版广电总局版权输出"重点奖励"和"普通奖励"，这是对新发传染病及传染病影像学领域研究成果的高度肯定和激励。由李宏军教授主编的系列英文专著被全球 2345 个图书馆索引，被 NIH、NLM 和世界卫生组织收藏，下载量达到 16 万余次，为全球传染病防控贡献了中国医学专家的智慧。

　　浮华撒尽，耕耘求是。肩负着最初的理想与信念，怀揣着不变的仁爱与奉献，未来的传染病影像人们，将从各个角度以新的方式建立有效的良性互动机制。通过良好的顶层设计，传染病影像人将从学科体系建设着手，丰富和发展学科建设的基本要素，实现医工结合和多学科融合，并融入大数据、多源组学与人工智能等感染疾病影像学诊断前沿技术，勇于面对新的责任和挑战。新时代影像人将聚团队之智慧，掌握和提升国际传染病影像学领域的学术话语权，发挥新学科的力量，不断推动中国传染病影像学向前发展，为筑人类健康新的长城而不懈努力。

第二章　中英文杂志及网站为中国传染病放射学的腾飞插上了翅膀

一、搭建感染与炎症放射学走向国际的桥梁

由李宏军教授发起，于 2014 年 3 月 31 日首都医科大学附属北京佑安医院与世界著名出版商 Elsevier 平台签订合作协议，同年 8 月 2 日正式创刊 *Radiology of Infectious Diseases*（*RID*），该刊成为国内发行、国外上线的传染病放射学领域唯一一本国际英文杂志，其创刊发行填补了国内外感染放射学杂志出版的空白，同时也为国际感染放射学专业搭建了一个学术交流的平台，为国家公共卫生防控专业知识检索、交流提供了便捷的专业路径。英文杂志办刊的宗旨是为广大影像医学与核医学领域医务工作者及医学生提供一个发布和交流的平台，重点是传染病、感染疾病的影像诊断及新技术应用。该刊于 2018 年获得国家新闻出版署正式批准，

由国家卫健委主管，人民卫生出版社与首都医科大学附属北京佑安医院共同主办，并由人民卫生出版社出版发行，并于 2020 年正式签署合作协议。

RID 编委会成员主要来自中国、美国、印度等国家，共计 110 余人，其中国际编委 19 人。创刊主编为李宏军教授，共同主编为中国科学院田捷教授，荣誉主编为首都医科大学马迎民教授、戴建平教授，耶鲁大学医学院 Vineet Bhandari 教授，南加利福尼亚大学 Chi-Shing Zee 教授，安贝德卡大学 Madhav Hedge 教授，纽约州立大学石溪分校 Mingqian Huang 教授，新疆医科大学刘文亚教授，汕头大学医学院第一附属医院吴仁华教授，华中科技大学同济医学院王良教授，中南大学伍建林教授，以及贵州医科大学附属医院高波教授。杂志编委会成员均在国内外有较大影响力，其中 H 指数最高达到 56，这也充分保障了杂

志审稿质量及出版文章的学术参考价值。

创刊以来，杂志的国际影响力逐年攀升，迄今为止，已经连续出版 7 卷 4 期，共计发表 216 篇文章，其中学术论文占比 50.5%，综述占比 15.3%，个案报道占比 22.2%，其他类型文章占比 12%。刊发文章被国际上多种杂志引用，累计被引次数达 247 次，其中不乏被一些比较有影响力的期刊引用，例如，Cheng 等发表的 "Neuroimaging of HFMD Infected by EV71" 被 Horng 等发表的 "Understanding Enterovirus 71 Neuropathogenesis and Its Impact on Other Neurotropic Enteroviruses" 引用。杂志文章的国际下载量也达到了 40.913 万次，其中下载量比较高的国家主要分布在北美、东亚、南亚、西欧等地区。凭借着优质的学术质量，该刊先后被收录到 EMBase、DOAJ 数据库及中国知网、万方数据库等。另外，2020 年该刊所发表的所有新冠肺炎相关文章均被 PubMed 数据库收录（图 2-5~ 图 2-8）。

1. 杂志的发展与主编、编委会的队伍及编辑部的努力分不开

对于学术期刊而言，主编的作用至关重要，可以说是期刊的灵魂。作为 *RID* 的创始主编，李宏军教授在完成临床及科研工作的同时，为期刊倾注了大量心血，从选择每一位编委会成员到编委会成员职责的分配，从审核编委会的邀请函到每一位编委会成员地址的确认，从撰写期刊文章的约稿信到收集并准备相关约稿专家的通信地址，再到督促约稿信的发送，从投稿期刊的筛查与审核，到每一篇文章的润色，从期刊评审的质量到出刊速度，从期刊封面设计、版式、编辑规范到讨论期刊网站的建设，从每一次国内外学术交流会议对杂志的宣传到每一年期刊年会对杂志发展的总结，正是李宏军主编的亲力亲为，促使了期刊得以长足发展和进步。一支强大的编委会队伍也在李主编的推荐下应运而生，编委会大部分成员在国内外一流大学附属医院或者科研机构工作，约稿对象也面向世界，从而保证了约稿的数量及质量。主编的品格也决定了办刊风格，什么样的主编就能带出什么样的编辑队伍，期刊编辑部积极响应李主编的号召，在最大程度上做好编辑工作，将有品质的学术大餐送到每一位读者面前。

2. 诊断标准连载，发挥重要的指导作用

受国家卫健委相关部门的委托，中国传染病影像学相关专业委员会专家团队承担了传染病影像学诊断标准的制定，包括医学影像学、统计学、循证医学、文献检索、病理学、超声影像学、检验学、护理学及临床医学

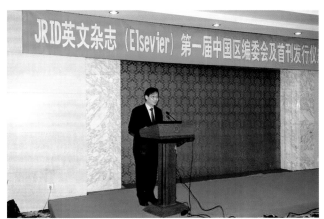

图2-5 李宏军教授在发刊仪式上发言

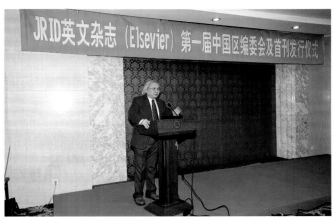

图2-6 金征宇教授在发刊仪式上发言

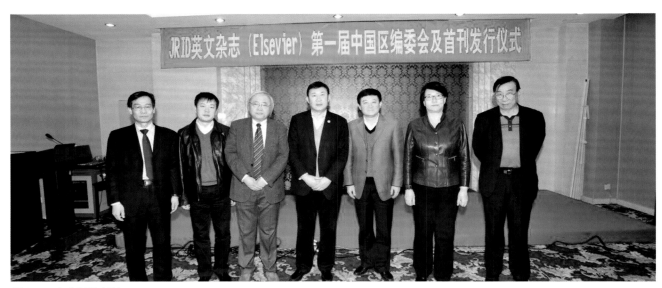

图2-7 参会领导合影

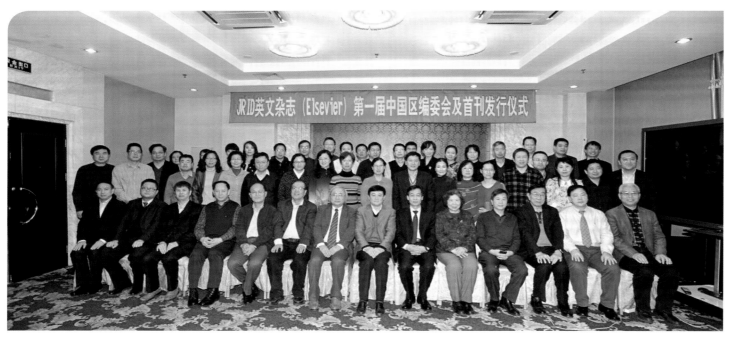

图 2-8　杂志编委合影

等专业领域的 100 余名相关专家参与了标准的制定工作。经过 2 年多的反复讨论和广泛征审各相关专业专家们的修改意见，通过循证医学的 Meta 分析培训班（烟台）及 5 次传染病影像诊断标准审核会议（呼和浩特、武汉、保定、大连、上海），首批 8 项传染病影像学诊断标准制定已经完成，并陆续在 RID 发布。该批标准分别对推荐成像方法及影像学表现、影像诊断标准、影像学鉴别诊断和诊断标准流程等传染病影像诊断的关键问题给出了全面、详细的阐述，对指导和规范传染病影像诊断、提高广大医务工作者影像诊断水平及诊断正确率发挥了积极作用。

3. 期刊在抗击新冠肺炎中发挥了积极的宣传作用

新冠肺炎疫情肆虐人类，在以习近平同志为核心的党中央领导下，全国一盘棋，与时间赛跑，与病魔较量。广大医务工作者请战出征，奔赴疫区战场，打了一场科学防疫阻击战。为了尽快积累临床一手资料，为前线医务工作者提供有效的防控经验，期刊开通投稿绿色通道，所投文章在同行评审通过后迅速上线，且审稿费用、版面费用全免。杂志编委会成员在肩负临床抗疫重任的基础上，积极参与到新冠相关文章的投审稿过程，无论是对疫情防控还是期刊的发展，都起到了中坚作用。2020 年期刊所发表的所有新冠肺炎相关文章均被 PubMed 数据库收录，下载引用数据也非常高，在世界范围内起到了重要的学术交流与传播作用。

为了进一步扩大期刊影响力，RID 编委会也做出了新的发展规划：①分析期刊进入 ESCI 的条件与优势（已被 DOAJ、EMBase 数据库收录，2020 年新冠相关文章被 PubMed 收录）；②研究 10 种同类型期刊，制定指标；③做一对一大量征稿，分析现在的来稿录用率和稿件来源，把来稿录用率降到 20% 左右；④确认 SI 计划，做 SI 的约稿，要发展和 SI 匹配的审稿人，持续给编委下达任务；⑤发展新的编委，增加编委活跃度，分配并跟进编委任务。未来希望通过编委会和优秀作者群的共同努力，使期刊的发展能更上一层楼。

柳娇娇　李宏军

二、新发传染病防控的先进前沿学术交流平台

《新发传染病电子杂志》于 2016 年 8 月获得国家新闻出版广电总局正式批准出版发行，填补了我国新发传染病学术交流领域的空白，在全国医学系列期刊中赢得了一席之地。其内容涉及传染病发病机制的基础研究、影像诊断、临床救治方法和经验等。杂志坚持以提高我国新发传染病诊疗整体水平为宗旨，为传播和普及新发传染病的先进防控技术与诊疗方法搭建有益的平台。我是较早从事新发传染病放射学，且持之以恒坚守在抗击新发传染病一线的医务工作者，着力主张创办一本新发传染病杂志，为抗击新发传染病搭建了一个先进的前沿学术交流平台。因此，主编这副重担自然也就落在了我的肩上。

《新发传染病电子杂志》由全国人大常委会副委员长陈竺院士担任总顾问，国家卫健委主管，诺贝尔学或生理医学奖获得者、中国工程院外籍院士 Barry J Marshall，中国工程院院士、重大传染病防治国家重大科技专项技术总师、2017 年国家最高科学技术奖获得者侯云德，中国工程院院士、呼吸疾病国家重点实验室主任、"共和国勋章"和"改革先锋"称号获得者钟南山，中国工程院院士、上海市医学真菌研究所所长廖万清等担任名誉主编（图 2-9、图 2-10）。卢洪洲、余卫业、邱晨、李宏军、Fleming Lure、施裕新、张复春、易永祥、王毅翔、江新青、成官迅、陈心春、吴诗品等著名专家任副主编，全国百余名从事传染病基础、临床及防控的知名专家担任本杂志的编委。强大的编委队伍为办好《新发传染病电子杂志》奠定了良好基础。

杂志编辑部及时通过专家述评、特殊病例报道、继续教育等栏目分析介绍国际国内重大疫情的现状和流行原因，为重大新发传染病知识的传播及为政府和防控机构制定防控策略提供了有益的指引和帮助，尤其是率先发表了多篇对全球首发新发传染病病例的研究论文，成为中国原创研究成果植根于祖国大地上的榜样。至今已编辑出版 18 期杂志，在国内外引起了很大反响，为新发传染病的基础与临床研究、防控与诊治新知识新技术的传播构建了先进的交流平台，是一本主题突出、特色鲜明的国家级专业期刊。历经 4 年多全体编委，尤其是编辑部同人的艰辛努力，成为了一本代表国家级水平、为抗击新发传染病做出突出贡献的新刊。

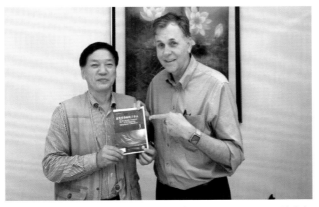

图 2-9　诺贝尔生理学或医学奖获得者 Barry J Marshall 院士与主编陆普选教授合影并乐意接受邀请担任杂志名誉主编

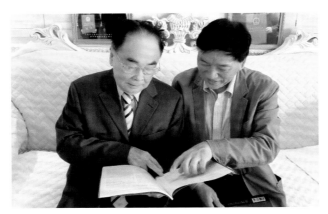

图 2-10　中国工程院院士、重大传染病防治国家重大科技专项技术总师、2017 年国家最高科学技术奖获得者侯云德与主编陆普选讨论新发传染病的防控关键技术问题

1. 紧密掌握和了解国际国内新发传染病流行疫情，及时撰写相关文章指导疫情防控

杂志编辑部及时通过专家述评、特殊病例报道、继续教育等栏目分析介绍疫情现状和流行原因，提出中国的防控策略和举措，防止相关传染病在国内发生和流行。

甲型病毒性肝炎（甲肝）在我国的发病率已经很低（1/10 万以下），到 2016 年发病率已下降至 0.65/10 万，国内许多传染病专业科室已很难见到甲肝病例了，但在 2017 年美国加利福尼亚州的甲肝流行，不得不让我们深思，防疫任务仍是长期的、复杂的和艰巨的。为此我们发表了《从近期美国甲肝流行看其预防的长期性和复杂性》一文。该文除了给政府和防疫机构传递了注重中国防控策略的信号，也给从事传染病防治的医务人员敲响了警钟，文章的意义重大，反响非常好。

类似的例子不胜枚举。鼠疫（甲类传染病）是烈性传染病，病死率非常高，我国发病率也很低，但在 2017 年年底非洲的马达加斯加鼠疫大流行期间，2348 例鼠疫病例中有 202 例死亡。《新发传染病电子杂志》发表了严晓峰、杨松教授的文章《从近期非洲马达加斯加鼠疫流行看其预防的必要性、紧迫性和长期性》。该文对鼠疫的防控具有实际指导作用。2019 年北京出现了输入性鼠疫病例，并予以有效的诊治，相关研究工作的文章也发表在本杂志上，这些文章的发表有利于我们了解鼠疫流行的原因、防控举措等。

2. 发表全球首发病例，让原创研究落地祖国，体现了"文化自信"

杂志创刊以来发表了多篇全球首发的重大新发传染病病例研究成果和论文。在 2017 年 12 月，江苏省常州市发现了全球首例人感染 H7N4 禽流感病例，杂志及时邀约当地参与救治的编委专家撰写了《全球首例人感染 H7N4 禽流感病毒性肺炎的 CT 表现》，第一时间向广大医务人员和民众传递这种疾病的相关知识和动态，避免造成不必要的恐慌，也为防控人感染 H7N4 禽流感的发生与流行提供技术指引。全球首例人感染 H9N2 禽流感肺炎病例在我国被发现时，杂志及时推出了《全球首例人感染 H9N2 亚型禽流感病毒肺炎的临床影像学描述性研究》，深入探讨人感染 H9N2 禽流感的病原、临床和肺炎影像学特点，为"依法、科学、规范、统一"的防控方针提供了指导。原创研究落地中国，为重大新发传染病知识的传播及防控提供了有益的帮助，也是中国原创研究发表在中国杂志上的榜样，增加了杂志的影响力。

在努力引导高水平原创文章首发于我国科技期刊的同时，《新发传染病电子杂志》也致力于吸引国外优秀文章的发表，使杂志能从国内走向国际。创刊以来，已有多篇海外专家的撰文在该杂志发表，如《新发传染病电子杂志》名誉主编、2005 年诺贝尔生理学或医学奖获得者 Barry J Marshall 院士刊发的《胃癌预防主要策略：根除幽门螺杆菌》，韩国成均馆大学 Myung Jin Chung 教授、白俄罗斯国立医科大学 Aliaksandr Skrahin 教授撰写的《与耐多药肺结核相关的放射学征象的文献分析》，德克萨斯大学 Lure FYM 教授、美国国立图书馆 Jaeger S 和 Antani S 教授撰写的《自动化显微镜检测和数字化胸片诊断系统在肺结核筛查中的应用》，马来西亚 Sylvia Young 和 Alfred Chin Yen Tay 教授等撰写的《根除幽门螺杆菌，从合理使用抗生素做起》，法国勃艮第大学 Jean-Pierre Cercueil 教授撰写的《一种诊断肝纤维化的有效方法——评 Wáng 等 IVIM 诊断肝纤维化的论文》等。国外优秀文章的发表提高了杂志影响力，有利于形成新发传染病科研成果国际化分享的渠道，为杂志扩大覆盖面、及时走出去提供了便利。同时值得注意的是，据不完全统计已经有 10 余篇该杂志发表的高水平论文

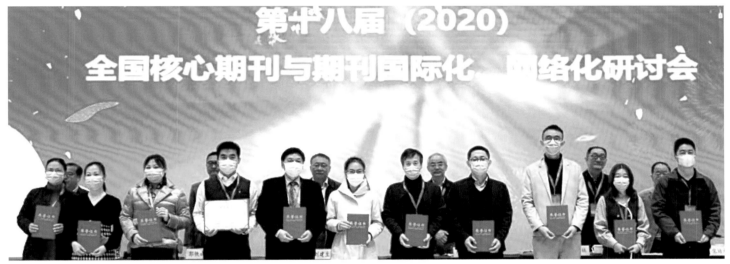

图 2-11 《新发传染病电子杂志》编辑部撰写的《让更多医学科技论文植根于祖国大地》在第十八届 (2020) 全国核心期刊与期刊国际化、网络化研讨会上荣获二等奖

被 SCI 英文杂志引用，使杂志受到海内外广泛关注，为其建设成为世界一流科技期刊，及"走出去"战略迈出了坚实的一步。

第十八届 (2020) 全国核心期刊与期刊国际化、网络化研讨会上，《新发传染病电子杂志》编辑部撰写的《让更多医学科技论文植根于祖国大地》荣获二等奖（图 2-11），主编陆普选教授也应邀在第十八届 (2020) 全国核心期刊与期刊国际化、网络化研讨会上做相关专题报告，并受到了广泛关注和诸多赞许（图 2-12）。

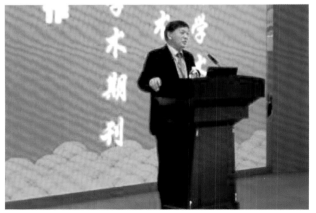

图 2-12 主编陆普选教授应邀在第十八届 (2020) 全国核心期刊与期刊国际化、网络化研讨会上做专题报告

3. 重视新中国成立 70 周年巡礼——重大传染病的防控主题宣传，展示了诸多专家的辉煌成就

按照中共中央宣传部及国家卫健委的统一部署和人民卫生出版社系列期刊工作会议精神，《新发传染病电子杂志》的编辑积极落实国家卫健委关于"卫生健康事业发展 70 年巡礼"主题宣传方案，开设了重大传染病防控专栏，总结新中国成立 70 年以来，尤其是 SARS 发生以来，我国重大新发传染病的防控历程和取得的成就，展望我国今后重大新发传染病包括人禽流感、艾滋病、结核病、病毒性肝炎、埃博拉病毒感染及登革热等防控领域的研究方向，为重大新发传染病与感染性疾病的诊断、治疗及预防控制发挥引领作用，同时为我国的社会稳定和经济发展做出有益贡献（图 2-13）。

为确保主题宣传有序开展，编辑部结合实际，提前谋划，创新思路，精心设计，制订了具体的实施方案。2019 年第三期和第四期两期杂志上发表了诺贝尔生理学或医学奖获得者屠呦呦女士、国家最高科学技术奖得主侯云德院士、廖万清院士、金宁一院士、周宏灏院士等 7 篇文章。其中《消除先天梅毒：新中国走过的奋斗历程和成就》

入选国家卫健委"卫生健康事业发展 70 年巡礼"优秀作品选编。《新发传染病电子杂志》受到了国家卫健委的表彰与鼓励。

4. 杂志在抗击新冠肺炎疫情中发挥了其他媒体不可替代的独特作用

自从新冠肺炎疫情发生以来，《新发传染病电子杂志》作为国内唯一一本新发传染病相关领域的杂志，责任义不容辞，编辑部全体人员放弃休假，加班加点昼夜奋战，积极邀约全国各地奋战在第一线的专家教授，及时推出"抗击新型冠状病毒肺炎"专题，向广大医务工作者和人民群众第一时间传递新冠肺炎的相关知识和技术，以增进广大医务工作者对新冠肺炎这一疾病的认识和理解，达到早诊断、早控制、早治疗的目的，共同控制疫情。杂志在第一时间策划组织国内新发传染病领域的著名专家共同制定发表了《新型冠状病毒肺炎放射检查方案与感染防控专家共识（试行第一版）》，用于指导放射科感染防控工作，避免院内交叉感染，守护医务人员的生命健康。国外知名期刊 *European Radiology* 也转载了此篇文章。帮助指导国外临床一线医务人员的抗疫工作。

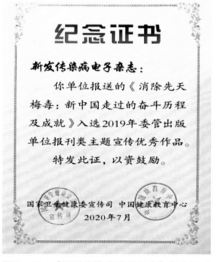

图 2-13 《新发传染病电子杂志》在中国成立 70 周年巡礼——重大传染病的防控主题宣传中受到国家卫健委的表彰与鼓励

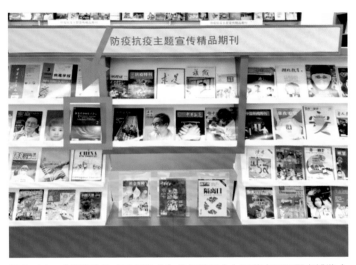

图 2-14 《新发传染病电子杂志》参加第二十七届北京国际图书博览会（BIBF）"2020 中国精品期刊展示"

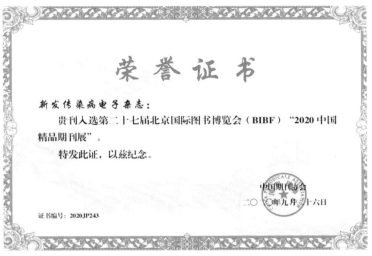

图 2-15 《新发传染病电子杂志》入选第二十七届北京国际图书博览会（BIBF）"2020 中国精品期刊展"

为在抗击新冠肺炎疫情中防止医务人员感染、提高医务人员的临床诊断和鉴别诊断水平，杂志编委会通过网络会议的形式培训全国战斗在一线的医务工作者及各级传染病医院的相关医务人员 1 万余人，网上的点击量迅速达到 10 万余次。反响强烈，收到了非常好的效果。因《新发传染病电子杂志》在抗击新冠肺炎疫情的过程中做出了突出贡献，作为"防疫抗疫"主题宣传期刊，杂志受邀参加了由中共中央宣传部、北京市人民政府主办的第二十七届北京国际图书博览会（BIBF）图

书期刊展，并成功入选 BIBF"2020 中国精品期刊展"，由中国期刊协会颁发了荣誉证书，这是对杂志在防疫抗疫工作中的贡献予以的充分肯定和鼓励（图 2-14、图 2-15）。

5."全民健康助力全面小康"主题宣传继续发力

2020 年《新发传染病电子杂志》承担了国家卫健委"全民健康助力全面小康"的主题宣传工作，分别在

杂志的第三期和第四期设专栏，集中刊发"全面建成小康社会，打赢脱贫攻坚战"的主题宣传作品 7 篇，突出宣传了《构建中国特色基本医疗卫生制度的"深圳模式"》《医疗改革探索与实践》《流动人口结核病防控创新策略与实施效果》《深圳市重点传染病指数的设计与常态化应用》《新冠肺炎精准防控体系构建》《让"全民健康"托起"全面小康"的"龙华模式"》《中国传染病影像学跨越式创新发展的历程与成就》等国内先进成果文章。

其中主题宣传作品《构建中国特色基本医疗卫生制度的"深圳模式"》介绍了深圳市将基本医疗卫生制度作为公共产品向全民提供的理念，具有中国特色的基本医疗卫生制度——"深圳模式"得到国家的充分肯定和推广，受到世界卫生组织和国际顶尖医学杂志《柳叶刀》的推介（图 2-16、图 2-17）。

《中国传染病影像学跨越式创新发展的历程与成就》介绍了中国传染病影像学的专家团队历经 22 年坚持不懈的努力，开创了传染病放射学的创新学科，记录了系统创新理论体系的过程。文章不仅刊载了

技术规范、学科体系及诊疗检测平台的建设和意义，还介绍了传染病放射学相关的英文版专著在国内外的推广应用，以及《新型冠状病毒肺炎影像学辅助诊断指南》中英文版被国家卫健委制定的诊疗标准采纳等大事记。

《流动人口结核病防控创新策略与实施效果》，一文总结了深圳市流动人口结核病的防控策略，同时介绍了深圳市流动人口结核病的防控成效，为国内外结核病的防控及政策的制订提供了可资借鉴的"深圳模式"，为全面打造全民健康，促进我国全面小康社会的建成输出深圳力量。

2020 年《新发传染病电子杂志》已经遴选为中国科技核心期刊。编辑部及广大编委历经四年多的艰辛发展历程，使杂志迈上了一个新的台阶，取得了引人注目的成绩，为医学卫生事业的发展做出了独特的贡献。但是，未来仍需要继续努力，不忘初心，牢记使命。我们仍将不忘本来、吸收外来、面向未来，更好地完成科学文化的价值传承和传播使命，为杂志的创新发展，为新发传染病的预防控制及诊治做出更大贡献。

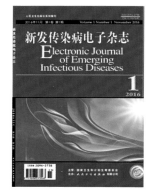

图 2-16 《新发传染病电子杂志》2016 年创刊号封面

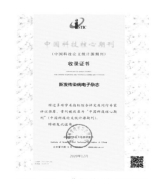

图 2-17 《新发传染病电子杂志》2020 年被收录为中国科技核心期刊收录证书

参考文献

[1] Cheng H, Zeng J, Li H, et al. Neuroimaging of HFMD infected by EV71[J]. Radiology of Infectious Diseases, 2015, 1(2): 103-108.

[2] 韩燕丽. 主编在学术期刊建设中的作用：以 Nano Research 为例 [J]. 科技与出版, 2012(9): 32-34.

[3] 陆普选, 施裕新, 鲁植艳, 等. 中国传染病影像学跨越式创新发展的历程与成就 [J]. 新发传染病电子杂志, 2020, 5(4): 223-228.

[4] 吴诗品. 从近期美国加利福尼亚州甲型病毒性肝炎流行看其预防的长期性和复杂性 [J]. 新发传染病电子杂志, 2017,2（4）：193-195.

[5] 严晓峰, 杨松. 从近期非洲马达加斯加鼠疫流行看其预防的必要性、紧迫性和长期性 [J]. 新发传染病电子杂志, 2018, 3（1）：1-4.

[6] 谢汝明, 关春爽, 陈步东. 鼠疫的流行病学与临床 [J]. 新发传染病电子杂志, 2020, 5（1）：43-46, 50.

[7] 叶海明, 陈文思, 胡瑞娟, 等. 深圳市福田区中学生肺结核病流行病学特征分析 [J]. 新发传染病电子杂志, 2017,2（4）：234-236.

[8] 金秋燕, 张璐西, 杨磊, 等. 全球首例人感染 H7N4 禽流感病毒性肺炎的 CT 表现 [J]. 新发传染病电子杂志, 2018, 3（1）：45-48.

[9] 侯文忠, 张倩倩, 罗彩梅, 等. 全球首例人感染 H9N2 亚型禽流感病毒肺炎的临床影像学描述性研究 [J]. 新发传染病电子杂志, 2016,1(1):18-22.

[10] Barry J Marshall，Alfred Chin-Yen Tay. 胃癌预防主要策略：根除幽门螺杆菌 [J]. 新发传染病电子杂志，2018，3（4）：193-194.

[11] 王毅翔 , Myung Jin Chung, Aliaksandr Skrahin，等 . 与耐多药肺结核相关的放射学征象的文献分析 [J]. 新发传染病电子杂志，2018，3（3）：244-253.

[12] Lure F Y M , Jaeger S , Antani S , et al. 自动化显微镜检测和数字化胸片诊断系统在肺结核筛查中的应用 [J]. 新发传染病电子杂志 , 2017, 2(1)：5-9.

[13] Sylvia Young Barry Marshall Alfred Chin Yen Tay，等 . 根除幽门螺杆菌，从合理使用抗生素做起 [J]. 新发传染病电子杂志，2020，5（1）：38-42.

[14] Jean-Pierre Cercueil. 一种诊断肝纤维化的有效方法——评 Wáng 等 IVIM 诊断肝纤维化的论文 [J]. 新发传染病电子杂志，2017,2（3）：196-197.

[15] 王继刚，朱永平，徐承超，等 . 青蒿素的研究历程与价值 [J]. 新发传染病电子杂志，2019，4（4）：193-195.

[16] 侯云德 . 重大新发传染病防控策略与效果 [J]. 新发传染病电子杂志，2019，4（3）：129-132.

[17] 廖万清，陈敏 . 重要真菌病的临床诊治与防治策略 [J]. 新发传染病电子杂志，2019，4（4）：196-199.

[18] 金宁一，许汪，杜寿文，等 . 尼帕病毒全球流行态势解析 [J]. 新发传染病电子杂志，2019，4（3）：133-136.

[19] 钟平 .HIV 分子流行病学研究和实践进展 [J]. 新发传染病电子杂志，2019，4（3）：137-144.

[20] 卢洪洲，袁伟 ."一带一路"战略框架下的埃博拉病毒病防控战役 [J]. 新发传染病电子杂志，2019，4
      （4）：200-203.

[21] 吴肖冰，冯铁建，余卫业 .预防控制梅毒母婴传播的关键措施及实施效果 [J]. 新发传染病电子杂志，
      2019，4（3）：204-208.

[22] 中华医学会影像技术分会 .新型冠状病毒肺炎放射检查方案与感染防控专家共识（试行第一版）[J]. 新发
      传染病电子杂志，2020，5（2）：65-73.

[23] Jinli Ding, Haihong Fu, Yaou Liu, et al. Prevention and control measures in radiology
      department for COVID-19[J]. Eur Radiol，2020, 30(7):3603-3608.

[24] 罗乐宣，李创，陈瑶，等 .构建中国特色基本医疗卫生制度的"深圳模式"[J]. 新发传染病电子杂志，
      2020，5（4）：215-222.

[25] 陆普选，施裕新，鲁植艳，等 .中国传染病影像学跨越式创新发展的历程与成就 [J]. 新发传染病电子杂
      志，2020，5（4）：223-228.

[26] 谭卫国，管红云，吴清芳，等 .流动人口结核病防控创新策略与实施效果 [J]. 新发传染病电子杂志，
      2020，5（3）：145-149.

[27] 逯建华，何建凡，许舒乐，等 .深圳市重点传染病指数的设计与常态化应用 [J]. 新发传染病电子杂志，

2020，5（3）：150-153.

[28] 罗安斐，陈招弟，邓学林，等 . 让"全民健康"托起"全面小康"的"龙华模式"[J]. 新发传染病电子杂志，2020，5（3）：154-158.

[29] 吕秋莹，梅树江，张仁利，等 . 新型冠状病毒肺炎精准防控体系构建与效果评价 [J]. 新发传染病电子杂志，2020，5（4）：229-234.

[30] 孙喜琢，宫芳芳，林锦春，等 . 罗湖医改 5 年探索与实践 [J]. 新发传染病电子杂志，2020，5（4）：234-238.

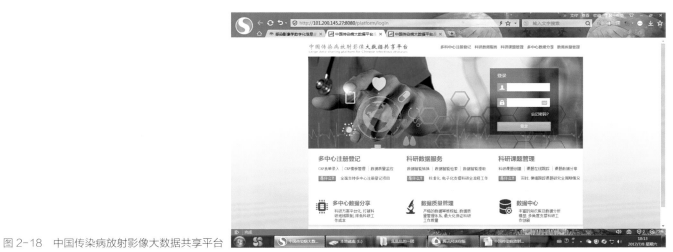

图 2-18　中国传染病放射影像大数据共享平台

三、中国传染病放射影像大数据共享平台

为了促进中国传染病影像大数据研究，更好地支撑传染病临床医疗，充分挖掘共享数据的价值，推动中国传染病诊治医疗水平的快速发展，首都医科大学附属北京佑安医院医学影像中心秉承"共建、共享、共联、共赢"的理念建立了中国第一个传染病放射影像大数据共享平台（图 2-18）。

中国传染病放射影像大数据共享平台（以下简称平台）是采用大数据技术建立一个多中心注册登记平台，

平台内 CRF 表不仅覆盖了 39 种法定传染病，而且还包括了新发和复发传染病，真正实现了专病专表。全国各省市、各级医院的影像科医技人员均可免费申请平台账号，随时在平台上录入病历数据，系统将自动对数据进行整理、分析和汇总，充分挖掘数据的价值，为传染病放射影像学的科研提供智能的服务。平台的参与者均承担和享受平台规定的责任和义务，以及平台的资源共享，还有所发表的文章须按照贡献大小排名。平台还将面向临床提供传染病患者分析、地域分析、预防分析等分析型应用，实现患者数据的聚合化、结构化、标签化、可视化展示，为多中心科研、临床科研大数据应用提供进一步的智能化数据支持。

第三章　会议纪实

一、2008 年北京会议纪实

1. 会议名称

首届全国艾滋病影像学研讨会

2. 会议时间地点

2008 年 11 月 12 日至 14 日，北京市大观园酒店，北京广安会议中心

3. 会议主办方及承办方

主办方：首都医科大学附属北京佑安医院（北京佑安医院）；《中华医学杂志（英文版）》

承办方：首都医科大学附属北京佑安医院

4. 参会省份人数

全国有 30 个省市自治区共 260 余人参会

5. 大会主题及重点

大会主题：科技关艾，展望未来

大会重点：研讨艾滋病影像未来科研方向和规划

6. 大会分会场数

大会设主会场 1 个

7. 大会主席及重要参会人员

大会主席：李宁（北京佑安医院院长）

大会执行主席：李宏军（首都医科大学附属北京佑安医院放射科主任）

重要参会人员：中华医学会副会长、亚大放射协会主席戴建平教授；中国性病艾滋病防治协会会长、《中国艾滋病性病》杂志主编、原卫生部疾病控制司司长戴志澄司长；中华医学会放射学分会主任委员祁吉教授；中华医学会放射学分会北京分会主任委员马大庆教授；《中华放射学杂志》编辑部主任高宏主任；《中华医学杂志（英文版）》汪谋岳总编；北京佑安医院党委书记李玉梅；北京佑安医院副院长段中平教授；首都医科大学宣武医院李坤成教授；郑州大学附属第一医院程敬亮教授；河南省人民医院史大鹏教授；上海交通大学附属医院郭佑民教授；山东医学影像研究所赵斌教授；北京市医学会领导等。

国外特约知名专家：美国俄亥俄州健康大学（OHSU）陈德喜研究员

8. 大会评价

本届大会上，来自全国各地的 30 多位知名专家做了专题讲座。会务组还特邀了清华大学艾滋病综合研究中心张林奇教授，美国俄亥俄州大学陈德喜研究员，中华医学会放射学分会北京分会主任委员马大庆教授，北京佑安医院吴昊教授，上海复旦大学华东医院放射科张国祯教授等专家针对艾滋病的病原学、发病机制、临床影像诊断与治疗、功能影像学、影像病理学研究及临床影像学质量控制进行专题讲座，内容丰富全面。本次会议主要是对开拓艾滋病影像学这一新领域确定研究发展方向和梳理研究成果，整合资源，以加强认识和掌握艾滋病相关合并症的诊断技能，提高临床诊治效果。会议学术气氛浓厚、热烈，为从事艾滋病临床与临床影像学的医务工作者搭建了学术交流的平台。

9. 大会图片（图 2-19~ 图 2-23）

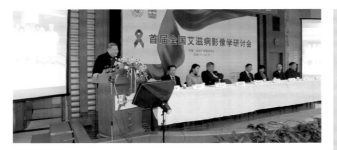

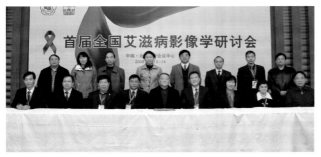

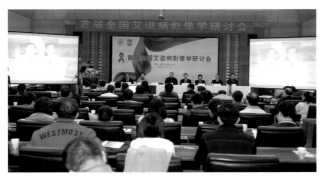

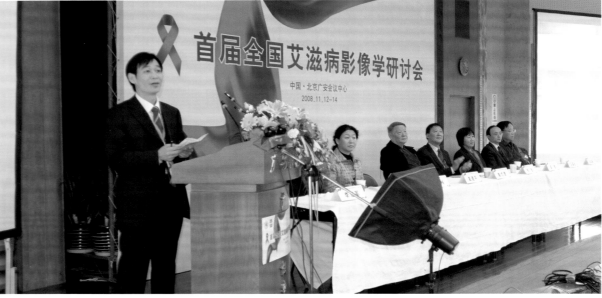

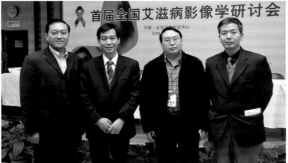

图 2-19 原卫生部疾病控制司戴志澄司长致辞	图 2-20 大会执行主席李宏军教授致辞
图 2-21 主席台合影	图 2-22 主席台合影左起高剑波 李宏军 程敬亮 史大鹏
图 2-23 首届全国艾滋病影像学研讨会会议现场	

二、2009 年北京会议纪实

1. 会议名称

第二届全国艾滋病临床影像学研讨会暨培训班

2. 会议时间地点

2009 年 11 月 13 日至 18 日，北京市，北京京西宾馆

3. 会议主办方及承办方

主办方：中国性病艾滋病防治协会关怀与治疗工作委员会艾滋病临床影像学组

承办方：首都医科大学附属北京佑安医院；《中华放射学杂志》；《中华医学杂志（英文版）》

4. 参会省份人数

本次大会代表来自全国 31 个省市自治区共 560 余人参会

5. 大会主题及重点

大会主题：科技关"艾"，改变未来

大会重点：普及和梳理了艾滋病临床影像学知识，总结全国艾滋病的临床影像学研究成果，确定临床艾滋病影像学未来临床、科研发展方向和规划，进一步认识和掌握艾滋病相关合并症，提高临床诊治效果

6. 大会分会场数

大会设主会场 1 个

7. 大会主席及重要参会人员

大会主席：李宁（首都医科大学附属北京佑安医院院长）

大会执行主席：李宏军（首都医科大学附属北京佑安医院放射科主任）

重要参会人员：全国政协常委、教科文委体工作委员会副主任、中国宋庆龄基金会副主席、中国性病艾滋病防治协会会长、原卫生部部长张文康教授；北京市医学会会长、北京市卫生局原局长金大鹏教授；河南省政府曹国营秘书长；中国性病艾滋病防治协会副会长兼秘书长、国家疾控中心原党委书记沈洁研究员；原卫生部艾滋病专家委员会主任委员、《中国艾滋病性病》杂志主编、中

国性病艾滋病防治协会原会长戴志澄教授；中华医学会副会长、首都医科大学附属北京天坛医院原院长戴建平教授；北京市卫生局应急办主任、艾滋病关怀与治疗工作委员会主任委员黄春教授；中华医学会放射学分会前主任委员、原天津市第一中心医院副院长祁吉教授；中华医学会放射学分会副主任委员、北京医院放射科主任周诚教授；中华医学会放射学分会副主任委员、北京宣武医院放射科主任李坤成教授；中华医学会放射学分会北京分会主任委员、北京友谊医院原放射科主任马大庆教授

8. 大会评价

本届大会上，来自全国各地的 38 位知名专家做了专题讲座。其中，中华医学会副会长、原北京天坛医院院长戴建平教授，北京佑安医院放射科李宏军教授分别做了主题报告。戴建平教授的报告题目为《医疗改革对医学影像学发展的机遇与挑战》，李宏军教授的报告题目为《中国艾滋病合并症影像学疾病谱系的影像诊断与病理基础》，他们以翔实丰富的临床一手宝贵资料征服了众多听众。（会务组还特邀了清华大学艾滋病综合治疗中心张林奇教授，美国俄亥俄州大学陈德喜研究员，中华医学会放射学分会北京分会主任委员马大庆教授，首都医科大学附属北京佑安医院吴昊教授，上海复旦大学华东医院放射科张国祯教授等专家针对艾滋病的病原学、发病机制、临床影像诊断与治疗、功能影像学、影像病理学研究及临床影像学质量控制进行专题讲座，内容丰富全面。）本次会议主要普及和梳理了艾滋病临床影像学知识，总结全国艾滋病的临床影像学研究成果，确定了临床艾滋病影像学未来临床、科研发展方向和规划，进一步认识和掌握艾滋病相关合并症，提高临床诊治效果。会议学术气氛浓厚、热烈，为从事艾滋病临床与临床影像学的医务工作者搭建了学术交流的平台。

9. 大会图片（图 2-24~ 图 2-27）

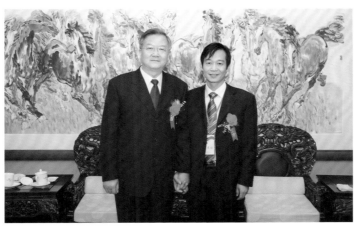

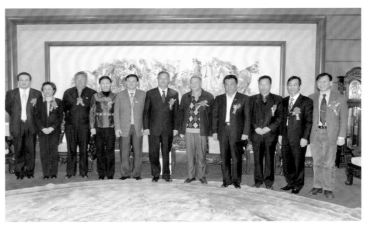

图 2-24　李宏军教授与原卫生部部长张文康在全国第二届艾滋病影像学术
会上合影

图 2-25　2009 年第二届全国艾滋病影像学术会议贵宾室合影

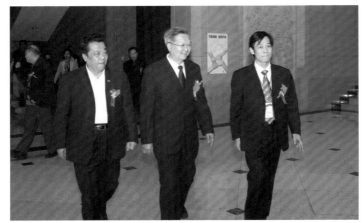

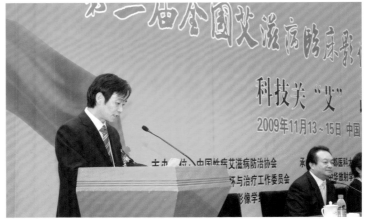

图 2-26　李宏军教授与原卫生部部长张文康及卫生局原局长金大鹏从贵宾
室走向主会场

图 2-27　李宏军教授在做主旨报告

三、2010 年广州会议纪实

1. 会议名称

第三届全国艾滋病临床影像学研讨会暨培训班

2. 会议时间地点

2010 年 12 月 10 日至 12 日，广州市，广州华泰宾馆

3. 会议主办方及承办方

主办方：中国性病艾滋病防治协会关怀与治疗工作委员会艾滋病临床影像学组

承办方：广州市第八人民医院；《中华放射学杂志》编辑部；广州市放射学会

4. 参会省份人数

本次大会代表来自全国 28 个省市自治区共 360 余人参会

5. 大会主题及重点

大会主题：科技关"艾"，改变未来

大会重点：总结全国艾滋病及相关并发症临床影像学研究成果，确定临床艾滋病影像学未来临床、科研发展方向和规划，提高临床诊治水平

6. 大会会场数

大会设主会场 1 个

7. 大会主席及重要参会人员

大会主席：李宏军（首都医科大学附属北京佑安医院放射科主任）

大会执行主席：刘晋新（广州市第八人民医院放射科主任）

重要参会人员：中华医学会副会长、中华医学会放射学分会原主任委员、首都医科大学附属北京天坛医院原院长戴建平；中国性病艾滋病防治协会原会长、原卫生部艾滋病专家委员会主任委员、《中国艾滋病性病》杂志主编戴志澄；中华医学会党办主任、纪委书记吴玉甫；广州市第八人民医院院长唐小平；中华医学会放射学分会常委、北京友谊医院原放射科主任马大庆；国家艾滋病治疗专家组副组长、北京协和医院感染科李太生主任；中国性病艾滋病防治协会艾滋病临床影像学组组长、北京佑安医院放射科李宏军主任；广东省人民医院放射科梁长虹主任；广州市第一人民医院放射科江新青主任；《中华医学杂志（英文版）》编辑部汪谋岳主任；

《中华放射学杂志》编辑部高虹主任；深圳市第三人民医院放射科陆普选主任；上海市公共卫生临床中心放射科施裕新副主任；大同市第二人民医院副院长 / 影像科主任贾鸿飞；五四一总医院副院长 / 影像科主任周建中；临汾市传染病医院郭小平院长；大同市传染病医院副院长 / 临床科主任张强仕；郑州市第六人民医院刘建民副院长；山西潞安集团总医院刘建新副院长

8. 大会评价

本届大会邀请来自全国各地的 20 多位知名专家做了艾滋病相关专题讲座。会议突显了三个特点。第一，围绕艾滋病相关全身并发症，包括艾滋病相关神经系统并发症，如弓形虫脑病、淋巴瘤、胸腹部真菌感染的影像学表现，艾滋病与腹痛的影像评价及 CT 引导肺穿刺活检（PTNB）在胸部病变中的应用及职业暴露防护等内容，由北京佑安医院放射科主任李宏军教授、郑州大学第一附属医院放射科主任高剑波教授、广东省人民医院影像医学部主任梁长虹教授、深圳市第三人民医院放射科主任陆普选教授和黄华医师、广州市第八人民医院放射科主任刘晋新教授和张烈光、江松峰副主任医师、北京地坛医院放射科主任杨钧教授等先后就上述主题进行报告和交流，学员与讲者也进行了广泛交流和讨论，艾滋病影像诊断水平得到较大提高。第二，邀请了国内知名专家就艾滋病临床诊断和治疗及基础研究等关键问题进行报告，展示了基础与临床专家从不同角度对艾滋病的研究所取得丰硕成果，如北京协和医院感染科主任李太生教授报告的艾滋病研究进展、广州市第八人民医院感染科主任蔡卫平教授报告的 AIDS 抗病毒治疗进展、河南省传染病院感染科主任赵清霞教授报告的 AIDS 并发中枢神经系统感染诊断与治疗、河南省传染病院感染科主治医师刘春礼报告的 AIDS 合并肺马红球菌感染临床诊断与治疗、北京佑安医院艾滋病实验室孙玉博士报告的 HIV 感染儿童抗病毒治疗线粒体毒性研究等精彩报告吸引了全会代表，为艾滋病的防控及诊治奠定了良好基础。第三，在突出大会主题——科技关"艾"，改变未来之外，还邀请了著名呼吸影像专家和核心期刊编辑就肺部感染影像诊断和临床研究的科研设计等重点问题进行报告，北京友谊医院原放射科主任马大庆教授、暨南大学第一临床医学院科教办主任罗良平教授、《中华放射学杂志》编辑部高宏主任、《放射学实践》编辑部石鹤编辑等的专题报告受到了大会代表的广泛赞誉。唐小平教授、许乙凯教授、江新青教授、马威教授等担任大会主持，对大会专家的报告进行了总结和评价，浓厚的学术氛围、知名专家云集使本次大会获得圆满成功。

9. 大会图片（图 2-28~ 图 2-35）

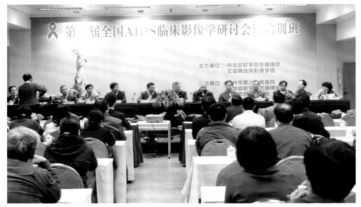

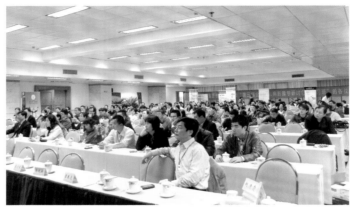

图 2-28　第三届全国艾滋病临床影像学研讨会暨培训班于 2010 年 12 月 11 日在广州开幕

图 2-29　第三届全国艾滋病临床影像学研讨会开幕式代表济济一堂

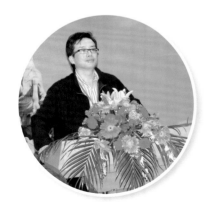

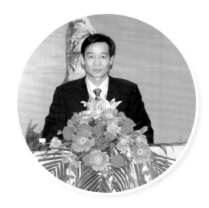

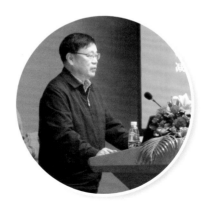

图 2-30　大会执行主席——广州市第八人民医院放射科主任刘晋新教授主持大会并讲话

图 2-31　大会主席——首都医科大学附属北京佑安医院放射科主任李宏军教授致辞

图 2-32　北京友谊医院放射科主任马大庆教授报告：肺部炎症的鉴别诊断

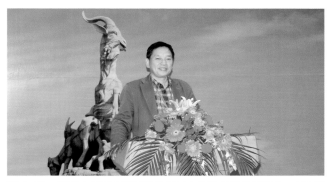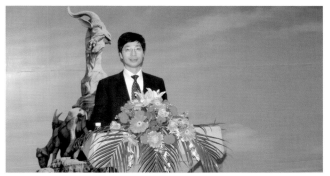

图 2-33　深圳市第三人民医院放射科主任陆普选教授报告：CT 引
导 PTNB 在胸部病变中的应用及职业暴露防护

图 2-34　上海市公共卫生临床中心放射科副主任施裕新教授报告：
AIDS 合并肺外结核的影像表现

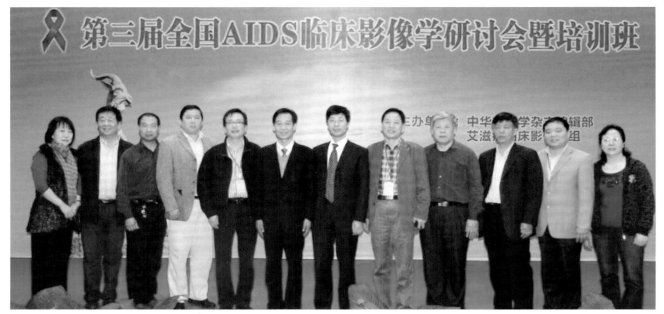

图 2-35　会议部分成员合影

四、2011 年郑州会议纪实

1. 会议名称

第四届全国艾滋病临床影像学术会议暨第二届全国感染及传染病影像学最新进展学术会议

2. 会议时间地点

2011 年 11 月 11 日至 13 日，河南省郑州市，黄河迎宾馆（惠济区迎宾路 1 号）

3. 会议主办方及承办方

主办方：中国性病艾滋病防治协会；中华医学会热带病与寄生虫学分会

承办方：河南省传染病医院（郑州市第六人民医院）

协办方：首都医科大学附属北京佑安医院；中华医学会河南省医学会；河南省医学会放射分会；《中国艾滋病性病》杂志编辑部；《中华医学杂志（英文版）》编辑部；《中华放射学杂志》编辑部；《放射学实践杂志》编辑部；《磁共振成像》编辑部；《医学影像学杂志》编辑部；人民卫生出版社；《北京医学》编辑部

4. 参会省份人数及征文篇数

全国有 24 个省份 146 个单位（传染病医院 27 家）的 441 名感染、放射学专家和学者参加。征文共 191 篇

5. 大会主题及重点

大会主题：科技关"艾"，改变未来

大会重点：全社会关注、政府重视，全力遏制艾滋病；临床影像在艾滋病及传染病感控与救治的重要作用

6. 大会分会场数及服务人员

大会设 1 个 500 人主会场，分会场 6 个，并附有 1 天半的继续教育班学习。大会工作人员和志愿者约 200 余人

7. 大会主席及重要参会人员

大会主席：李宏军（首都医科大学附属北京佑安医院影像中心主任）

大会执行主席：刘宝琴（河南省传染病医院党委书记、院长）

重要参会人员：国家艾滋病治疗专家组主任委员、原卫生部疾控司司长、中国性病艾滋病防治协会名誉会长戴志澄教授；河南省人大教育科学文化卫生工作委员会副主任曹国营；河南省卫生厅副厅长黄玮；郑州市人大常委会教育科学文化卫生工作委员会主任许抗美；郑州市卫生局副局长原学岭；郑州市卫生局调研员马振萍；郑州市科技局社发处处长张春季；郑州市卫生局科教处处长石发春；中国性病艾滋病防治协会艾滋病临床影像学组主委李宏军；

中华医学会热带病与寄生虫学分会主委李太生；首都医科大学附属北京佑安医院副院长金荣华等 46 名专家及学者

8. 大会评价

李宏军教授对这次会议的评价：本届大会规格高、规模大、参会人数多，是一场实实在在的、高质量的学术盛宴。承办单位及当地政界高度重视，其召开规模及创新举措将积极推动我国传染病放射学学术会议的后续改革与创新发展。此届会议涉及多领域、多学科专家讲座，讲座贴近临床，实用、接地气，授课形式多样，专家学者们各自阐述观点，现场讨论热烈，会场掌声不断。此次大会的召开不仅为国内国际放射学同道献上了一场丰富的学术盛宴，也促进了参会专家学者们的相互了解、交流与合作，展现了传染病放射学及感染与炎症放射学的国内团队在此领域上取得的先进临床经验及科研水平，并充分奠定和创新了传染病放射学在中华医学会放射学分会的学术地位。

9. 大会图片（图 2-36~ 图 2-46）

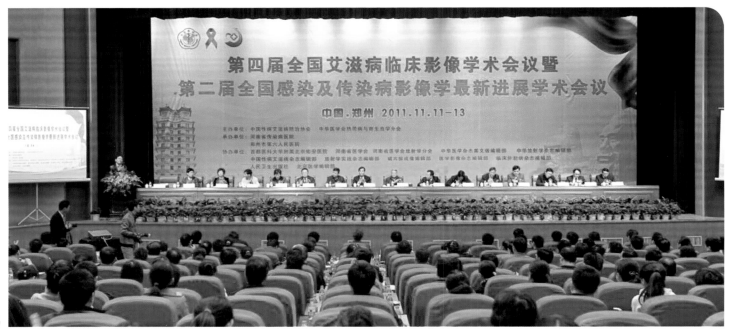

图 2-36　大会主会场

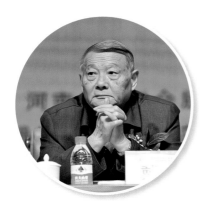

图 2-37 原卫生部艾滋病专家委员会主任委员、原卫生部疾病控制司司长、中国性病艾滋病防治协会名誉会长戴志澄

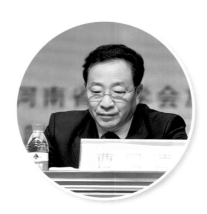

图 2-38 河南省人大常委会教育科学文化卫生工作委员会副主任曹国营

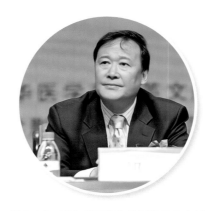

图 2-39 原中华医学会放射学分会主任委员、天津市第一中心医院副院长、天津市影像医学研究所所长祁吉

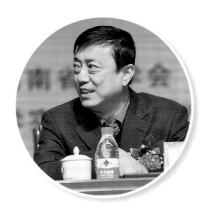

图 2-40 河南省卫生厅副厅长黄玮

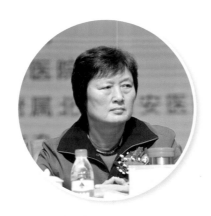

图 2-41 郑州市人大常委会教育科学文化卫生工作委员会主任许抗美

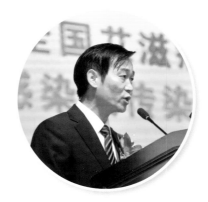

图 2-42 中国性病艾滋病防治协会艾滋病临床影像学组主委李宏军

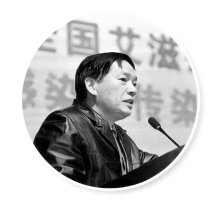 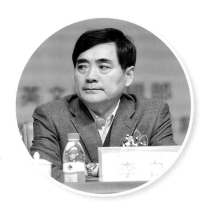 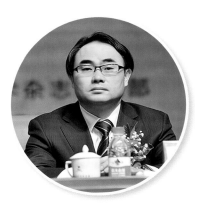

图 2-43　中国性病艾滋病防治协会艾滋
病临床影像学组副主委陆普选

图 2-44　河南省卫生防疫站副站长李自钊

图 2-45　首都医科大学附属北京
佑安医院副院长金荣华

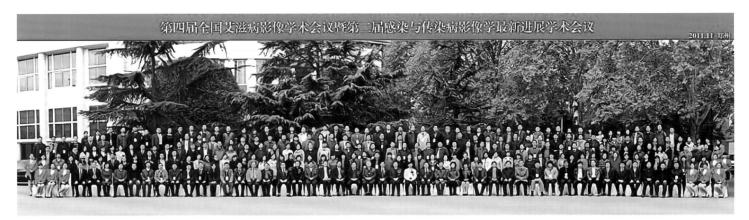

图 2-46　会议合影

五、2012 年北京会议纪实

1. 会议名称

第五届国际艾滋病临床影像学术会议暨第三届全国感染与传染病影像学最新进展学术会议

2. 会议时间地点

2012 年 11 月 9 日至 13 日，北京市，国家会议中心

3. 会议主办方及承办方

主办方：中国性病艾滋病防治协会关怀与治疗工作委员会艾滋病临床影像学组；中华医学会热带病与寄生虫学分会感染与传染病影像学筹备组；首都医科大学医学影像学系；首都医科大学传染病学系

承办方：首都医科大学附属北京佑安医院

4. 参会地区人数

来自美国、印度、泰国、中国香港、中国澳门及中国其他地区等近千名代表冒着风雪前来参会

5. 大会主题及重点

大会主题：科技关"艾"，关爱世界

大会重点：聚焦传染病放射学的学科发展、临床应用、发展趋势及其如何走出国门产生国际影响力等问题

6. 大会分会场数

大会设主会场 1 个，分会场 5 个

7. 大会主席及重要参会人员

大会主席：李宁（首都医科大学附属北京佑安医院院长）

李宏军（中国性病艾滋病防治协会关怀与治疗工作委员会艾滋病临床影像学组组长、首都医科大学附属北京佑安医院影像中心主任）

大会执行主席：李宏军（中国性病艾滋病防治协会关怀与治疗工作委员会艾滋病临床影像学组组长、首都医科大学附属北京佑安医院影像中心主任）

重要参会人员：美国医学科学院外籍院士、中华医学会副会长、中国医师协会副会长、中国医学装备协会副会长、中国医院

协会顾问、亚大放射学会主席、北京天坛医院原院长戴建平教授；首都医科大学副校长王晓民教授；原卫生部艾滋病处处长夏刚；北京市卫生局副局长赵春惠教授；北京市医学会会长、原北京市卫生局局长金大鹏教授；河南省人民政府副秘书长高保群；中国性病艾滋病防治协会副会长兼秘书长、中国疾病预防控制中心原党委书记沈洁研究员；中华医学会放射学分会前主任委员、天津市第一中心医院原副院长祁吉教授；中华医学会放射学分会副主任委员、上海长征医院放射科主任刘士远教授；中华医学会纪委书记吴玉普书记；首都医科大学附属北京佑安医院党委书记李玉梅书记；中华医学会放射学分会北京分会前主任委员马大庆教授；南阳医学院校长方家选教授

国外特约知名专家：迈阿密大学放射科主任 Fishman；印度放射学会前主任委员 Doda

8. 大会评价

本届大会由来自国内外的 139 位知名专家做了专题讲座。其中，美国医学科学院外籍院士、中华医学会副会长、原北京天坛医院院长戴建平教授，中华放射医学会前主任委

员、天津市第一中心医院原副院长祁吉教授，北京佑安医院放射科主任李宏军教授，迈阿密大学放射科主任 Fishman，印度放射学会前主任委员 Doda 等 17 位专家分别做了主题报告。如戴建平教授的报告题目为《国内外传染病影像学的现状及研究进展》，李宏军教授的报告题目为《我国艾滋病影像学与病理基础研究回顾》，其以翔实丰富的临床一手宝贵资料受到参会代表的热烈欢迎和认可。据悉会议期间，李宏军教授筹集资金购买《实用艾滋病影像学》1000 册，免费赠送与会代表，这对研究成果的推广起到了积极作用。讲课专家针对感染性疾病、我国法定 39 种传染病、寄生虫病等从病原学、发病机制、临床影像诊断与治疗、功能影像学、影像病理学研究及临床影像学质量控制方面做了专题讲座，内容丰富全面。本次会议主要普及和梳理了感染与传染病临床影像学知识，总结了国内外相关的传染病临床影像学研究成果，确定了感染与传染病影像学的临床、科研发展方向和规划。会议学术气氛浓厚、热烈，为从事艾滋病临床与临床影像学的医务工作者搭建了学术交流的平台。

9. 大会图片（图 2-47~ 图 2-51）

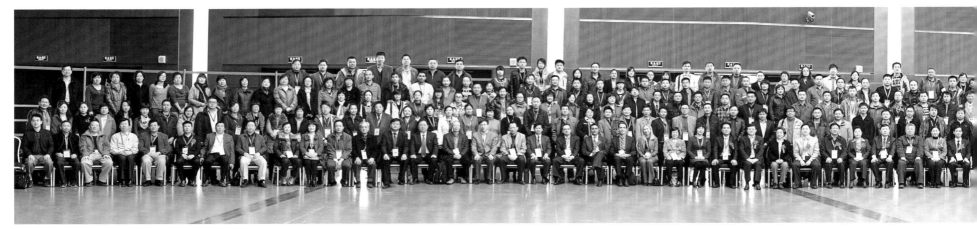

图 2-47　会议合影

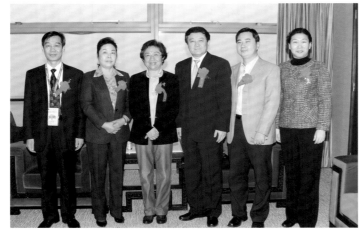

图 2-48　贵宾合影（左起李宏军　赵春惠　沈洁　李宁　夏刚　李玉梅）

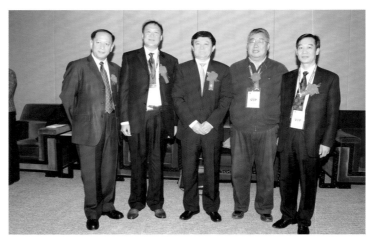

图 2-49　贵宾合影（左起周诚　祁吉　李宁　戴建平　李宏军）

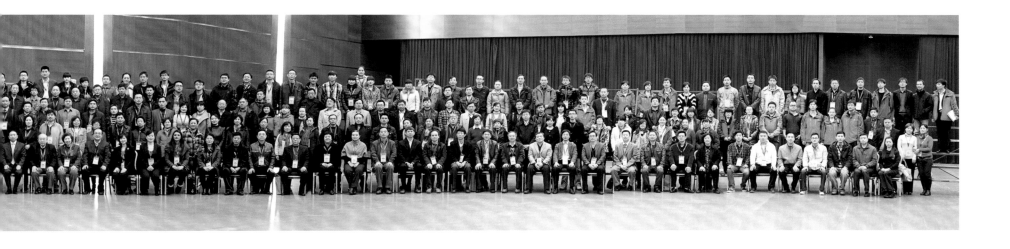

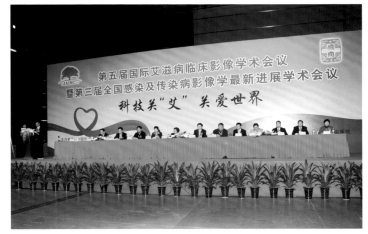

图 2-50　主席台合影

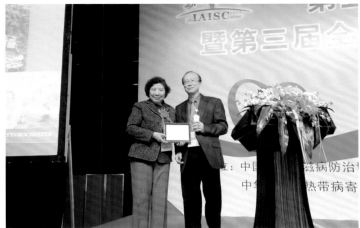

图 2-51　谢敬霞教授为钟健晖教授颁发讲者证书

六、2013 年上海会议纪实

1. 会议名称

第六届国际艾滋病临床影像学会议暨第四届全国感染及传染病影像学最新进展学术会议

2. 会议时间地点

2013 年 12 月 20 日至 22 日，上海市虹口区，上海市公共卫生临床中心市区分部

3. 会议主办方及承办方

主办方：中国性病艾滋病防治协会艾滋病影像学组；中华医学会热带寄生虫病分会感染与传染病影像学筹办组

承办方：上海市公共卫生临床中心

4. 参会省份人数

全国近 20 个省市的临床影像学、感染病学界代表 150 人

5. 大会重点

感染性疾病临床影像学的新理论、新知识、新技术、新方法及临床实践

6. 大会主持及重要参会人员

大会主持：施裕新（上海市公共卫生临床中心副主任）

重要参会人员：中华医学会副会长、美国医学科学院外籍院士戴建平教授；上海市公共卫生临床中心主任张志勇教授；中国性病艾滋病防治协会艾滋病影像学专业委员会主任委员、北京佑安医院放射科主任李宏军教授；复旦大学党委副书记、上海医学院副院长袁正宏教授；知名临床放射学家周康荣教授；上海放射学会候任主任王培军教授；中华医学会放射学分会常委程敬亮教授

7. 大会内容

感染性疾病是严重危害人类健康的全球性公共卫生问题，随着临床微生物学、临床诊疗技术的迅速发展，人类在控制和消灭各种传染性疾病方面基本取得了重要进展，这也包括了艾滋病的诊疗进展。本次大会有幸邀请中华医学会副会长、美国医学科学院外籍院士戴建平院士，威尔康奈尔医学院、美国纽约长老会医院的高敬教授等 20 余位国内外知名专家学者就相关领域问题做专题讲座报告。

8. 大会图片（图2-52、图2-53）

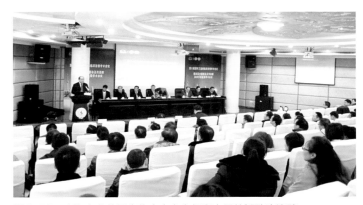

图 2-52　上海市公共卫生临床中心主任张志勇教授致欢迎辞

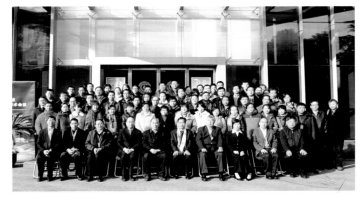

图 2-53　会议结束后专家合影

七、2014 年南宁会议纪实

1. 会议名称

第七届国际艾滋病临床影像学会议暨第五届全国感染病影像学术会议

2. 会议时间地点

2014 年 12 月 6 日至 7 日，广西南宁市，桃源饭店（广西南宁市青秀区桃源路 74 号）

3. 会议主办方及承办方

主办方：中国性病艾滋病防治协会关怀与治疗工作委员会艾滋病临床影像学组；中国医院协会传染病医院管理分会感染性疾病影像学管理学组

承办方：南宁市第四人民医院

4. 参会地区人数及授课专家人数

来自美国、印度、巴基斯坦、尼泊尔、中国香港及中国其他地区的专家、代表共 450 余人参会交流，其中 60 余位专家精彩演讲，学术气氛浓烈

5. 大会主题及重点

大会主题：共建、共享、共联、共赢

大会重点：感染性疾病发病机制、临床影像诊断与治疗、功

能影像学、影像病理学研究及临床影像学质量控制；《寄生虫病影像学及流感影像学》编委培训

6. 大会分会场数及服务人员

大会设主会场 1 个，分会场 3 个。大会工作人员和志愿者约 80 人

7. 大会主席及重要参会人员

大会主席：李宏军（中国性病艾滋病防治协会感染影像工作委员会主任委员、首都医科大学附属北京佑安医院影像中心主任）

大会执行主席：吴锋耀（南宁市第四人民医院院长）

重要参会人员：深圳市第三人民医院放射科副主任陆普选教授；上海市公共卫生临床中心放射科副主任施裕新教授；南宁市第四人民医院副院长覃亚勤教授；南宁市第四人民医院副院长葛利辉教授；中华国际医学交流基金会理事长、美国医学科学院外籍院士戴建平教授；首都医科大学北京友谊医院马大庆教授；郑州大学第一附属医院医学影像中心主任程敬亮教授；广州第八人民医院放射科主任刘晋新教授；解放军第三〇二医院影像中心主任安维民教授；首都医科大学胸科医院放射科主任周新华教授；首都医科大学胸科医

院放射科副科主任谢汝明教授；武汉大学中南医院放射科主任鲁植艳教授；首都医科大学北京积水潭医院放射科主任屈辉教授；南宁市第四人民医院放射科卢亦波主任等国内知名影像专家教授等；香港中文大学威尔斯亲王医院王毅翔教授；印度 Dr. Madhav Hegde

8. 大会评价

李宏军教授对这次会议的评价：本届会议的召开为从事感染与传染病临床与影像学的医务工作者搭建了一个自由的学术交流平台，促进了各区域之间的深入合作，分享了实践经验，进一步推动我国感染与传染病影像技术不断取得新进展。南宁市是中国 - 东盟博览会永久举办城市，是中国与东盟各国经贸交流的枢纽，本次会议召开的同时也搭建了与东盟各国的传染病影像学的交流与合作平台，加强了医院的感染与传染病影像学科的建设与发展。通过学术交流、研究探讨，达到深入沟通、彼此促进、共同提升的目的，为广西卫生事业的深远发展探寻更广阔的道路，为我国传染病事业发展做出新的、更大的贡献，助力我国乃至国际感染与传染病影像学研究有更好的发展。

9. 大会图片（图 2-54、图 2-55）

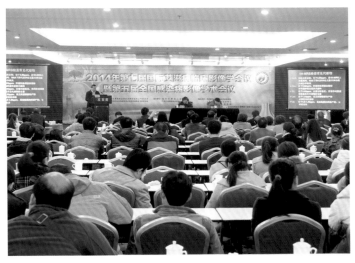

图 2-54　会议现场

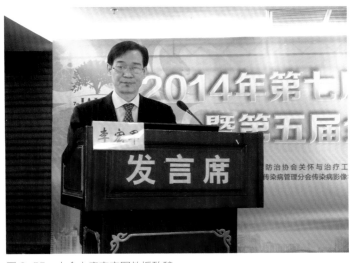

图 2-55　大会主席李宏军教授致辞

八、2015 年郑州会议纪实

1. 会议名称

第八届国际艾滋病临床影像学会议暨第六届全国感染病影像学学术会议

中华医学会放射学分会传染病放射学专业委员会第一届学术会议

2. 会议时间地点

2015 年 11 月 6 日至 8 日，河南省郑州市，嵩山饭店（河南省郑州市中原区伊河路 156 号）

3. 会议主办方及承办方

主办方：中国性病艾滋病防治协会关怀与治疗工作委员会艾滋病临床影像学组；中国医院协会传染病医院管理分会感染性疾病影像学管理学组；*Radiology of infectious Diseases* 杂志社

承办方：首都医科大学附属北京佑安医院；河南省医院协会传染病医院分会

4. 参会省份人数及征文篇数

全国有 30 个省市自治区共注册参会 550 人，参会省份及参会人数均超过往年往届。征文共 144 篇

5. 大会主题及重点

大会主题：说执着难，说放弃更难，传染病放射学从这里走出来

大会重点：聚焦传染病放射学的学科发展、临床应用、发展趋势及其如何走出国门产生国际影响力等问题

6. 大会分会场数

大会设主会场 1 个，分会场 5 个

7. 大会主席及重要参会人员

大会主席：李宏军（中华医学会放射学分会传染病放射学专业委员会主任委员、首都医科大学附属北京佑安医院影像中心主任）

大会执行主席：程敬亮（河南省医学会放射学分会主任委员）；高剑波（中华医学会影像技术分会副主任委员、河南省医学会影像技术学会主任委员）；史大鹏（河南省人民医院医技医学部部长兼放射科主任）；黎海亮（河南省肿瘤医院放射介入科主任、河南省医学会放射专科分会副主任委员）；许金生（郑州市第六人民医院院长）

重要参会人员：中华医学会放射学分会前主任委员徐克教授；中华医学会放射学分会前主任委员冯晓源教授；中华医学会放射学分会前主任委员祁吉教授；北京佑安医院院长李宁教授及党委副书记向海平同志；河南省卫计委常务副主任黄玮同志；国家分子影像学重点实验室主任田捷教授

国外特约知名专家：原美国南加州大学医学院放射科主任 Dr. Zee；美国瑞彻斯特大学 Prof. Giovanni Schifitto；钟建辉教授

8. 大会评价

各位专家的学术演讲精彩纷呈，徐克教授深入浅出地讲述了精准医疗影像如何先行；冯晓源教授为大家介绍了医学影像学技术的发展趋势及现状；李宏军教授对传染病放射学学科发展做了简要回顾和充满信心的展望，并就传染病放射学实施策略进行了具体详细的解说。大会共有五个分会场，分别是肝病会场、艾滋病会场、新发传染病与新技术会场、结核会场、研究生英语会场。程敬亮、王红、陆普选、施裕新等多位教授在不同分会场中就各自的研究领域进行了精彩讲述，台下参会代表聆听仔细，积极发言讨论。研究生英语论坛竞赛共 18 位选手参加，比赛激烈，展现出了年轻科研工作者们的学术风采。

此次大会的召开不仅为国际国内放射学同道献上了一场丰富的学术盛宴，也促进了参会专家学者们的相互了解、交流与合作，展现了北京佑安医院放射科团队在传染病放射学上先进的临床及科研水平，且充分奠定了传染病放射学在中华医学会放射学分会的学术地位。同时大会赠送400余本由人民卫生出版社出版、李宏军教授主编的国家蓝本著作——《实用传染病影像学》，极大地推进了影像学技术在传染性疾病中的推广与应用。

9. 大会图片（图 2-56~ 图 2-58）

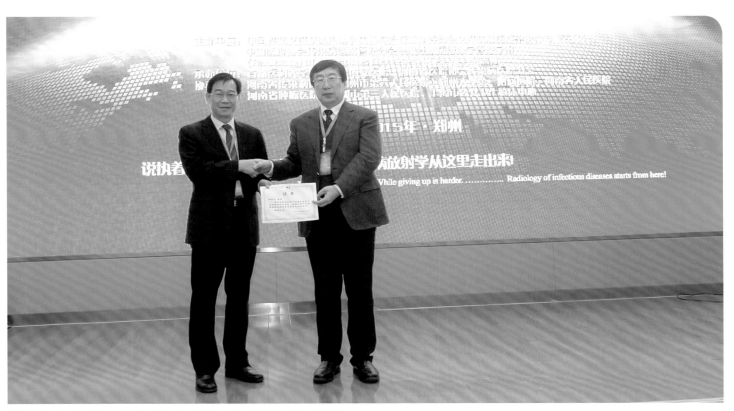

图 2-56　李宏军教授与中华医学会放射学分会前主任委员徐克教授合影

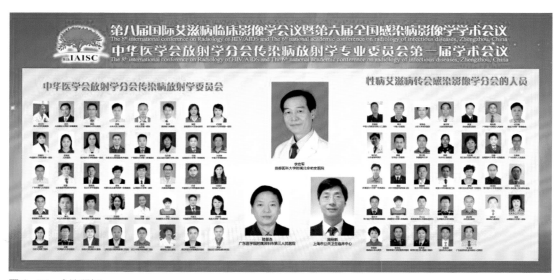

图 2-57　会议展板

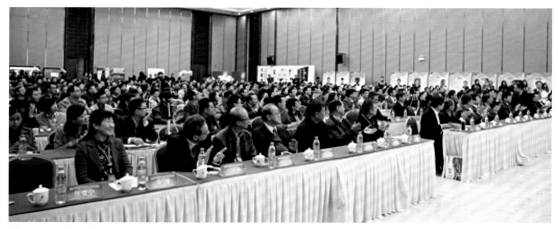

图 2-58　会场照片

九、2016 年大连会议纪实

1. 会议名称

第九届国际艾滋病临床影像学会议暨第七届全国感染及传染病影像学学术会议

中国研究型医院学会感染与炎症放射学专业委员会成立大会暨第一届学术大会

2. 会议时间地点

2016 年 6 月 23 日至 26 日，辽宁省大连市，大连世界博览广场（辽宁省大连市星海广场 F 区 10 号）

3. 会议主办方及承办方

主办方：中国性病艾滋病防治协会关怀与治疗工作委员会艾滋病临床影像学组；中国医院协会传染病医院管理分会感染性疾病影像学管理学组；《磁共振成像》杂志社

承办方：大连医科大学附属第二医院；大连大学国际影像研究所；大连市第六人民医院；中国国际贸易促进委员会大连市分会

4. 参会省份人数及征文篇数

全国有 30 个省市自治区共注册参会 1142 人，参会省份及参会人数均超过往年往届。征文共 226 篇

5. 大会主题及重点

大会主题：让感染及炎症放射学走向世界，让世界了解感染与炎症放射学，共建、共享、共联、共赢

大会重点：聚焦传染病放射学的学科发展、临床应用、发展趋势及其如何走出国门产生国际影响力等问题

6. 大会分会场数及服务人员

大会设主会场 1 个，分会场 8 个，并附有 1 天半的继续教育班学习。大会工作人员和志愿者约 170 人

7. 大会主席及重要参会人员

大会主席：李宏军（中华医学会放射学分会传染病学专业委员会主任委员、首都医科大学附属北京佑安医院影像中心主任）

大会执行主席：边杰（大连医科大学附属第二医院放射科主任）

重要参会人员：大连医科大学副校长刘强教授；大连医科大学附属第二医院副院长王琪教授；中华医学会放射学分会前主任委员祁吉教授；中国医师协会放射医师分会会长、盛京医院院长郭启勇教授；中华国际医学交流基金会理事长、美国医学科学院外籍院士戴建平教授；北京佑安医院院长李宁教授；中国科学院自动化研究所田捷教授；国内知名影像专家谢敬霞教授、马大庆教授等

国外特约知名专家：南加利福尼亚大学医学院放射科主任 Chi-Shing. Zee; 美国放射学专家 Mark E. Schweitzer 和 Dr. /Prof. Meng Low；印度 Dr. Madhav Hegde

8. 大会评价

李宏军教授对此次会议的评价：本届大会从规模、质量、参会人员分布及层次上均上了一个新的台阶，诸多创新举措将积极推动我国感染与传染病放射学学术会议的后续改革与创新发展。此届

会议的多领域、多学科专家讲座贴近临床，实用、接地气，且授课形式多样，引起现场热烈讨论，会场掌声不断。此次大会的召开不仅为国内国际放射学同道献上了一场丰富的学术盛宴，也促进了参会专家学者们的相互了解、交流与合作，展现了传染病放射学及感染与炎症放射学的国内团队在此领域上取得的先进临床经验及科研水平，并充分奠定和创新了传染病放射学在中华医学会放射学分会的学术地位。

9. 大会图片（图 2-59~ 图 2-65)

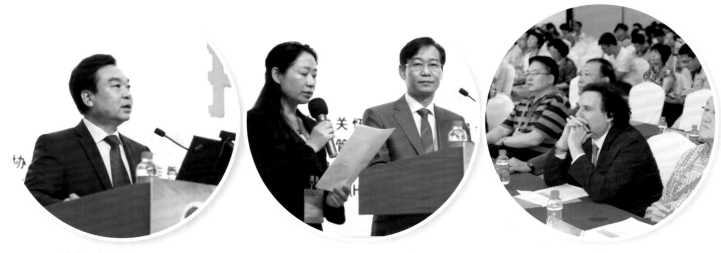

图 2-59　大会执行主席边杰教授主持开幕式　　　图 2-60　大会主席李宏军教授致辞（双语主持）　　　图 2-61　开幕式现场参会的国内外专家共 1000 余人

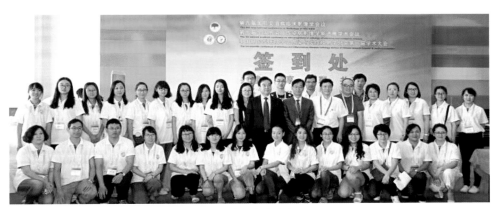

图 2-62 大会主席、执行主席同会务组成员及志愿者代表合影

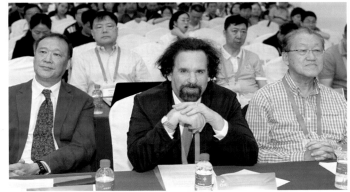

图 2-63 前排左起祁吉、Mark E. Schweitzer、Zee 合影

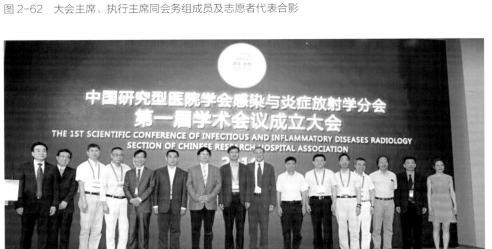

图 2-64 参会嘉宾合影

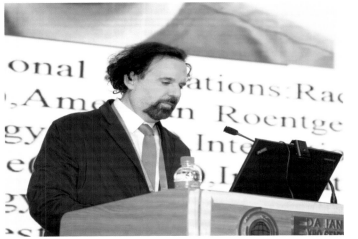

图 2-65 国际著名影像诊断专家、*Journal of Magnetic Resonance Imaging*
(JMRI) 杂志主编 Mark E. Schweitzer 教授做专题学术讲座

十、2017 年武汉会议纪实

1. 会议名称

第十届国际艾滋病临床影像学会议暨第八届全国感染与传染病影像学新进展学术会议

2. 会议时间地点

2017 年 11 月 11 日至 13 日，湖北省武汉市，东湖国际会议中心（湖北省武汉市）

3. 会议主办方及承办方

主办方：中国性病艾滋病防治协会关怀与治疗工作委员会艾滋病临床影像学组；中国医院协会传染病医院管理分会感染性疾病影像学管理学组

承办方：武汉大学中南医院

4. 参会省份人数及征文篇数

全国有 30 个省市自治区共注册参会 1260 人，参会省份及参会人数均超过往年往届。征文共 326 篇

5. 大会主题及重点

大会主题：共建、共享、共联、共赢

大会重点：聚焦传染病放射学的学科发展、临床应用、发展趋势及其如何走出国门产生国际影响力等问题

6. 大会分会场数及服务人员

本次会议开设了 1 个主会场，"整合医学""腹部、病毒性肝炎和包虫病""儿童感染"等 17 个分会场，涵盖感染影像学的各个领域，既有蜚声国际的学界大腕倾力讲授国际前沿动态，又有国内精英翘楚精准剖析学界难题热点。经过精心评选，大会评选出优秀论文一等奖 8 篇、二等奖 15 篇、三等奖 30 篇。大会工作人员和志愿者约 180 人

7. 大会主席及重要参会人员

大会主席：李宏军（中华医学会放射学分会传染病学专业委员会主任委员、北京佑安医院影像中心主任）

大会执行主席：徐海波（武汉大学中南医院放射科主任）

重要参会人员：武汉大学中南医院院长王行环教授；中华医学会放射学分会前主任委员祁吉教授；中华医学会放射学分会前主任委员、复旦大学前副校长冯晓源教授；中华国际医学交流基金会理事长、美国医学科学院外籍院士戴建平教授；中华医学会副主任委员陈敏教授；中华医学会放射学分会副主任委员程敬亮教授；北京佑安医院向海平书记；中南医院艾滋病防治专家桂希恩教授

国外特约知名专家：原南加利福尼亚大学医学院放射科主任 Chi-Shing. Zee；美国放射学专家 Mark E. schweitzer 和 Dr. /Prof. Meng Low

8. 大会评价

此次会议由来自五湖四海的嘉宾、同道围绕着"感染影像学"，用各自领域的实践经验、科研成果为我们带来了一场前所未有的精神盛宴、学术大餐！大家交流了经验，分享了心得，加深了了解，增进了感情，收获了友谊！

弹指一挥间！我们的"国际艾滋病临床影像学会议"已经走过十个年头！十年在历史长河犹如白驹过隙，只是短短一瞬，而我们的临床感染影像专业学会则是从无到有、从小到大、从籍籍无名到初具规模、从蹒跚学步到羽翼渐丰，经历了不平凡的十年！以李宏军教授为首的感染性疾病放射学影像专委会多年来辛勤耕耘、默默奉献，努力加快感染性疾病放射影像技术的发展，促进专业队伍的成长，为我国感染影像学的发展、为人民健康事业做了大量工作，取得了突出成绩，出版了多部重量级学术专著，引领着我国感染性疾病放射影像事业进入国际舞台！

所有这一切，凝聚了李宏军教授和学会各位同人的拳拳心血和辛勤汗水，凝聚了各界领导的殷切关心和大力支持，更凝聚了五湖四海学界精英的超然智慧和卓越建树！

武汉大学中南医院医学影像科团队在徐海波教授的带领下，精心组织、周到准备、热情服务，为会议的胜利召开付出了艰辛的劳动，为世界影像学界同人了解中国、了解武汉搭建了一个良好的平台，为湖北影像学界及中南医院树立了良好的形象，也为我们今后举办类似大型会议提供了宝贵的经验！

9. 大会图片（图 2-66~ 图 2-70）

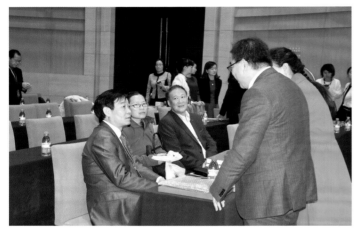

图 2-66　大会执行主席徐海波教授与大会主席李宏军教授等沟通交流

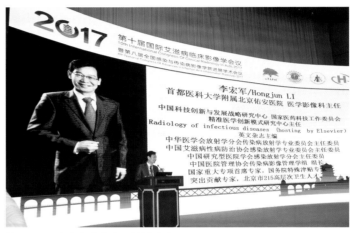

图 2-67　大会主席李宏军教授致辞

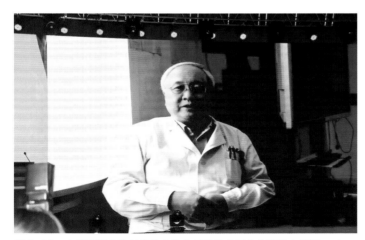

图 2-68　中华医学会放射学分会前主任委员金征宇教授发来贺词

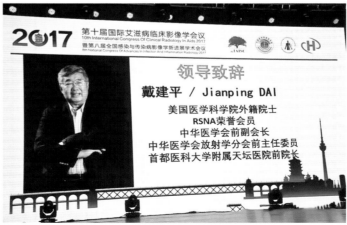

图 2-69　中华医学会放射学分会前主任委员戴建平教授致辞

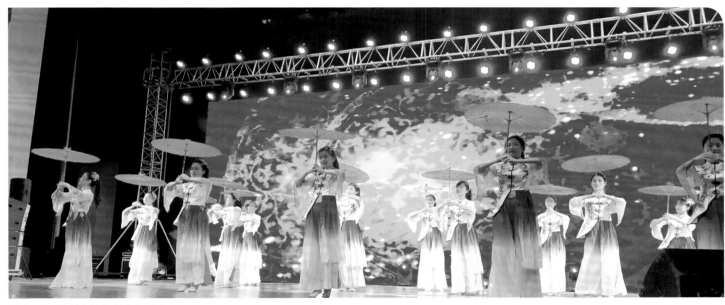

图 2-70　自编自演文艺晚会照片

十一、2018 年上海会议纪实

1. 会议名称

第十一届国际艾滋病临床影像学会议暨第九届全国感染与传染病影像学新进展学术会议

第三届全国感染和炎症影像学术大会

2. 会议时间地点

2018 年 12 月 7 日至 9 日，上海虹桥绿地铂瑞酒店（上海青浦区徐泾镇诸光路 1588 弄 100 号）

3. 会议主办方及承办方

主办方：中国研究型医院学会感染与炎症放射学专业委员会；*Radiology of Infectious Diseases* 编辑部；北京影像诊疗技术创新联盟

承办方：上海交通大学医学院附属仁济医院；上海市公共卫生临床中心；复旦大学附属金山医院

4. 参会省份人数及征文篇数

全国有 30 个省市自治区共注册参会 1352 人，参会省份及参会人数均超过往年往届。征文共 325 篇

5. 大会主题及重点

大会主题：共建、共享、共联、共赢

大会重点：聚焦传染病放射学的学科发展、临床应用、发展趋势及如何走出国门产生国际影响力等问题

6. 大会分会场数及服务人员

大会设主会场 1 个，分会场 14 个。大会工作人员和志愿者约 200 余人

7. 大会主席及重要参会人员

大会主席：李宏军（中华医学会放射学分会传染病学专业委员会主任委员、北京佑安医院影像中心主任）

大会执行主席：许建荣（上海交通大学医学院附属仁济医院放射科主任）；施裕新（上海市公共卫生临床中心副主任）；强金伟（复旦大学附属金山医院副院长）

重要参会人员：上海交通大学医学院附属仁济医院院长李卫平教授；中华医学会放射学分会名誉主任委员冯晓源教授；中国工程院副院长侯云德院士；海军军医大学附属长征医院廖万清院士；

中华医学会放射学分会副主任委员程敬亮

国外特约知名专家：美国放射学专家 Mark E. Schweitzer 和 Bruce Hillman

8. 大会评价

在为期两天的会议里，有来自海内外近 270 名传染病放射学专家参会，专家学者们围绕各自研究的领域进行了精彩纷呈的学术讲座，本届大会以共建、共享、共联、共赢为主题，内容以感染和炎症影像学为中心，紧跟学术前沿，聚焦核心技术。会议开设

了艾滋病影像、法定传染病影像、神经系统感染与炎症、头颈部感染与炎症、心胸部感染与炎症、腹部感染与炎症、肌肉与骨骼感染与炎症、泌尿系感染与炎症、儿科感染与炎症、炎症相关肿瘤、医学影像新技术研发、影像组学大数据、国际交流与科研写作、分子影像与精准医疗会场、新发及少见病专场、寄生虫影像会场、病例讨论会场、中英文演讲比赛等 15 个主题，涵盖了当前感染影像学所有亚专业方向，可谓一场内容丰富、百花齐放的学术盛宴！

9. 大会图片（图 2-71~ 图 2-78）

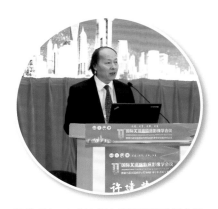

图 2-71　大会执行主席许建荣教授主持开幕式

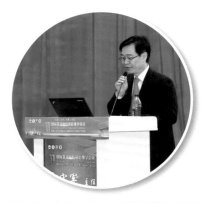

图 2-72　大会主席李宏军教授开幕式致辞

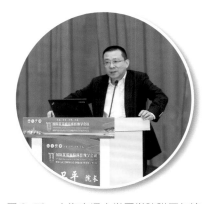

图 2-73　上海交通大学医学院附属仁济医院院长李卫平教授开幕式致辞

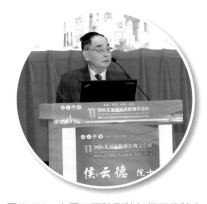

图 2-74　中国工程院副院长侯云德院士开幕式致辞

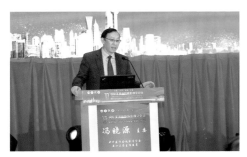

图 2-75　中华医学会放射学分会名誉主任委员冯晓源教授开幕式致辞

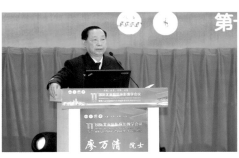

图 2-76　海军军医大学附属长征医院廖万清院士开幕式主题演讲

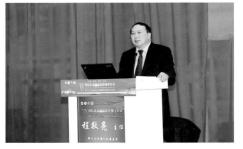

图 2-77　中华医学会放射学分会副主任委员程敬亮教授主题演讲

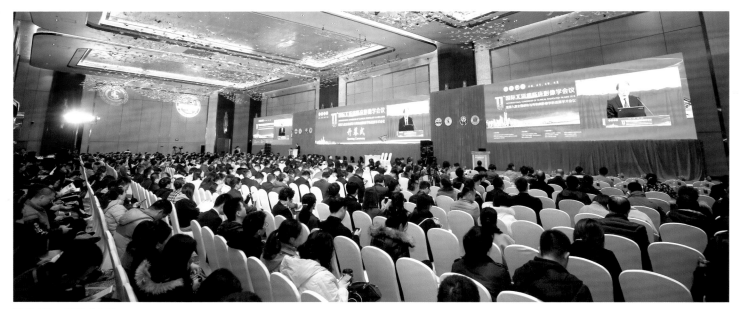

图 2-78　开幕式会场

十二、2019 年西安会议纪实

1. 会议名称

第十二届全国艾滋病临床影像学会议暨第十届全国感染与传染病影像学新进展学术会议

2. 会议时间地点

2019 年 12 月 13 日至 15 日，陕西省西安市，豪享来温德姆至尊酒店（西安市雁塔区慈恩东路 208 号）

3. 会议主办方及承办方

主办单位：中国研究型医院学会感染与炎症放射学专业委员会；*Radiology of Infectious Diseases* 编辑部；北京影像诊疗技术创新联盟

承办单位：空军军医大学唐都医院

协办单位：西安市中心医院；西安交通大学第二附属医院；《实用放射学杂志》

4. 参会省份人数及征文篇数

全国有 28 个省份 413 家单位的 850 余名传染病放射学专家和学者参加。征文共 138 篇

5. 大会主题及重点

大会主题：共建、共享、共联、共赢

大会重点：艾滋病影像、法定传染病影像、神经系统感染与炎症、头颈颜面部感染与炎症、心胸部感染与炎症、腹部感染与炎症、肌肉与骨骼感染与炎症、儿科感染与炎症、炎症相关肿瘤、影像护理、人工智能和功能影像、感染影像质量控制等

6. 大会分会场数及服务人员

大会设 1 个 800 人主会场，分会场 12 个。大会工作人员和志愿者约 120 余人

7. 大会主席及重要参会人员

大会主席：李宏军（中国性病艾滋病防治协会艾滋病影像学组主任委员）；崔光彬（空军军医大学唐都医院放射诊断科主任）

大会执行主席：杨军乐（西安市中心医院副院长）；杨全新（西安交通大学第二附属医院影像科主任）

重要参会人员：陕西省卫生健康委医政医管局于春富局长；空军军医大学唐都医院王东光院长；大连医科大学附属第二医院边杰教授；深圳市慢性病防治中心陆普选教授；上海市公共卫生临床中心施裕新教授；北京协和医院宋伟教授；烟台毓璜顶医院谢海柱教授；郑州大学第一附属医院程敬亮教授；西安交通大学医学院第

一附属医院郭佑民教授； 新疆医科大学第二附属医院贾文霄教授；天津市第一中心医院沈文教授； 北京友谊医院杨正汉教授； 中国科学院自动化研究所所长田捷教授； 四川大学华西医院郜发宝教授；河北大学附属医院殷小平教授； 武汉大学中南医院徐海波教授； 美国唐理奇教授； 美国 Rohan Dharmakumar 教授； 日本立命馆大学陈延伟教授； 北京影像诊疗技术创新联盟丁黔教授； 军事医学科学院高全胜教授；《磁共振成像》杂志社贺光军社长； 首都医科大学宣武医院杨旗教授； 卫生部北京医院陈敏教授； 首都医科大学附属北京佑安医院孟繁坤教授； 西安交通大学第一附属医院张明教授； 中国医科大学附属第一医院徐克教授等 46 名专家及学者

8. 大会评价

李宏军教授对西安会议的评价： 本届大会讲座内容丰富多彩，为同道搭建了高质量、 高规格的感染与炎症影像学学术交流平台，为全体参会同人奉献了一场耳目一新的学术盛筵。承办单位及协办单位高度重视， 其召开规模及创新举措将积极推动我国传染病放射学学术会议的后续改革与创新发展。此届会议的多领域、多学科专家讲座， 引起在场学者共鸣， 现场讨论热闹非凡， 学术思想交流与碰撞， 会场掌声不绝于耳。讲座源于临床、 服务于临床、 应用于临床， 接地气、 有新意， 授课形式多样， 病例讨论热烈。此次大会的胜利召开促进了参会专家学者们的相互了解、 交流与合作，展现了感染与炎症疾病的学术创新研究发展成果， 以使更多的患者群体受益， 此次大会也充分奠定了传染病放射学在中华医学会放射学分会的学术地位。

9. 大会图片（图 2-79~ 图 2-89）

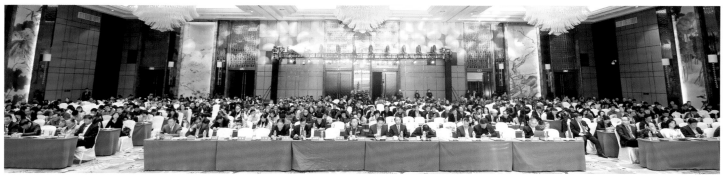

图 2-79　大会主会场

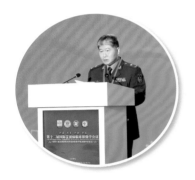

图 2-80　本届大会主委、空军军医大学唐都医院崔光彬教授

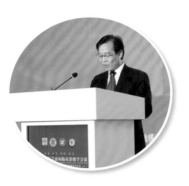

图 2-81　中国研究型医院学会感染与炎症放射学专业委员会主任委员李宏军教授

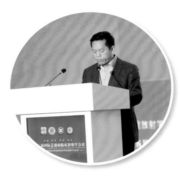

图 2-82　陕西省卫生健康委员会医政医管局于春富局长

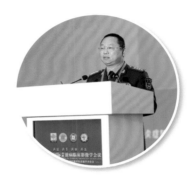

图 2-83　空军军医大学唐都医院王东光院长

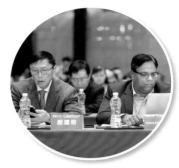

图 2-84　左起美国洛杉矶雪松西奈医学中心唐理奇教授、Rohan Dharmakumar 教授

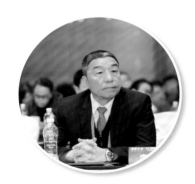

图 2-85　中国研究型医院学会副秘书长李东教授

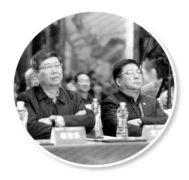

图 2-86　左起本届大会执行主席、西安市中心医院杨军乐教授；西安市第九医院党明海教授

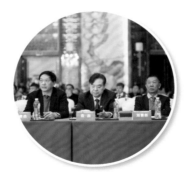

图 2-87　左起深圳市慢性病防治中心陆普选教授、大连医科大学附属第二医院边杰教授、广州市第八医院刘晋新教授

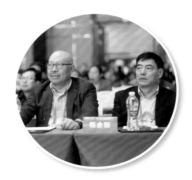

图 2-88　左起兰州大学第一医院郭顺林教授、西安交通大学第二附属医院杨全新教授

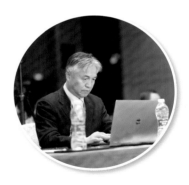

图 2-89　日本立命馆大学陈延伟教授

十三、2020 年石家庄会议纪实

1. 会议名称

第十三届国际艾滋病临床影像学会议暨第十一届全国感染与传染病影像学新进展学术会议

2. 会议时间地点

2020 年 9 月 18 日至 20 日，河北省石家庄市，太行国宾馆

3. 会议主办方及承办方

主办方：河北省医学会放射学分会；中国研究型医院学会感染与炎症放射学专业委员会；中华医学会放射学分会传染病放射学组；河北省抗癌协会；河北生殖健康学会

承办方：河北医科大学第四医院；河北大学附属医院；河北医科大学附属以岭医院

4. 参会省份人数及征文篇数

此次会议采取线上为主、线下为辅的方式进行，共设 3 个主会场，11 个分会场，线上学习点击量超过了 9.5 万人次。

5. 大会主题及重点

大会主题：疫情防控，全球联动，吾将无我，战疫必胜

大会重点：结合新冠肺炎疫情形势，了解传染病放射学发展现状及展望，探讨影像检查及人工智能在疫情防控中的应用价值，交流最新的科研成果

6. 大会分会场数及服务人员

大会共设 3 个主会场，11 个分会场。大会工作人员和志愿者约 180 余人

7. 大会主席及重要参会人员

大会主席：李宏军（中华医学会放射学分会传染病放射学专业委员会主任委员、北京佑安医院影像中心主任）；时高峰（河北省医学会放射学分会主任委员、河北医科大学第四医院 CT 磁共振科主任）

大会执行主席：陆普选（深圳市第三人民医院）；施裕新

（上海市公共卫生临床中心）；殷小平（河北大学附属医院）；王亚丽（河北医科大学附属以岭医院）

重要参会人员：中国工程院副院长侯云德院士；中国医学科学院北京协和医院金征宇教授；上海长征医院刘士远教授；河北医科大学第四医院单保恩教授；解放军联勤保障部队第九八〇医院崔进国教授；河北医科大学第二医院刘怀军教授；河北医科大学第二医院耿左军教授等

8. 大会评价

本届大会采取线上为主、线下为辅的形式，其召开规模及创新举措都是可圈可点。此次会议聚焦前沿、重视质量、突出教育、全面发展，讲座内容丰富、涵盖面广，参与度高，涉及多系统和多病种，有利于规范医务人员诊断思路、提高其诊断和鉴别诊断能力，为影像界同道打造了一个无缝交流、畅通合作的学术共享平台。

9. 大会图片（图 2-90~ 图 2-96）

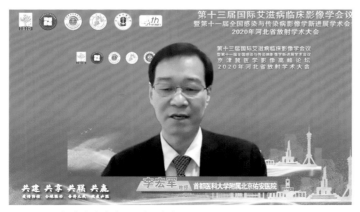

图 2-90　大会主席李宏军教授致辞

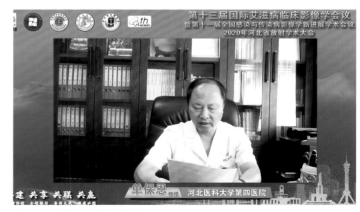

图 2-91　单保恩教授致辞

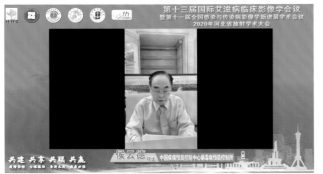

图 2-92　侯云德院士致辞

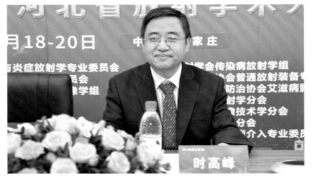

图 2-93　时高峰教授致辞

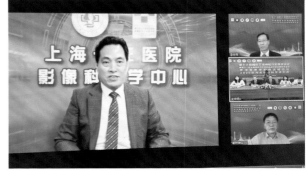

图 2-94　刘士远教授致辞

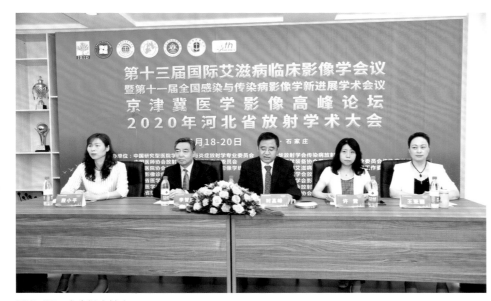

图 2-95　主会场主持人

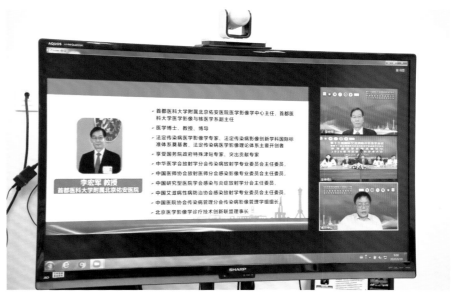

图 2-96　李宏军教授讲座

十四、2021 年南昌会议纪实

1. 会议名称

第十四届国际艾滋病临床影像学会议暨第十二届全国感染与传染病影像学新进展学术会议

江西省医学会放射学分会第 27 次学术年会

江西省医学会影像技术学分会第 9 次学术年会

长江中游城市群医学影像技术高峰论坛

2. 会议时间地点

2021 年 11 月 12 日至 14 日，江西省南昌市，凯美开元大酒店（线上形式召开）

3. 会议主办方及承办方

主办方：中国研究型医院学会感染与炎症放射学专业委员会；中国医师协会放射医师分会感染影像专业委员会；中国医学装备协会普通放射装备专业委员会传染病学组；中国医院协会传染病分会传染病影像学组；中国性病艾滋病防治协会艾滋病影像学专业委员会；北京影像诊疗技术创新联盟；*Radiology of Infectious Diseases*；《新发传染病电子杂志》；江西省医学会放射学分会；江西省医学会影像技术学分会

承办方：南昌大学第二附属医院

4. 会场数目、讲座数目等

本次会议设置 18 个主题专场，151 个讲座，145 名授课专家，62 位主持。会议平台注册参会人数共 1376 人，在线观看 11769 人，直播访问量 113 899 次

5. 大会主题及重点

大会主题：共建、共享、共联、共赢

大会重点：聚焦后疫情时代传染病影像学的学科发展趋势、临床应用及感染影像在国际放射学的影响力

6. 大会分会场数及服务人员

大会设主会场 1 个，分会场 17 个。大会工作人员和志愿者约 40 余人

7. 大会主席及重要参会人员

大会主席：李宏军（中华医学会放射学分会传染病放射学专

业委员会主任委员、首都医科大学附属北京佑安医院影像中心主任）；龚良庚（江西省医学会放射学分会主任委员、南昌大学第二附属医院医学影像中心主任）

大会执行主席：陆普选（中国性病艾滋病防治协会感染影像工作委员会副主任委员、深圳市慢性病防治中心首席专家）；施裕新（上海市公共卫生临床中心副主任、上海市新发与再现传染病研究所副所长）；龚良庚（江西省医学会放射学分会主任委员、南昌大学第二附属医院医学影像中心主任）

重要参会人员：南昌大学第二附属医院党委书记程学新；江西省医学会副会长魏佐军；中华医学会放射学分会主任委员刘士远；中华医学会影像技术学分会主任委员李真林；江西省医学会影像技术学分会主任委员罗来树

8. 大会评价

"中国传染影像人的声音，就是世界声音"，在开幕式上，全国感染影像主任委员、大会主席、传染病影像学科的开创者和奠基者、首都医科大学附属北京佑安医院医学影像中心主任李宏军教授做了致辞。李宏军表示，新冠肺炎疫情仍在持续，其严重性是历史以来传染性最强、发病率最高、波及范围最大的一次重大疫情，"传染病放射学"在这次疫情防控过程中及时有效地发挥了主力军作用。感染影像人长期遵循国际视野、患者需求、系统思考的学科建设理念和思想，开创了创新理论体系，以及以教材、规范、指南、标准、专家共识等学科体系为核心的现代医学影像信息学科模式，率先建成了现代传染病影像信息学的学科和诊疗检测为一体的国际化、现代化创新集成学科。未来，期待与时俱进、医工结合、多学科融合，实现基于大数据、多源组学与 AI 的感染疾病影像学诊断前沿技术研发与应用，为实现习近平总书记提出的"人类卫生健康共同体"的宏伟目标做出我们专业团队应有的贡献。本次大会设置中枢、心胸、腹盆腔、骨肌、儿科、乳腺、人工智能、指南解读、护理及青年会场等十多个分会场，就影像诊断、技术及临床、流行病学、计算机和人工智能等进行线上专题讲座，同期开设病例竞赛专场共 150 场。

中华医学会放射学分会主任委员、海军军医大学第二附属医院影像医学与核医学科主任刘士远教授发表了"主动关注健康，影像影响未来"的主题演讲; 中华医学会影像技术分会主任委员、四川大学华西临床医学院影像技术系主任兼放射科副主任李真林教授做了题为"急性胸痛 CTA 检查安全与质量控制"的主题演讲; 首都医科大学附属北京佑安医院李宏军教授做了题为"中国感染、传染病放射学国际化学科体系建设回顾与展望"的主题演讲; 由南昌大学第二医院医学影像中心主任龚良庚教授带来题为"急诊影像

体系的建设与思考"的主题演讲。各位专家就感染影像领域的新进展、新技术、新方法和临床实用性相关内容进行了全方位、多角度、深入的学术交流与探讨,为每一位参会者奉献了一场学术饕餮盛宴。

9. 大会图片(图 2-97~ 图 2-102)

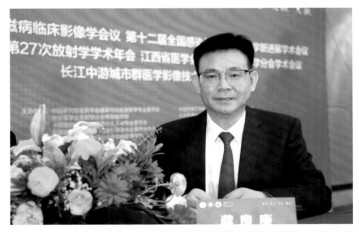

图 2-97　大会执行主席、江西省医学会放射学分会主任委员、南昌大学第二附属医院影像中心主任龚良庚教授主持开幕式

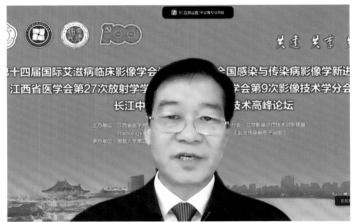

图 2-98　大会主席、中华医学会放射学分会传染病放射学专业委员会主任委员、北京佑安医院影像中心主任李宏军教授致辞

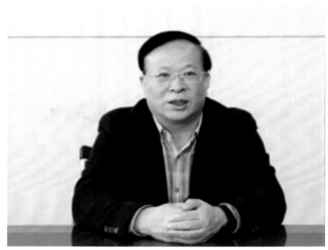

图 2-99　南昌大学第二附属医院党委书记程学新开幕式致辞

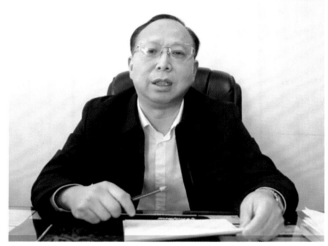

图 2-100　江西省医学会副会长魏佐军教授开幕式致辞

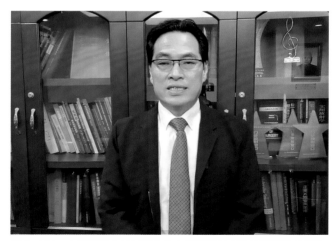

图 2-101　中华医学会放射学分会主任委员刘士远教授开幕式致辞

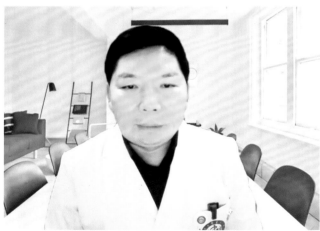

图 2-102　中华医学会影像技术学分会主任委员李真林教授开幕式致辞

第四章　传染影像人主委及委员风采

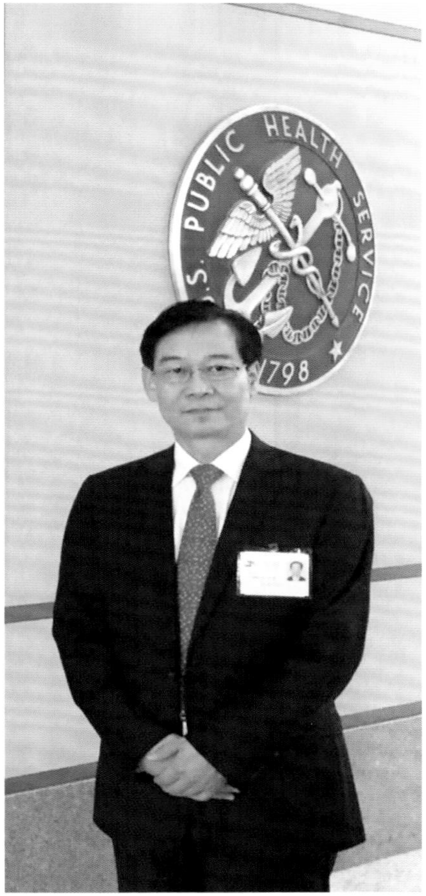

一、李宏军：让中国传染病放射学赢得世界尊重

图 2-103　李宏军

李宏军，医学博士，教授，主任医师，博士研究生导师，博士后导师。海外归国特殊引进高层次卫生人才，享受国务院政府特殊津贴专家，国家有突出贡献专家，北京市首批"十百千"卫生人才，北京市首批"215"高层次卫生技术人才学科（骨干）带头人。传染病医学影像学专家，传染病影像创新学科国际标准体系开创者和奠基者（图 2-103）。

业务专长：传染病放射学诊断、感染与炎症放射学诊断、炎症相关肿瘤放射学诊断，以及推崇循证医学理念，致力于基于影像学与多源异构数据融合的无创精准分级诊断。

获得荣誉：2019 年、2020 年连续获得"名师带徒"称号；2019 年获得"人民好医生"称号；2020 年被授予"国之名医 - 卓越建树"专家称号；2020 年被授予"北京市抗疫先进个人"称号；2020 年被授予"中国农工党中央全国抗疫先进个人"称号；2020 年被授予"中国农工党中央北京市抗疫先进个人"称号；2015 年被北京市授予"科技创新培育团队"称号；2015 年被北京市授予科技领军人署名"李宏军科技创新工作室"称号；2020 年被北京市授予"李宏军示范科技创新工作室"称号；2021 年被授予"北京学者"候选人称号；2021 年被北京市评审推荐"李宏军示范科技创新工作室"。

突出贡献：率先倡导开创了全球传染病影像学的创新学科及系统创新理论体系、技术规范、指南、标准、学科体系、诊疗检测平台，突破了现代影像学技术在传染病领域的国内外学术及应用空白，推动了我国乃至国际传染病防控诊疗技术的发展。

现任职务：北京佑安医院医学影像学中心主任；首都医科大学医学影像与核医学系副主任；*Radiology of Infectious Diseases* 创始主编（国家卫健委主管）；*Wily BMC Neurology* 副主编。

学术兼职：国家卫健委全国卫生健康技术推

广传承应用项目放射学专业委员会主任委员；中华医学会放射学分会传染病放射学专业委员会主任委员；中国医师协会放射医师分会感染影像专业委员会主任委员；中国研究型医院学会感染与炎症放射学专业委员会主任委员；中国性病艾滋病防治协会艾滋病影像学专业委员会主任委员；中国科技产业化促进会数字诊疗专业委员会主任委员；中国健康管理传染病数字诊疗分会会长；中国医院协会传染病医院管理分会传染病影像专业委员会副主任委员；中国医疗保健国际交流促进会循证医学分会副主任委员；中国医学装备协会普通放射学分会传染病影像学组组长；北京影像诊疗技术创新联盟理事长；中国医学装备学会普通放射专业委员会常务委员；北京医学会放射学分会常务委员；国家科学技术进步奖评审专家；中华医学科技奖评审专家；科技部重大科技专项评审专家；国家自然科学基金委员会评审专家；国家留学基金委评审专家等。

科研经历：作为科学家主持科技部重点研发项目 2 项；获批自然科学基金项目 6 项，其中国家自然科学基金重点项目 1 项、面上项目 3 项，北京自然科学基金项目 2 项；获批扬帆计划（重点传染病放射学）项目、北京市重大科技计划项目等 20 余项。发表核心及英文论文 200 余篇。获中华医学科技奖等省部级奖项 9 项；国家发明专利 2 项；知识产权及软件著作权登记等

23 项。主编专著 48 部、教材 5 部、指南 2 部、标准 8 部；主编英文版专业原著 16 部（包括 in press），由国际著名的 Springer Nature&PMPH 出版发行，代表性著作 *Radiology of Infectious Diseases* 1-2 和 *Radiology of HIV/AIDS* 于 2014 和 2015 年双双获得年度"输出版优秀图书奖"，于 2017 年双双获得国家新闻出版广电总局版权"普遍奖励"。医工结合及多学科交叉融合转化产品 4 套（肺结核一体化管理系统及多语言用户信息管理系统及 5G+ 互联网数字医疗新模式系统等）。

（一）引领者

李宏军教授首次提出并确定传染病放射学定义，首次开创传染病患者作为独立群体的医学影像学系统理论体系及指南，将中国传染病放射学带向世界的制高点。他不顾流言、不顾偏见，执着深入艾滋病区，以最大的仁爱之心，让无数艾滋病患者看到了生的希望。他放弃国外的优厚待遇，毅然选择回国进行科学研究。他的淡泊明志、专笃使命，创造了该学科领域空前的国际影响力，为中国科学家的科研水平擎起了一面旗帜。技不在高，而在德；术不在巧，而在仁。他看的是病，救的是心，给的是情。他用一颗心，脉动一群人的心；用一点光，点亮万家灯火。

对李宏军教授的追踪采访，持续了近乎一年。

他太过繁忙，你甚至很难想象，一个人是如何在临床、科研、教学、参加国际国内学术交流、编辑杂志、著书立说等数个方面做到同时驾驭，且均能完成得有声有色。

而这一切的奔忙都是在 2015 年之后，与之形成鲜明对比的是，此前的李宏军，除临床工作、科学研究及研究生教学外，拒绝参加一切活动。那些日子里，他生活的重心只有科学研究，"时间非常宝贵，我要做的基础工作很多，成果没有出来前，实不愿浪费一丝一毫的时间。"

一周七天连轴转，已是家常便饭，他说自己"只要睁着眼睛，就要多思考"，同事称他"科研狂人""拼命三郎"，而他说，"时不等人，传染病发病类型及疾病谱不断变化，我们要随时准备应对这种变化，我必须把自己的一天，当作两天来过。"

在中国，有 39 种法定传染病，其中艾滋病、病毒性肝炎、结核病，被国家列为重大传染性疾病。虽然，国家投入大量人力、物力和财力，使得中国正逐渐向传染病防控科技强国迈进，但不可否认的是，中国传染病防控形势依然严峻，这也使得为传染病诊断提供支撑的传染病放射学的迅速发展备受瞩目。

何为传染病放射学？此前世界范围内并没有关于此的定义，是李宏军教授开拓了传染病放射学的新领域，首先完成了传染病放射学国际化学科体系和理论体系的建设。经过近 20 年的研究，他首次确定了传染病放射学的定义，做到了从无到有、从有到优、从国内到国外。

由李宏军教授牵头创办的传染病放射学领域唯一一份英文杂志 *Radiology of Infectious Diseases*，不仅填补了世界感染放射学杂志的空白，也为中国公共卫生防控专业知识检索提供了便捷路径。他还带领团队创建了国际唯一的中英双语门户——传染病放射学网站（www.infection-radiology.coms）。

在 20 年的传染病放射学探索中，李宏军教授有 25 部中英文版传染病放射学研究专著相继问世，并在全球出版发行，形成巨大学术影响力。英文版专著均由世界著名科技出版集团德国 Springer 出版发行，要知道，曾有超过 200 位诺贝尔奖、费尔兹奖获得者，选择在该出版社发表其科研成果。

目前，李宏军教授主编的系列研究专著总下载量已超过 11 万章节，其英文版 8 部专著被全球 1345 个图书馆索引，极大促进和推动了该领域的国际学术交流与发展。2017 年，由李宏军教授编写的填补该领域学术理论体系空白的《实用艾滋病影像学》和《实用传染病影像学》，获得国家新闻出版广电总局图书版权输出奖励计划"普遍奖励"。据透露，其主编的世界首部囊括肝胆所有疾病的百科全书——《实用肝胆病影像学》也出版在即。

中国科研产出居世界前列，但医学论文单篇引用次数落后于发达国家，李宏军教授的骄人成绩，创造了该学科领域空前的国际影响力，无疑为中国科学家的科研水平擎起了一面旗帜。

医学放射学源自西方医学，呼吸、头颈、骨肌、心血管、神经、消化等领域的经验起初多是翻译西方经验而来的，唯独传染病放射学是中国人学习西方医学，并在此基础上所做的创新和发展，后又为外国人所用再令世界受益，其意义不言而喻。

如果说屠呦呦教授获得诺贝尔奖，证明了中国科研体系是有能力创造出世界级科研成果的，那李宏军教授在传染病放射学所取得的成绩，将再次证明，中国科学家是有实力赶超甚至领先国际先进水平的。

"不忘初心，忠于使命"，何尝不是李宏军教授的人生写照。为实现医者使命、填补国内外科研空白，他克服常人难以想象的诸多困境，付出极大心力，在长达 20 年的时间里，只专注于传染病放射学的研究。他不顾流言、不顾偏见，执着深入艾滋病区，以最大的仁爱之心，让无数艾滋病患者看到了生的希望。他一度放弃国外的优厚待遇，毅然选择回国进行科学研究，甚至在调入首都医科大学附属北京佑安医院的 10 年间，他数次放弃领导岗位机会，数次放弃高薪聘请，只为能够专注于中国传染病放射学事业，他说："我作为一个医生的责任和使命不只是为一个个患者服务，更要树立为全人类传染病患者群体服务的胸襟。"

背负着信念与理想，怀揣着精诚与仁爱，李宏军教授为无数传染病患者的健康苦心孤诣、殚精竭虑。科学最忌的就是急功近利，它无法严格地用投入去预测产出，因为不是简单的资源叠加就能创造出新事物，它需要的更多的是像李宏军教授一样，坚持 20 年如一日的淡泊之心、执着之心、敬业之心。

如今，李宏军教授及其团队已站在了世界传染病放射学的制高点，但他坚守医学最高峰的探索却没有止歇，他说"没有最好，只有更好，要以精准诊断让中国传染病放射学一直走在世界的最前沿"，这是李宏军教授的"中国梦"，更是一代中国医学科学家的不朽人格和使命。

（二）决定一生的遇见

古往今来，有太多的文字，在描写着各种各样的遇见，而李宏军教授与那位艾滋病患者的遇见，竟决定了他一生的研究方向。

若非李宏军教授亲口讲述，你不会想到，一生致力于影像学研究的他，竟出身于中医世家。家里四代中医，到了他这一代，正赶上中国影像技术刚刚起步，那时只有透视，有什么病不需要把脉，透视看看就知道了，在基层，这是一件很神奇的事情，父亲对他说："你就学这个吧。"

影像学专业毕业后，他成为河南省某医学院附属医院放射科的一名普通医生。

1998 年的一天，一位 34 岁的患者，因头晕恶心，来到医院看病，接诊的正是 33 岁的李宏军。在按常规为患者做了各项检查后，他发现，患者的磁共振表现极为特殊，"患者脑部有一些呈环状、螺旋状、环里套环、环里还有更低密度内容物的病灶。患者大脑病变与常见疾病谱损害影像学特征不一致，也与临床症状不太一致，虽然整个脑部都是弥漫性脓肿，但是临床症状却很轻。"用常规的疾病谱和正常的诊断，已无法解释病灶了，这让他感到非常困惑，他怀疑可能是患者在免疫力低下的情况下出现的一种罕见的病原体感染，他建议立即做免疫八项检测。

果不其然，检测结果显示，该患者 HIV 呈阳性。

艾滋病是一种破坏自身免疫系统的疾病，一旦人体免疫系统遭到破坏，各种病毒就会乘虚而入，在人体里复制繁殖，最终使病人因免疫力衰竭而死亡，这个可怕的世纪瘟疫，1981 年在美国首次被确认。1985 年，在中国发现首例艾滋病病毒感染者。

"艾滋病患者脑部为什么会发生脓肿？HIV 会让人脑产生哪些病变？"为解开这些疑问，他开始检索相关资料。那个年代，对于国内大多数基层医生而言，艾滋病还是一个比较陌生的疾病，他很想知道患者的发病原因，但搜索结果让他大失所望，"国外 80% 的文献都比较陈旧，而国内艾滋病影像学研究竟然是一片空白，一条原始研究文献、一本研究专著、一个规范的治疗方案都没有。"

这是挑战，更是机遇，李宏军教授暗下决心，要填补我国在这一领域的研究空白。于是，他把研究方向从全科影像学转移到了艾滋病影像学。没有资料，他便诉诸于最原始的研究方法，开始从身边搜集实例。从那时起，一个基层高校附属医院的普通大夫，开始了全身心地投入到这片学术领域的"处女地"。

（三）轰动业内的论文

每天与艾滋病打交道，不仅家人反对，周围的人都像躲避瘟神一样躲着李宏军。

"作为医生来说，要带着仁爱之心，再危险也得看，对于患者，总不能挑挑拣拣。"因为其他大夫不愿意看到这些患者，所以，经常是等大家都下班了，李宏军教授才开始给艾滋病患者做检查。

经过几年的艰辛努力，李宏军教授收集到 23 份不同疾病谱的病例，在总结疾病影像不同的表现和诊疗方法的基础上，于 2003 年，他发表了国内第一篇艾滋病影像学研究论文《艾滋病合并脑、肺机遇性感染的影像学诊断研究》，在业内引起广泛关注。

北京大学医学影像学家李松年教授一连给他写了 4 封邮件，对他的论文给予了高度评价，认为其填补了国际空白，并邀请他合作出版著作，"当时，李先生在编写《现代全身 CT 诊断学》，邀请我参编，和李先生见面后，我就开始搜集病例。"让李宏军教授印象很深的是，第一次去先生家，他看到 80 岁的李松年教授正趴在方桌上，一笔一画地给新书的图片编号，"先生很朴素，就穿着一件汗衫，他是中国放射学界的元老，很知名，还缺什么呢，但你看他那么大年纪了，还那么认真地在做事情，我当时就特别感动。"多年后，李宏军教授提及初见的一幕，依然十分感怀。

"小李子，我看你这小伙子行，有培养前景，我建议你在艾滋病影像学方面研究下去，坚持下去，将来国际国内都会有你的一席之地。你不需要做得太多，就这一个领域就好，但你要争取机会出国，学习欧美国家先进的科研方法和技巧，特别是科研资料的收集方法，一定要掌握这种方法……"李松年教授的话，对李宏军教授的启发极大，"之前也曾考虑过出国，但不是那么坚定，

李先生的话，就是重力加速度，让我决定破釜沉舟。"

就这样，李宏军教授成为当地卫生系统第一个公派出国的留学人员，虽然时至今日，他的研究领域早已跨越了艾滋病影像学的范畴，并已延伸至传染病放射学的更多分支，但他依然认为，已故的李松年教授是让他走向这条道路的启蒙者。

（四）英国留学的收获

英国爱丁堡大学是举世闻名的世界名校，产生过 25 位诺贝尔奖获得者。2004 年，李宏军教授有幸到英国爱丁堡大学学习。

他选准研究"定盘星"，聚焦时间和精力，专心一件事情。但孤独关、语言关、专业突破关成为他当时的三大障碍。"周末总是安静得出奇，很孤独，学习的压力也非常大，如果不过语言关，一切的交流都无从谈起。"很困的时候，他就用大拇指挫头皮，然后提头皮，让自己提振精神。"有点头悬梁锥刺股的意思，后来回国，发现经常挫的那个地方竟然长了一个癣。"

每个月为节省 40 英镑的公交车费，他从学校往返住处都是靠走，"去英国的时候，买了一双意大利皮鞋，那么厚的底子都磨透了。"后来回国的时候，东西超重，他扔了很多，唯独这双皮鞋他没舍得，"它伴随着我在

英国的足迹，是一段历史的见证。"

在英国学习期间，改变李宏军教授最重要的方面是学会了专心、严谨治学的态度！

回国后他收集了三具艾滋病患者的尸体，需要做多排 CT 检测，以进行进一步的解剖研究，在被当地医院拒绝后，他不得不租下一辆面包车，拉着福尔马林固定好的三具尸体跑到 160 公里外的一家医院，折腾了整整一天一夜才操作上。有人劝他，"医学就这么回事，差不多就行了"，他却说："不行，我们所做的一切都要经得起后人的推敲，要起到后人可鉴的作用，否则我没有意义做这些。"他坦言，这就是他在国外学到的处理事情的"严谨"。

他清楚记得，有一次在诊断一个病例时，他写了"肺部炎症"，但老师告诉他，你的诊断只对了第一步，后面还有很多路要走，肺部感染的病原体很多，要区别病原体的类型对于临床治疗很重要。"当时我一头雾水，觉得自己已经很进步了，可老师还说我远远不够。"后来，老师告诉他，要考虑肺部感染区别于肿瘤，还要进一步考虑是否真菌感染，区别病原体，并且还应考虑病程发展的不同时间节点，如渗出期区别于其他病程进展的程度。今天李宏军教授明白了，其实，这样的一层层剥开，直达核心，就是今天我们倡导的精准诊断。

也正是基于这样的学习，后来回国后李宏军教授成为国内首次提出肺部感染影像学"分级诊断"的专家。"肺炎分几期，不同时间节点的精确诊断，直接决定了患者的治疗效果及预后。这一点非常重要，这就是精准诊断，有精准诊断才会有精准治疗。"

收获不言而喻，但李宏军教授总觉得自己不属于这个国度，"老师都带着歧视，认为中国不行，中国人更不行"，那时候，他心里很悲愤，"我就憋着一口气，说，10 年后，我再和你汇报。"

今天的李宏军教授，无疑兑现了当初的壮志，并将中国的传染病放射学带向了世界的最高峰，尽管这条成功之路走得异常艰辛，但他向世界发出了中国的声音，让中国人在传染病放射学的研究领域扬眉吐气。

（五）义无反顾地坚守

2006 年，记得李松年教授的教诲，李宏军教授没有留恋国外的学习环境和科研实验条件，毅然选择回国。

很多单位向他抛出橄榄枝，还开出很优越的条件，比如高薪、200 平方米的实验室、2 名助手、40 万的科研启动资金、一套住房……然而，他还是回到了之前工作的基层医学院校附属医院。"当时中国局部地区正处于艾滋病发病高峰期，而这里有较多艾滋病感染者，患者资源丰富，研究方便！"

在基层医学院校附属医院搞艾滋病影像学的科研谈何容易！尽管当时条件有限，但没有条件创造条件也要去做，他就每天骑着摩托车、自行车到郊区农村随访患者。回国一年间，他搜集到大量的艾滋病临床及影像资料，为之后的科研工作积累了宝贵的材料。

有的艾滋病患者知道他回来了，就跪在他办公室门口，请求救助。大家知道他对患者好，像对待家人一样，所以很多艾滋病患者都是慕名而来。

没有艾滋病科，李宏军教授将艾滋病患者安排到哪个科室，哪个科室的患者就会被全部吓跑。他不得不找到乡镇医院，转移艾滋病患者。不仅如此，由于大多数艾滋病感染者的家庭条件不好，所以他时常把微薄的工资，用于资助艾滋病患者的往返路费和餐费，还会给患者买些营养品，向院方申请免费给他们检查、提供治疗建议。

2006 年，一位因母婴传播感染的 8 岁艾滋病患儿，不幸得了恶性淋巴肿瘤，父母抱着一线希望找到李宏军教授。李宏军教授不仅找了基层医院安排让患儿住下，还承担了所有住院的费用，并且一周或几天去看一下患儿。不仅带来一些营养品或资助费，还定期和住院医生讨论治疗方案，这让患儿的父母非常感动。半年后，患儿不幸离世，父母第一时间打电话给李宏军教授说："李大夫，就让孩子为您的科研做最后的贡献吧"。很快他们签订了一份遗体自愿捐献协议书，这使医学界

获得了最宝贵的临床医学影像数据。

艾滋病很多并发症的影像学表现是具有特殊性的，比如脑弓形虫病、耶氏孢子菌肺炎、青霉菌病等，单从影像表现上，就能形成初步的判断。但在医学上，影像仅是病理的一种表现，病理才是影像的基础。恩格斯曾言：没有解剖，就没有医学。要从演变机制上揭示艾滋病相关并发症病原体的多源性、病理基础的复杂性、影像学的多元化，就必须从基础解剖学做起，通过病理印证阐述其本质。

受传统意识影响，主动捐献遗体进行科学研究的为数不多，但李宏军教授的真心换来了艾滋病患者们的感激与信任，很多艾滋病患者主动提出愿意捐献遗体。从 1998 年起，先后有 20 多位艾滋病患者自愿捐献遗体，李宏军教授从心底里感谢他们为艾滋病影像学研究所做的贡献。

当然，他也会遇到生前艾滋病患者答应捐献遗体，但后来家属刁难的情况，他都自己出钱予以抚恤，以期家属实施捐赠意愿。"我拿出了微薄的全部积蓄，夫人说，人家弄吃的、喝的，你弄尸体，但说归说，夫人始终支持我的选择。"所以，我们看到，在李宏军教授的 20 多部著作里，几乎每一部专著扉页都有对家人的感激，在他看来，没有家人的无条件支持，就没有他今天的成就。

别说艾滋病患者的尸体，即使是正常人的尸体，解剖起来，也令许多人胆战心惊。尤其是传染性极强的艾滋病病毒，虽然患者已经死亡，但是，一旦被传染将无药可治！

曾有一名连自己母亲都不让进门的患者，饿晕在李宏军教授诊室的门口，李宏军教授亲自给他注射药物、喂饭，喂完饭后照常开始工作。有人问他："你不害怕吗？"他回答："不害怕，那是假的，但是艾滋病患者是弱势群体，更需要关心。如果作为一名医生都害怕，还有谁会去关心他们？一种疾病总要有人去研究。"

他很喜欢的一个理论是：老虎很可怕，但是一旦驯服，让它钻火圈就钻火圈；炸弹威力惊人，但是一旦掌握使用方法，照样可以背起四处奔跑。

（六）让北京佑安医院传染病放射学在世界独占鳌头

在北京佑安医院李宏军教授的实验室，记者走进了汇聚上千个肝脏的病理标本室和世界唯一的艾滋病三维断层标本陈列室（图 2-104）。

那是令人震撼的收集，特别是包括大

脑、心、肝、肺，乃至整个躯干在内的数十具艾滋病三维断层标本，保存极好，这都是李宏军教授长期遵循感染病循证医学原则、经临床验证制作而成的，这些标本与影像诊断及病理诊断相结合，为教学、科研及影像诊断提供了有力的形态学标本及数据支撑。

2004 年严重急性 SARS 在全球发生流行，此后，中国的传染病防控理念得到重视，疾病流行趋势公开透明，传染病放射学研究迎来春天，这也让传染病放射学的学术地位和价值逐步提升，人们对传染病防控越来越重视，这也为李宏军教授的科学研究创造了更多的机遇和平台。

2007 年 10 月，李宏军教授作为海外归国特殊人才，被引进调入北京佑安医院，担任放射科主任。他到任后着手的第一件事，就是建设艾滋病影像学数据库。最近几年，中国大数据的发展才开始真正被关注，可早在 2006 年归国之初，他便为自己设定了目标，即科研必须有创新。他提出基于大样本的计算机深度学习及人工智能研究方向，并研发出了"早诊早治"的创新模式。

传统影像学诊断指南多是基于专家共识而制定，而

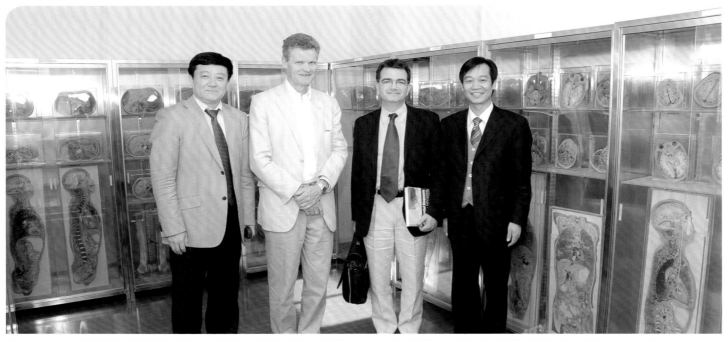

图 2-104　李宏军教授与英国科学院院长、英国牛津大学分子生物学创始人及北京佑安医院李宁院长在其艾滋病影像实验室评估考察并合影

基于大数据专业分析深层挖掘得出的结论，才是科学严谨的诊断共识，且更加具有可重复性及可参考性。如今北京佑安医院不仅拥有了全球最大的艾滋病样本库，而且在李宏军的带领下，首次初步建成了中国法定 39 种传染病放射学大数据样本组织研究资源库。

2017 年年初，中国传染病放射学大数据平台在李宏军教授的极力推动下正式启动，全国 200 余家医院申请到了各自的用户账号和密码，系统采用大数据技术建立了一个多中心注册登记平台。平台有近百种 CRF 表，不仅包括 39 种法定传染病，还包括了多发、新发传染病，真正实现了专病专表。这解决了医疗行业一直存在的数据壁垒问题，各地区、各医院的医护人员可在平台上随时录入病历数据，系统将自动对各种数据进行汇总整理，科研成员间也可共享课题内数据，以充分挖掘数据的价值。

"中国有世界上多种重大、多发及新发的传染病，所以话语权在中国，现在把零散资源整合起来，用数据库的大数据、大样本引领国际传染病放射学的发展。"李宏军教授对大数据库的应用充满了信心。

新中国成立以来，经过多年努力，中国一直希望摘掉传染病大国的帽子，但始终未能实现，而为传染病诊断提供支持的传染病放射学发展更是滞后，1986 年前后，基本无人关注传染病放射学的论文。到 2012 年，相关文章发表了两万多篇，这些都离不开一批像李宏军教授一样致力于传染病放射学发展的专家学者们。

刚到北京工作伊始，李宏军教授便开始着手推动传染病放射学在国内的发展，并联合国内外相关学者，从组织召开艾滋病影像学会议，拓展到传染病影像学会议，逐步使国内传染病放射学学术交流平台得以建立。

在北京佑安医院的十年间，李宏军教授建起了佑安医院放射学硕士、博士培养点，促进了医院学科人才团队建设，并且完成了传染病放射学学科国际化的建设，丰富和发展了传染病放射学的理论内涵。"传染病防控不是一个国家或一个局部地区的事情，一旦有传染病流行发生，需要全球联动，因此，应从国际视野的高度，做好国际感染与传染病学科建设的顶层设计。"他带领团队在医疗服务、教学、科研、学术交流等方面逐步与国际接轨，他经常说，我们不但要走出去，而且要融进去，更要掌握话语权，发出中国传染病放射学学者的声音，促进研究成果的临床转化，用实力证明中华放射学者的智慧和奉献。

"北京佑安医院的放射科日益壮大，我的学生们也都长大了，他们可以发挥更大的作用了"，提及自己一手带起来的学生们，他的欣慰之情溢于言表。在李宏军教授的老家河南南阳，有一个生命科学馆，200 多平方米的展厅都是他的研究成果，包括文章、奖项、著作、前期标本等，他的每一届学生入学后，都要到这里接受教育，他是希望学生们能够真正明白，作为医者应担负的使命和责任。

李宏军教授还牵头创办了传染病放射学领域唯一一份英文杂志 *Radiology of Infectious Diseases*，不仅填补了世界传染病放射学杂志的空白，也为中国公共卫生防控专业知识检索提供了便捷路径，且其编委来自中国、美国、印度等多个国家和地区，其合作出版商更是享誉世界的德国著名出版集团 Elsevier，这代表的不仅是专业领域的权威性，更是传染病放射学学术推广的全球受众面及国际影响力。

此后，他又带领团队创建了国际唯一的中英双语门户——传染病放射学网站 www.infection-radiology.coms，网站时时更新传染病放射学领域最新研究成果，在我们了解世界学术成就的同时，也让世界更好地了解了中国传染病放射学专家的研究成就对医学影像学发展的贡献。如今，这个网站已成为国际传染病放射学专业的重要交流平台。

一杂志、一网站为传染病放射学搭建了国际化的专业研究和交流平台，还有未来计划创立传染病放射学国际重点学科、打造国际专业人才队伍、实现国际化成果的群体性收益，这些都是李宏军教授"学术国际化""医工教研一体化"的应有之义，也是他对学科顶层设计的深入思考。

"办英文杂志一期又一期，一个稿子要看上 3 遍，晚上睡觉还要想下一期哪篇稿子要上，我的孩子我都没管过，但这个特殊的'孩子'不行，必须自己管。"

同时，由其领衔打造的以中国法定 39 种传染病为主的中国传染病放射学影像大数据共享平台已经上线，其结合了计算机深度学习及人工智能，为促进传染病放射学专家的共识及诊断标准的建立，奠定了重要的实践基础。

艰辛漫长的成功征途上曾有过很多困惑与失意，但总会有一种责任感和使命感驱使着李宏军。"不忘初心，砥砺前行"，习总书记的话总是言犹在耳，"有时候很累，上班来了，灯也不开，门一关，窗帘拉着，然后坐那儿静思一会，想想自己的初心，不是为了个人目的，

而是对科研的兴趣所逐渐产生的一种责任，想到这儿，就不会那么累了，就会有一种激情。"

2015 年 11 月，在中华医学会放射学分会及徐克主任委员的支持下，第八届国际艾滋病放射学学术会议隆重召开，李宏军教授宣布中华医学会放射学分会传染病放射学专业委员会成立。传染病放射学定义由此在国际上震撼发声。

那一次，他在撰写会议主题词时，写下"说执着难，说放弃更难，传染病放射学从这里走来。"这是他的心声，也是传染影像人数十载的艰辛和期盼。那一刻，他也为传染影像人心中种下了共建、共享、共联、共赢的信念。

国际磁共振学会主席 Garry Gold 教授，将李宏军教授建立传染病放射学专业委员会对于中华医学会放射学分会的贡献总结为"开创了世界先河，学术成就整体达到国际水平，主导并引领着国际传染病放射学的发展。"他对李宏军教授说："在传染病放射学的学科建设上，世界没有谁比你们做得更好了！"

成功，只因从未轻言放弃。其实，李宏军教授在国际的知名度比国内要高得多，在 Google 上搜索他的名字、文章、著作、学科建设比比皆是。当他应邀以一口流利的英文穿行于哈佛大学等世界知名学校演讲时，当他以专业的英文修养在国际论坛与众多世界传染病放射

学大咖进行辩论时，当他以中国医学科学家的严谨和自信在世界的舞台发出中国的权威声音时，我们内心升腾的自豪感同样油然而生。

目前，李宏军教授领衔主编的《传染病影像学诊断指南》已经出版，传染病放射学的操作技术规范及数字化无创诊断标准也将不再遥远，传染病防控全球联动，中国影像人走在了世界的前沿。

想做事、能做事、做成事，李宏军教授带领他的传染影像转化医学的创新团队，正迈向国际学术的最尖端，他坦言，要聚团队之智慧，掌握国际传染病放射学领域的话语权，制定出符合国际传染病疾病谱的诊断标准，让传染病放射学的中国标准成为世界标准。

（七）让传染病放射学在传染病精准诊疗中发挥最大价值

李宏军教授多了一个新头衔：国家精准医学创新模式研究中心主任。

2017 年，中国科技创新战略发展研究中心——医药科技工作委员会，向李宏军教授团队授予了"精准医疗创新模式研究中心"的牌匾，这是目前中国唯一一个精准医疗研究机构，这要得益于李宏军教授多年来在精准医疗方面所做出的努力和贡献。

自 2015 年 1 月 20 日，奥巴马在国情咨文中提出"精准医学计划"后，一时间"精准医疗"成为覆盖全球的热门话题，并引得医药健康产业市场风起云涌。此后，中国也提出了自己的规划，并纳入"十三五"重大科技专项，即 2030 年前，中国将在精准医疗领域投入 600 亿元，可以想象，精准医疗将是对现有诊疗模式的一场变革。

什么是精准医疗？在李宏军教授看来，精准医疗即个性化医疗，是针对每一位患者的诊断、预后和治疗策略。目前现代医学能够做到精准医疗的只有两种病：一是眼视光学配眼镜矫正视力治疗；二是输血疗法。

"精准就是给临床提供唯一证据。大小、形态、位置、数量、单发、多发，这些数据都要通过影像数据来解决，然后才是临床的方案。能实现这种精准的个体化治疗还很少。"但事实上，李宏军教授早在 10 年前，便开始推崇这种个体化的诊疗。

作为临床诊断和治疗的重要依据，医学影像有着医生"眼睛"的美称。从纷繁复杂的生命体征中，褪去疾病外部的假象，做出最准确的诊断，帮助临床医生彻查病症、精准探病，有效根除顽疾。因此，影像医学的精准规范尤其重要，医学影像诊断决定着下一步的治疗方向，也关系着患者的命运。

曾有一位患者，在某综合医院做了影像学检查，被确诊为肺癌，在手术前的血液检查中查出艾滋病病毒，转到了李宏军教授所在的医院。他看过患者的片子说："这不是肺癌，是肺炎，而且是曲霉菌引起的肺炎。"随后，穿刺做活检，结果跟他所说的一致。之后就用对曲霉菌敏感的抗生素治疗，患者避免了手术，症状也很快缓解。这就是精准诊断的效果。

在艾滋病相关 PCP（耶氏肺孢子菌肺炎）的影像学诊断上，他同样也做到了分级精确诊断，不但可以明确肺部感染的疾病性质，还可以明确是多种类病原体中的真菌感染，并且是孢子菌感染，确定发病过程是早期、中期，还是晚期，给治疗提供了一站式的精确诊断信息，根据诊断结果即可药到病除。

一般而言，病毒性肝炎相关肝细胞癌的发生发展过程，是要经历一个长期慢性发病的过程，在不同阶段会呈现不同的分子影像学生物标记特征。他通过大样本随机对照研究队列，基于计算机深度学习，总结出肝细胞癌的早期阶段的影像学特征依据，实现了基于无创影像学的肝细胞癌的分级诊断，甚至于早期预警诊断，这大大地改变了中国肝癌发现大多是在中晚期的状况，争取了最佳治疗时间节点。

可以说，这项早期预警诊断研究成果，完全可以刷新目前中国肝癌诊疗的窘境，在李宏军教授看来，更重要的是必须改变中国一直以来"重治疗、轻诊断"的现状。"只有预防及诊断清楚，目标明确，才能在治疗上事半功倍，从而提高治愈率、生存率，减少患者的痛苦及经济负担，也避免社会医疗资源的巨大浪费。"

影像学只是证据的一个方面，记者看到，在李宏军教授的诊断过程中，他会非常详细地了解患者的各种情况，比如年龄、受教育程度、家族病史、营养程度、工作环境、从事职业等。"不同的人有不同的身体基础，不同的基础发病和生存时间都不同。片子只是证据的一个方面。"这充分摒弃了一贯以来放射科医生是"医辅"，而设备是"医主"的认知。一个专业的放射科医生，应是充分了解患者信息后再结合影像给患者做诊断。

"'精准'是医生、患者、技术三因素的最佳结合。"李宏军教授的精准诊断理念，早已实践到了患者身上，之前佑安医院收治的病毒性肝炎并发的肝癌，早期诊断正确率只有 37%，现在经他的影像学诊断，可以达到 73.3% 以上，这样的准确率在整个中国亦是屈指可数。

放射医学的发展对推动整个医学的发展起到了非常重要的作用，李宏军教授直言："传染病放射学要想在精准医学中发挥自身价值，就要做出改变，不能再以传统的形态手段作为我们唯一的手段，而是应该向着放射学分子基因组学发展。"李宏军教授团队领衔创建的中国法定 39 种传染病放射学大数据样本库、中国传染病放射学大数据平台等无疑为这些改变提供了基础，这也是他们服务于国家大健康战略实施的使命和责任。

"尽管国际化学科建设方面，我们占领了制高地，但依然要居安思危，如何能够守住这个制高点，永远在这个学术领域掌握话语权，持续引领和主导国际化的学科发展，这是我们目前要思考的，所以，我要带领团队，静下心来，撸起袖子加油干，在原有的基础上，进一步往精准医学方面的学术制高点上努力。"李宏军教授说得铿锵有力（图2-105）。

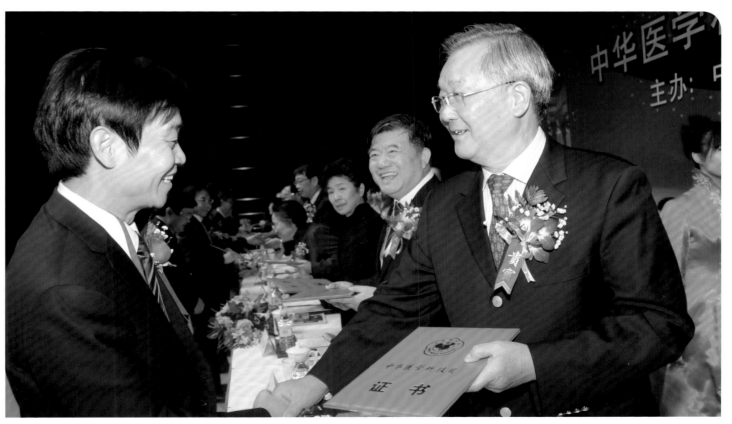

图 2-105　2011 年李宏军教授获得中华医学科技奖二等奖

（八）中国感染疾病影像专家应邀在美国 RSNA 及 NIH 做学术报告

2018 年 8 月 11 日，李宏军教授应 RSNA 邀请参加了 2018 年北美放射学会（Radiological Society of North America, RSNA）举办的全球放射学国际英文杂志主编论坛，该会议在北美放射学会总部举行，参加者来自全球各国著名放射学家及放射学杂志主编，研讨放射学的最新动态及未来发展方向。作为传染病放射学的开创者及国际化传染病放射学学科建设奠基者的首都医科大学附属北京佑安医院李宏军教授，演讲题目为 "Radiological development on infections in China and a new journal"，其详细介绍了国家法定传染病作为一个独立患者群体（39 种）的传染病放射学的研究进展及国际化学科建设情况，重点讲解了 *Journal Radiology of Infectious Diseases* 的创建现状及国际影响力，代表团队对国际专家予以该刊的高度关注表示感谢，同时强调了传染病放射学对传统的系统放射学学科建设的补充和完善的重要性。学会专家一致认为中国放射学专家对传染病放射学理论体系形成的研究成就及其国际化学科建设的飞速发展是对国际放射学科发展的历史性贡献，表示高度认可及深感敬佩。同时李宏军教授与重点专家进行了深度的合作与学术交流，实现国际化的共建、共享、共联、共赢的目标。李宏军教授代表中国研究型医院学会感染与炎症放射学专业委员会及第 11 届国际感染放射学学术会议会务组发出邀请，特别邀请了 *Radiology* 及 *JMRI*、*JACR* 主编（国际著名放射学家）参加 2018 年 12 月在上海举办的第 11 届国际感染疾病放射学学术会议，他们欣然应允，表示非常愿意在该领域加强学术合作与交流（图 2-106）。

2018 年 8 月 14 日，应美国国立卫生研究院(National Institutes of Health，NIH) 邀请，李宏军教授进行 "Establishment and Recognition of Global Discipline for radiological Precision Medicine in Chinese Infection Diseases-From Understanding to Pracice" 讲座，对中国感染与炎症疾病放射学发展现状与科学研究重点方向进行讲述。NIH 已经成为美国政府健康研究的重要机构，是世界最具影响的医学研究中心之一，也是美国最主要的医学与行为学研究和资助机构，隶属美国国家卫生与人类服务署。作为第 180 位被 NIH 邀请的全球著名学者，李宏军教授重点介绍了 20 年来中国传染病放射学团队在艾滋病放射学及 HBV 感染相关肝癌放射学等传染病放射学方面做到从无到有、从点到面、从基础到临床的研究成果。作为中国研究型医院感染与炎症放射学委员会主任委员，李宏军教授赠送给美国 NIH 图书馆一套他的经典学术

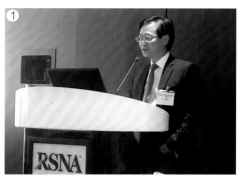 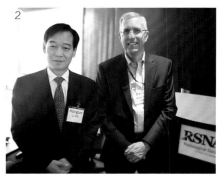 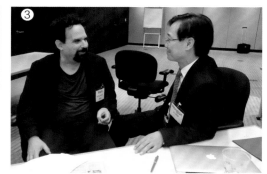

图 2-106　①李宏军教授在 RSNA 总部演讲；②李宏军教授与 *Radiology* 杂志主编 David 留影；③李宏军教授与 JMRI 主编 MARK 讨论

专著，由 Springer 出版的英文原版著作 *Radiology of HIV/AIDS*、*Radiology of Infectious Diseases*，由 NIH 国家医学信息中心处长 George 代接收，转于 NIH 图书馆收藏。李宏军教授向美国国立卫生研究院和临床中心的 Thoma 和 Folio 科学家发出学术互访邀请，建立了长期年度互访机制，同时达成传染病放射学研究成果的临床转化与交流合作项目。会后在 Stefan Jaeger 博士和 Folio 教授陪同下参观了 NIH 的 PubMed/MEDLINE 数据库及 NIH 的临床医疗中心，双方表示在传染病放射学领域加强合作与交流及学术互访机制（图 2-107、图 2-108）。NIH/NLM 提出与李宏军教授所创建的 AI 系统在传染病放射学中的应用加以合作，并希望李宏军教授帮助 NLM 在中国传染病放射学领域开展应用推广，提高工作效率，以实现其预测及精确诊断，受益于该领域的患者群体。陪同的全球医生组织领导表示将与李宏军教授领衔的中国感染与传染病放射学团队在该领域深耕细作，搭建国际远程医疗咨询高端平台，使我国具有丰富临床经验和技术优势的感染传染性疾病临床影像诊断通过咨询平台对全世界开放和共享，让我们的研究成果扩大受众面，使全球的患者群体受益。特别是支持国家"一带一路"区域和非洲等发展中国家在感染传染性疾病影像诊断学学科建设和临床应用方面，通过互联网 + 远程医疗平台，提供精准诊断和指导治疗。

2018 年 8 月 15 日李宏军教授参观了霍普金斯大学附属医院，与霍普金斯大学 MRI 功能成像实验室的吴丹教授、张炜教授及研究分子探针合成技术的宋晓磊教授进行了深入的交谈，对李宏军教授所做 HIV-

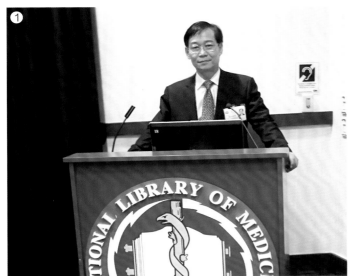

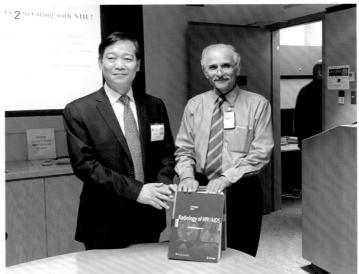

图 2-107　①李宏军教授在 NIH 学术中心做报告；②赠予 NIH 图书馆感染影像系列图书

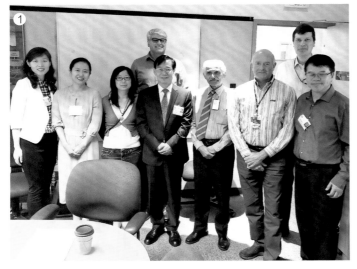

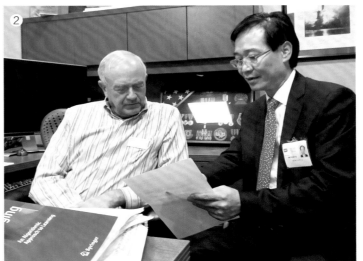

图 2-108　①李宏军教授陪同人员与 NIH 国家医学信息中心处长 George 合影；②李宏军教授邀请 NIH 临床中心影像科主任 Les Folio 教授讨论共同的兴趣问题

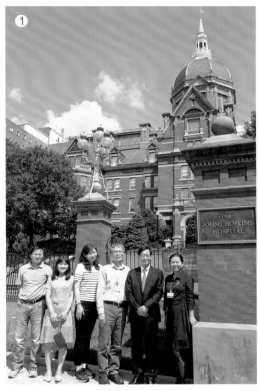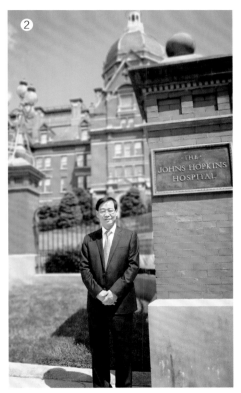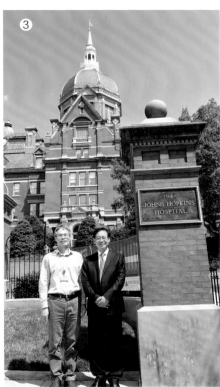

图 2-109　李宏军教授与霍普金斯医院科学家及千人计划、研修学者合影

HAND 数据及研究的相关领域进行讨论，并对研究方向的共同兴趣点达成了跨学科合作共识（图 2-109）。

　　这些应邀学术出访，让李宏军教授在全球医学专业最高学术殿堂发表和展示了中国放射学家的自信和勇敢，发出中国放射学家的声音，为掌握该领域的学术制高点、话语权迈出了第一步。相信在李宏军教授带领下，中国感染与炎症放射学诊断技术成果将普及更广的受众面，受益于全人类。用李宏军教授的话说：如果你愿意拥抱世界，世界因你而存在；如果你愿意与世界分享，世界将与你共舞。知识无国界，知识属于全人类的。

二、陆普选：应"疫"而生，与时俱进，砥砺前行

陆普选，一级主任医师，二级教授。深圳市第三人民医院原放射科主任。深圳市慢性病防治中心影像科主任、首席专家。国家卫健委主管《新发传染病电子杂志》创始主编。兼任中国性病与艾滋病协会放射学分会副主任委员、广东省健康管理学会放射学专业委员会副主任委员等职，是新发传染病医学影像学的开拓者和引领者（图 2-110）。

主编出版中英文专著 17 部。*Diagnostic Imaging of Emerging Infectious Diseases* 于 2015 年 11 月在 Springer 出版，2017 年 5 月荣获中国新闻出版广电总局"图书版权输出奖励计划"重点奖励，也是本期获得重点奖励中的唯一一部医学专著。先后主持完成 10 余项国家省部级科研项目。发表论文 200 余篇，其中 SCI 论文 50 余篇。获得中华医学会、广东省和深圳市各类科技进步奖项 12 项，其中排名第一的 5 项；荣立广东省委省政府、深圳市委市政府二等功各 1 项；荣获

深圳市十佳医务工作者、深圳市十佳医技工作者称号。2019 年入选深圳市政协主办的"深圳口述史"，其事迹于 2019 年 8 月 19 日第二个中国医师节登上了"学习强国"平台"榜样的力量"栏目。

1. 在艾滋病和肺结核患者的诊治过程中萌生了坚定发展中国传染病放射学事业的初心

在省级三甲及肿瘤医院放射科工作的十年，我打下了坚实的基础，于 1993 年作为人才被引进深圳市东湖医院（现在的深圳市第三人民医院前身），实际上深圳市东湖医院是深圳市属的一家传染病专科医院，从省级综合医院到传染病专科医院、从接触综合病人到为传染病人诊治，需要较长的心理适应过程。当时的深圳市东湖医院规模也不大，医学影像设备较为落后（但比起内地同级传染病医院的设备硬件还是略强些），每天诊治最多的疾病是肝炎、肺结核和艾滋病。凭借我的基础知识和悟性，很快就意识到，既然来到这里，就应该全力以赴解患者之所急，帮患者之所需，尽自己最大的努力解除患者的痛苦，提高患者的诊断正确率和治愈率。于是我便全身心地扎

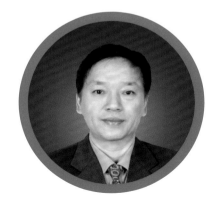

图 2-110　陆普选

进了传染病放射学及介入放射学这个新兴的学科中。根据医院的规模、设备条件、人才特点及医院收治大量结核、肝炎和艾滋病患者，结合当下医学影像学在这三种重大传染病尤其是艾滋病的临床实践及研究还不多，我发现可借鉴和学习的研究成果几乎为零。特别是当我接诊到一个个艾滋病患者时，影像学检查出现较为特殊的影像学表现，但通过所掌握的医学知识无法解读和研判，真是心急如焚。通过 1 年多的病例收集分析研究，大量的中英文资料查阅，我下决心一定要在艾滋病、肺结核影像学领域开拓一个新方向，真正为患者解除疾苦。通过几年病例资料的积累和分析总结，我撰写了在艾滋病领域的第一篇论文"艾滋病并发卡氏肺孢子虫肺炎的 X 线和 CT 诊断"。

引起我格外关注的另一类重大传染病是肺结核，我向院领导及临床科室大胆地提出一项我认为可以安全有效实施的治疗肺结核大咯血的新技术——支气管动脉栓塞术。我之所以想要开创此项新技术，是基于 1988 年至 1992 年间，通过支气管动脉灌注化疗栓塞治疗中晚期肺癌获得成功，并且有 200 多例支气管动脉介入操作技术的成功经验及研究结果作为支撑。经过严谨又科学的临床科研设计，我们顺利开展了支气管动脉内应用巴曲酶治疗肺结核大咯血的临床研究工作，通过 34 例

的介入治疗，效果相当满意，挽救了患者的生命，赢得了广泛好评。为了及时将我们在艾滋病影像和结核介入放射领域取得的点滴经验与全国传染病放射学工作的同人进行交流，2005 年 12 月 24 日我们在深圳举办了首个艾滋病影像诊断新进展学习班，当时邀请了马大庆教授等国内相关领域的知名专家授课，开启了传染病放射学领域学术交流的先河！

2. 志同道合组建团队，为中国传染病放射学发展奠定基础

2005 年，有幸在一次学术考察会议期间近距离接触了已名声在外的程敬亮教授，我毫无保留地向程教授汇报了我们开展关于艾滋病相关的一些临床影像诊断技术及初步的研究工作。在艾滋病临床影像学方面，我们着重开展了艾滋病合并肺孢子菌肺炎等主要并发症的临床影像学表现、影像学特点、影像学鉴别诊断等相关研究工作，也在 2005 年前发表了 6 篇中英文论文。程教授认为我们做了一件很了不起的工作，为艾滋病的影像学发展奠定了一个良好的基础。听完我对艾滋病影像学工作情况如数家珍地介绍，程教授也毫无保留地介绍了他们的研究工作及继续深入研究的思考，我受益匪浅。

2006 年，李宏军教授怀着满腔热血从英国学成回

国，在回国之前他就从程敬亮教授那里了解到，在中国南方的陆普选主任也积极投身到艾滋病及新发传染病影像的临床和相关基础研究工作中，于是他从英国直飞广州，不顾旅途的疲倦，一下飞机就直奔深圳与我会面。我们有着相同的意愿和志向，皆是为了发展中国的传染病放射学事业，提高中国传染病及新发传染病放射学医技人员的技术水平和影像诊断水平，因此我们一拍即合，决定首先组建全国艾滋病放射学专业委员会，将全国传染病专科医院中从事艾滋病影像学诊断与影像检查技术的医务人员组织起来，培养骨干队伍。此后，通过对全国相关传染病影像医技人员进行逐级的规范化培训，最终达到提高全国传染病放射学医务人员的整体医疗诊断水平，提高患者诊断率和治愈率的宏伟目标（图 2-111）。

2008 年 11 月 12 至 14 日第一届中国性病艾滋病协会影像学组正式在北京成立，李宏军教授当选为中国性病艾滋病协会影像学组组长，我与其他专家当选为副组长，学组的成立标志着中国艾滋病（传染病）放射学的序幕已经拉开，并在传染影像人心中种下了"共建、共享、共联、共赢"的信念。

3. 开创新发传染病放射学的先河，引领新发传染病放射学走向国际

2002 年 11 月中旬，广东省出现了一种不寻常的传染病——传染性非典型肺炎。2003 年 3 月世界卫生组织正式将其命名为严重急性呼吸综合征（SARS）。在这场突如其来肆虐全人类的疾病早期，深圳市东湖医院就被深圳市委市政府和市卫生局指定为收治 SARS 病人的定点医院。我作为深圳市抗击 SARS 专家组成员之一，义无反顾地投入到一线战斗中。在抗击 SARS 的一百多天里，我们一直坚守在工作岗位上，多少个不眠之夜都在全身心地抢救每一位患者。在深圳市委市政府、市卫生局领导的高度重视和科学决策下，我们这批敬业又专业的医务人员创造了深圳市无医务人员感染、SARS 病死率全国最低的奇迹。此次疫情结束后，我们及时总结了抗击 SARS 的经验，在人民卫生出版社出版了《传染性非典型肺炎》，发表了 SARS 影像学相关的中英文论文。我们这些抗击 SARS 疫情的医务工作者也成为了"时代的英雄，人民的功臣"。时任国务院总理和省市主要领导亲自接见了我们，给了我们极大的鼓励！为能给国家和人民贡献一己之力我们倍感无上光荣。

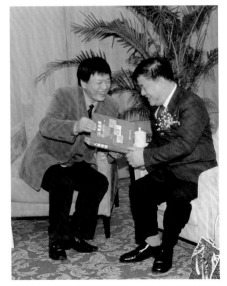

图 2-111 2006 年 11 月 20 日上午陆普选教授（左）在北京参加中华预防医学会二十周年庆祝大会暨中华预防医学会科学技术奖颁奖大会时，向时任卫生部长陈竺院士（右）汇报人禽流感防控经验

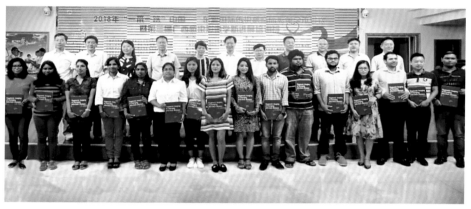

图 2-112　2018 年"一带一路"中国－东盟国际传染病临床影像学术大会上将陆普选教授主编的 *Diagnostic Imaging of Emerging Infectious Diseases* 英文专著赠送给东盟各国参会医学代表

　　经历了艾滋病、肺结核及肝炎等重大传染病的临床影像学大量临床病例的分析和研究，又在抗击 SARS、人禽流感、H1N1 流感及手足口病等重大新发传染病中积累了大量的病例和较为丰富的新发传染病放射学诊断及放射学鉴别诊断经验，我坚定了创立新发传染病学这一全新的学科体系的信心和勇气。我们在发表了百余篇 AIDS、肺结核、病毒性肝炎、SARS、人禽流感、H1N1 流感及手足口病等影像学研究论文的基础上，系统地总结我们的科研成果，撰写了《新发传染病临床影像诊断》及 *Diagnostic Imaging of Emerging Infectious Diseases* 两本中英文专著，分别在知名的人民卫生出版社及 Springer 于 2013 年和 2015 年出版。两部专著系统阐述了各种新发传染病规范的影像学检查方法及合理选择、影像学表现特征、相关并发症的影像学诊

断及影像鉴别诊断等内容，其出版标志着我们对新发传染病的临床研究工作得到了国内和国际同行的认可。*Diagnostic Imaging of Emerging Infectious Diseases* 在国际医坛的惊艳亮相，也为我国医学史添加了浓墨重彩的一笔，2017 年该书荣获国家新闻出版广电总局版权输出重点奖励，是本次获得重点奖励的 99 本图书中唯一一本医学专著，为全国医疗界赢得了荣誉。在 2018 年"一带一路"中国－东盟国际传染病临床影像学术会议上，该书被作为礼物赠送给相关国家的医学代表并受到了广泛好评（图 2-112）。

4. 精准扶贫，助力中国传染病防控整体水平提升

　　在李宏军教授的带领下，中国传染病放射学团队率

先倡导并开创了传染病放射学的创新学科及系统创新理论体系、技术规范、指南、标准及诊疗检测平台，填补了现代影像学技术在传染病领域的国内外学术及应用空白，推动了我国传染病防控诊疗技术的发展，提高了中国传染病放射学的整体影像技术水平和精准影像诊断水平。但是，中国广大的基层传染病医院及公共卫生医疗机构等的专业人才较为缺乏，检查规范及传染病影像诊断水平还有待提高。按照相关学术专委会章程的要求，近几年我们重点对中国各级传染病基层专科医院及综合医院感染科的一线影像科医生、技术人员及相关护理工作者进行系统的培训，规范传染病 / 新发传染病的影像检查技术和影像诊断方案，重点包括 39 种法定传染病影像学检查技术要求，着力于提高中国传染病影像学整体诊断水平。我们采取专题学习班与送知识技术下基层的"巡讲"相结合的多种形式对从事传染病相关工作的基层人员进行系统培训和传教。从 2005 年 11 月 12 日至 14 日，我主持的国内第一个艾滋病影像相关继续教育学习班在深圳举行以来，全国及各省市自治区举办传染病 / 新发传染及感染与炎症相关影像学培训班 100 余场，培训各级医技人员及护理人员 8 万余人次。内容丰富多彩，形式多样，为全国感染影像学科发展起到了积极的推动作用（图 2-113~ 图 2-119）。

5. 阻击肆虐人类的新发传染病，围剿新冠肺炎先发制"敌"

一直以来，抗击新发传染病是我们义不容辞的责任和担当。在新冠肺炎疫情肆虐的最初，我们昼夜奋战，积极邀约全国各地一线专家教授，及时推出"抗击新型冠状病毒肺炎"专题，通过云端网络会议的形式培训全国战斗在一线的医务工作者及各级传染病医院的相关专业人员，向广大医务工作者第一时间传递新冠肺炎的相关知识，增进医务人员对新冠肺炎的认识。由我主讲和主持的网络培训专门就"新型冠状病毒肺炎诊疗要点与放射科防护策略"和"新型冠状病毒肺炎临床影像分期与鉴别诊断"等专题报告进行讲解，反响强烈。第一时间推出新型冠状病毒肺炎防控相关指南及专家共识，对帮助临床一线医务人员打赢疫情阻击战发挥了指导作用。由我参与主编的《传染病科学防护指南（城市篇）》科普书籍和《新型冠状病毒肺炎影像诊断与人工智能》分别由科学出版社和清华大学出版社正式出版，旨在响应中央号召普及广大民众对传染病尤其是新发重大传染病的防护知识及提高医学影像专业人员的诊治水平，为新冠肺炎的防控做出了积极的贡献。

从医四十年来，我始终坚持脚踏实地的学习和工作精神，抱着为法定传染病影像创新学科，特别是为重大

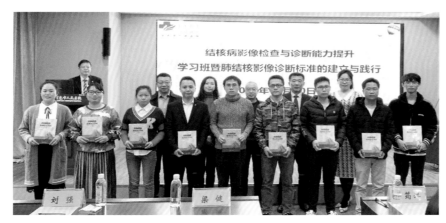

图 2-113　2019 年 11 月 30 日在广西壮族自治区百色市举办扶贫攻坚战项目——结核病影像检查与诊断能力提升学习班

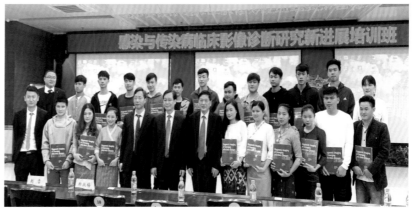

图 2-114　2019 年 12 月 21 日在云南省西双版纳傣族自治州举办感染与传染病临床影像诊断研究新进展培训班

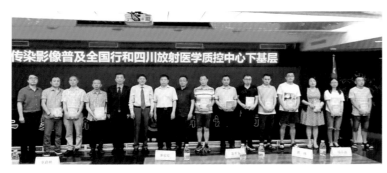

图 2-115　2019 年 6 月 14 日中国传染病影像团队在四川省乐山市举办传染影像普及全国行活动

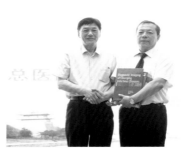

图 2-116　2019 年 7 月 14 日中国传染病影像团队在山西省举办传染影像普及全国行活动

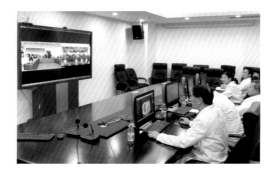

图 2-117 岚县人民医院医务人员进行网上疑难病例会诊讨论

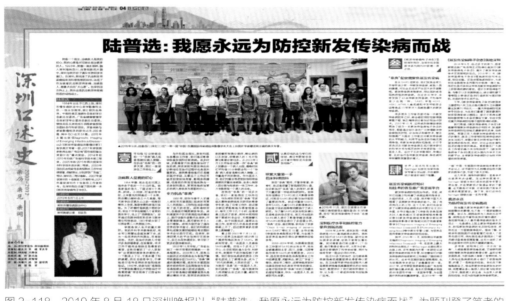

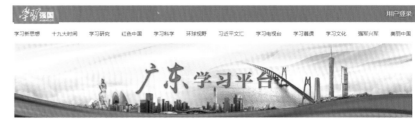

图 2-118　2019 年 8 月 18 日深圳晚报以"陆普选：我愿永远为防控新发传染病而战"为题刊登了笔者的先进事迹

图 2-119　2019 年 8 月 19 日中国医师节期间，陆普选教授所著的《深圳口述史》登上了"学习强国"平台，在"榜样力量"专栏中进行了专题介绍

新发传染病影像学发展服务的热情与执着，开创、引领和推动了中国乃至于全球新发传染病放射学的创新发展。同时创办了国内新发传染病领域唯一的一本《新发传染病电子杂志》，经过四年多的努力及诺奖得主、院士们和编委专家的大力支持，杂志于 2020 年被收录为中国科技核心期刊，为新发传染病的基础与临床研究、防控与诊治新知识新技术的传播搭建了先进的前沿学术交流平台。

三、施裕新：创造中国放射奇迹的追梦人——记感染影像发展

施裕新，主任医师，博士研究生导师，二级教授。上海市公共卫生临床中心副主任，复旦大学附属中山医院南院副院长，上海新发与再现传染病研究所副所长。中华医学会放射学分会传染病专业委员会副主任委员，中华医学会放射学分会心胸专业委员会资深委员，中华医学会结核病分会影像诊断专委会副主任委员，中国研究型医院学会感染与炎症放射学专业委员会副主任委员，中国性病艾滋病协会感染影像分会副主任委员等（图 2-120）。

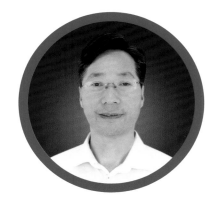

图 2-120 施裕新

主要从事传染性疾病影像学研究，尤其是艾滋病机遇性感染和新发传染病的影像诊断研究。主持国家自然科学基金、美国 NIH、上海市、江苏省等各级研究项目 10 余项，获得省部级科技奖 9 项。发表 SCI 及国家核心期刊论文 110 余篇，副主编国家十二五医学影像学统编教材，主编及参编主办专著、译著和各级各类教材 14 部。

1. 一群执着的狂人

2006 年李宏军教授怀揣着开拓发展中国传染病的梦想，刚从英国回国，听说在深圳陆普选教授也在从事传染病的影像学研究，马上赶到深圳第三人民医院。两位素未谋面的专家一拍即合，畅谈中国传染病影像的未来，谋划着集合中国传染病放射同道，共同开创中国传染病影像学的明天。于是分别联系了我、广州的刘晋新和张玉忠、山西的杨州、广西的黄葵、北京的谢汝明等一批国内有志于传染病研究的放射学专家，于 2008 年春天相聚北京，召开了首届中国性病艾滋病协会影像诊断指导委员会会议，成立了全国首个以传染病研究为特色的影像专业委员会。众多专家齐聚一堂，满怀拥有自己专业队伍的喜悦，展望传染病放射学的前景，充满对前途的憧憬，从此

一发不可收拾。尽管外界有过各种杂音，内部有过不同意见，但我们不忘初心，执着前行，用传染病的特色影像、对临床的指导价值、高分高应用的文章、骄人的成果、众多的社会认可度，证明我们这批以李宏军为首的"狂人"走对了路，为中国影像人争得了荣誉。

2. 为人类着想的天使

自古以来，对人类造成巨大危害或毁灭性伤害的，都是烈性传染病。往往让人谈虎色变，不敢接触，更不敢说从事这方面的研究。但是，传染病放射学专家面对这一领域的空白，敢于挑战，不忘医者初心，不顾个人安危，潜心研究。李宏军教授在我国艾滋病迅速传播的初期，为了搞清艾滋病病理生理机制，为影像诊断提供坚实的理论基础，冒着被感染的风险，率先只身投身于艾滋病死亡病例的病理解剖。从说服艾滋病死亡病例家属捐献遗体，再到联系 CT 检查，亲自搬运和解剖艾滋病病例的遗体，制作第一套艾滋病大体标本，分析各种艾滋病机会性感染和肿瘤的病理表现，充分体现了传染病领军人物勇于献身的大家风范，这是传染病影像得以快速发展的无形精神力量。陆普选教授潜心研究非典肺炎的影像表现、转归，以及影像表现与临床相关性；研究病毒滴度与影像表现相关性；率先撰写禽流感专著，

并向国内外传播。我与张志勇教授为解决新发特发传染病肺炎快速早期诊断的难题，率先将 CT 作为新发传染病的主要诊断手段，率先总结 H7N9、新冠肺炎的影像表现，并在国际顶级刊物 *Radiology* 上发表，率先开发了病毒性肺炎的人工智能软件。刘晋新教授治学严谨，实事求是，带领团队深入领会传染病影像表现，着力总结特征，出版专著和论文，为传染病放射学的健康发展做出了贡献。还有更多的专家投身于诊断和研究一线，为传染病放射学发展默默奉献……

3. 顶层设计师

我与李宏军教授、陆普选教授等人组成团队，心怀开创我国感染影像学的理想，一步一步践行着伟大的梦想。①以学术传播为先导。从首届北京学术会议 100 多人开始，一传十，十传百，以后每届会议参会人数达到 300 多人、500 多人、800 多人，1000 多人，2000 多人，参会人员越来越踊跃；参会医师对感染与传染病影像学的认识越来越深；越来越多的人从不熟悉、不相信传染病影像学，到支持、参与其发展。先是老一辈专家，接着是普通医师，都认可感染 / 传染影像存在的必要性。②强化组织建设。学会一开始就特别重视学会组织建设，首先组织全国领导班子，然后物色各

省市有志于传染病影像学的骨干，深入发动全国同道参与，并注重基层单位的普及与提高。③拓展组织规模，夯实学术基础。从性病艾滋病协会开始，分别成立了中国医院协会传染病医院管理分会影像质控管理小组、研究型医院感染与炎症委员会、中华医学会放射学分会传染病放射学专业委员会、北京影像诊疗技术创新联盟理事会等6个学会和1个理事会。④编写专著和教材。我们团队带头编写传染病学专著，李宏军、陆普选、刘晋新等编写出版双语专著，并获得一带一路优秀出版奖。这些著作极大地促进和普及了传染病放射学的发展。⑤创办杂志。李宏军教授率先创办了传染病放射学的英文杂志，为同道打造了一个国际交流平台，然后在国内同时联合《放射学实践》《中华放射学》《北京医学》等设立专栏或专题发表感染、传染病领域的论文；陆普选教授创办国内第一本《新发传染病电子杂志》，经过不懈努力，进入中文核心期刊，从而为国内学术同道建立属于感染/传染人的学术平台，为学科的长足发展打下基础。⑥创办网站。李宏军和陆普选教授分别建立了学会和杂志网站，实时传播学科学术动态，不断扩大学科影响力。⑦建立学会6个工作委员会。随着学会参会人数的不断增加，为了有效加强管理，分别建立了6个工作委员会，形成了纵向管理、横向补充的高效管理体系，促进学科高质量发展。

4. 实干加巧干——成功的秘诀

传染/感染影像的高速发展史，从侧面反映了我国改革开放在医疗卫生传染病防控领域的成绩，这与领航者的智慧和策略是分不开的。从开创初期，面对传染影像的空白，着力研究、挖掘影像特点，传播知识，让放射界认识到传染病放射学的特点与重要性。随后，编写专著、赠送专著，连续10余年坚持每年开年会，加上各省市学术会议和继教学习班，持续推进学科建设。接下来，主办年轻骨干SCI论文写作培训班，培养学科未来骨干，学会每年发表高质量SCI论文数不断增长。最后，由李宏军教授带头，组织申报国家和国际重点课题，核心团队成功申报各类省部级科技奖励，扩大影响力。

5. 走向国际的开拓者

响应国家号召，组织团队，走出国门，创办"一带一路"国家共同参与的国际学术会议，实施学科国际化战略。李宏军教授带队在北美国际年会上设立展台，展示中国传染病放射学学者的研究成果，而且连续几年参加国际放射学杂志联盟会议，并有幸在 NIH 总部做专题报告。

四、边杰：精诚所至，金石为开——传染病放射学发展历程之感悟

边杰，医学博士，教授，主任医师，博士生导师。现任大连医科大学附属第二医院放射科主任、放射学教研室主任、医学影像学学科主任。担任中华医学会放射学分会传染病学组副组长、中华医学会放射技术分会传染病专业委员会副主任委员、中国研究型医院学会感染与炎症放射学专业委员会副主任委员兼功能影像专委会副主任委员、北京影像诊疗技术创新联盟副理事长、辽宁省医学会放射学分会副主任委员、辽宁省细胞生物学学会放射影像专业委员会副主任委员、大连市医学会放射学分会主任委员（图 2-121）。

1. 传染影像不解缘

（1）沈阳会议

2015 年 5 月，辽宁省放射学会工作会议上，徐克教授和郭启勇教授谈到了准备成立传染病学组，提到了李宏军教授，称其在学术上颇有成绩，近年写了 17 本书在国内外出版发行，影响力巨大，推荐为传染病放射学组组长的候选人。我当时非常惊讶，出版 17 本书简直是奇人，很难想象，从此我就记得李宏军教授了。

两个月后，中华医学会放射学分会各个学组的成员基本确定了。本来我应该进入腹部学组或者神经学组，但当时没有及时向学组提出申请。伍健林教授建议说徐克主委准备成立传染病学组，这个学组的组长是李宏军教授，问我是否愿意加入。因为怀着对李宏军教授的敬佩之心，我欣然同意加入传染影像队伍。

（2）哈尔滨会议

2015 年 9 月，中华医学会第二十二次全国放射学学术会议在哈尔滨召开，大会宣布中华医学会放射学分会传染病学组成立，我成为首届学组委员。会议期间，我见到了李宏军教授，彼此沟通融洽，颇有共同语言，我为自己选择传染病学组并结识李宏军教授感到非常高兴。

（3）郑州会议

2015 年年末，我又前往郑州参加全国感染传染影像学年会。会议期间，我同李宏军教授进行了详谈，他的敬业精神和百折不挠的勇气深深

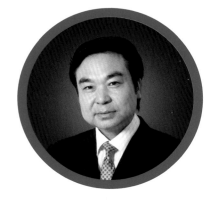

图 2-121　边杰

打动了我,我决心跟着李宏军教授一起干。我对他说:"本来想逐渐退出江湖过隐居生活,遇见您我就改变主意了,准备为中国传染病影像做点事了,我想明年申请在大连举办感染及传染病影像年会如何?"他看我有能力且非常坚定,就说:"我同意!就把明年的传染感染年会放到大连,相信你能够办好。"就这样,我在郑州年会闭幕式上台向全体参会人员表态第九届国际艾滋病临床影像学会议暨第七届全国感染及传染病影像学学术会议将在大连召开,并承诺办好大连年会。

2. 大连年会再起航

(1)大连年会盛况空前

2016年6月25日,第九届国际艾滋病临床影像学会议暨第七届全国感染及传染病影像学学术会议,中国研究型医院学会感染与炎症放射学专业委员会第一届学术大会暨成立大会在滨城大连隆重开幕。大会主题以"让感染及炎症放射学走向世界,让世界了解感染与炎症放射学,共建、共享、共联、共赢"为主题,聚焦传染病放射学的学科发展、临床应用、发展趋势及其如何走出国门产生国际影响力等问题(图2-122、图2-123)。大会设主会场一个,分会场共八个,并有一天半的继续教育班学习,征文共226篇。注册参会人员1142人,超过往年往届。大会运用高科技元素最多,包括全面网络电子注册支付系统,3D高科技视频,全程电子指示标识,信息化试片中心等。新闻媒体和网

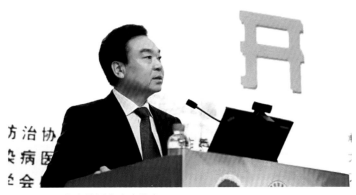

图2-122 边杰教授在大会发言

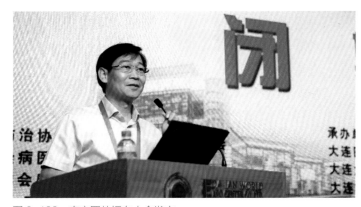

图2-123 李宏军教授在大会发言

络网站平台予以报道推送，包括大连电台及电视台、中国艾滋病放射学官网、中华传染与感染影像平台、南方影像与介入平台等。

（2）李宏军教授的评价

李宏军教授对大连年会的现场表现、组织策划、会务服务及保障等各方面给予了高度赞赏。他说："大连年会是实实在在的、高质量的学术盛宴，其召开规模及创新举措将对今后的年会起示范作用。"年会安排多领域、多学科专家讲座，引起共鸣，讨论热烈，掌声不断。年会贴近临床和实际，很接地气。我们更有信心和决心，有能力和魄力，开拓创新，引领国际学术方向，走向国际化发展的道路！

3. 新冠肺炎新机遇

(1) 新冠肺炎疫情经验

2019 年年末，突如其来的新冠肺炎疫情在全世界发生，放射科 CT 检查诊断是疫情防控的重要环节，CT 检查的影像表现是诊断新冠肺炎、判别其转归及疗效的可靠指标，发热门诊配备专用 CT 是疫情防控的必备条件之一。由于新型冠状病毒核酸检测存在假阴性，以及早期检测能力不足，CT 影像学诊断显得更加重要，这就给传染病放射学提出了新的、更高的要求，同

时也为其发展提供了更广阔的空间。在新的机遇和挑战面前，我们传染影像人应该怎样做，如何谋划未来值得我们深思。

（2）传染病影像人新征程

目前，新冠肺炎在我国已有所控制，但国外疫情仍比较严重，同时又出现新的病毒变种，形势严峻。感染影像国际化合作、AI 技术研发应用及大数据多学科研究是未来发展的方向。

在疫情防控期间，全国的放射科工作人员都积极参战，可歌可泣。李宏军教授身先士卒，成为我们影像人的表率。我为他战斗在疫情防控一线赋诗一首，勉励大家时不我待、再接再厉，发扬"只争朝夕"的精神，在李宏军教授的带领下，再创辉煌！

《辛丑正月初一记新冠》

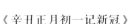

瘟神复出虐四方，生灵荼毒目悲凉。

亲朋挚友惧相会，牛郎织女断衷肠。

白衣执甲驱吕岳，隆冬熬尽见春光。

休言人生有来世，花落枝枯无芬芳。

边杰于 2021 年 2 月 12 日

五、许建荣：与感染影像结缘并追随和坚持

许建荣，医学博士，上海交通大学医学院附属仁济医院放射科主任、影像教研室主任，上海交通大学医学院教授、二级教授、博士生导师，上海领军人才、上海市优秀学科带头人、宝钢教育基金优秀教师奖获得者。现任中国医师协会放射医师分会感染影像专业委员会副主任委员、上海市医师协会影像与核医学科医师分会副会长、中国研究型医院学会感染与炎症放射学专业委员会副主任委员、中国非公立医疗机构协会放射专业委员会副主任委员、中华医学会第十五届传染病专业委员会副主任委员、中国研究型医院学会心血管影像分会副主任委员、国际心血管磁共振协会中国区委员会副主任委员、中国医学影像技术研究会第八届理事会理事。入选交大"百人计划"、上海市浦江人才、交大"晨星计划"等多项人才计划（图2-124）。

近年来带领团队获得国家自然科学基金（含青年基金）项目22项，卫生部科技发展中心专项1项，以及上海市科委、上海市卫生局、上海申

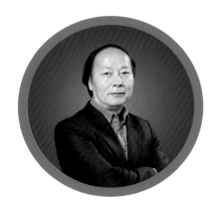

图2-124 许建荣

康医院发展中心新兴前沿技术项目、上海市经济和信息化委员会专项资金项目等各类课题45项。以第一作者或通讯作者发表SCI(E)/EI论文文总数达百余篇。获得了8项发明专利。以第一完成人获得高等学校科学研究优秀成果（教育部）科技进步二等奖1项、华夏医学科技奖三等奖1项、中华医学科技奖二等奖1项、上海市科学技术奖二等奖1项、上海医学科技奖三等奖2项、上海市科学技术进步奖三等奖1项。参与编写多部感染与炎症影像学书籍，参与8部法定传染病影像学诊断标准的编写。

2016年感染学组建立之初，我有幸担任协会副主任委员一职。虽然在上海仁济医院能接触到的法定传染病病种及病例数量寥寥可数，但广义上感染影像的涉及范围甚广，覆盖院前院后、术前术后及各类机会性感染等，甚至还包括非感染性炎症，可以说感染可能伴随疾病诊疗的全过程。当今影像学已在医学诊疗中展现了无可替代的重要价值，但我深感感染影像方面的重要性尚被低估，仍然需要在广大影像诊断医师中被发扬光大，正因为感染影像学发展的必要性与重要性，使我坚定了对感染影像的追随和坚持。

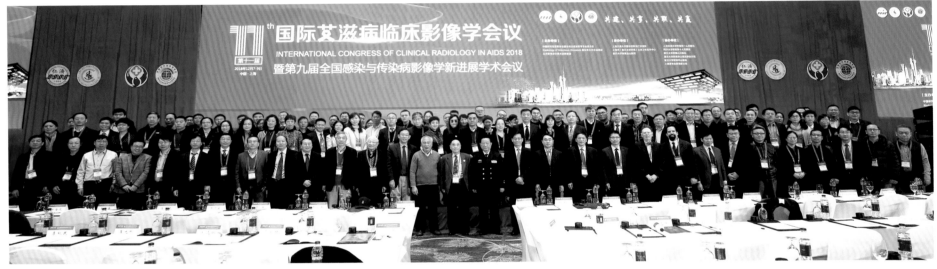

图 2-125 参会领导合影

1. 见证感染影像的发展

担任协会副主委的这些年，我有幸见证感染协会的发展及每位委员的辛勤努力与付出。我们承办了第一届感染（传染病）影像学创新青年人才培养与学术对话论坛，为年轻感染影像人的培养搭建了舞台。2018 年我们承办了第十一届国际艾滋病临床影像学会议暨第九届全国感染与传染病影像学新进展学术会议，以"共建、共享、共联、共赢"为主题，紧跟学术前沿，聚焦核心技术，涵盖了当前感染影像学所有亚专业方向，为全体感染影像人奉献了一场内容丰富、百花齐放的学术盛宴，而本人也以此为契机，进一步加强了上海仁济医院放射科在感染领域与省内外各方的交流与协作，提升感染影像的实力与影响力。此外，2019 年本人亦参与了学组八项传染病影像学诊断的标准制定，为传染病影像的标准制定添砖加瓦（图 2-125、图 2-126）。

2. 用专业特长为感染影像贡献力量

在新冠肺炎疫情期间我与多个团队共同参与了疫情防控，在与上海公共卫生临床中心的合作中，通过 CMR 技术无创性诊断新冠肺炎急性感染期存在的心肌损伤。对临床筛选可能存在心肌损伤的患者进行 CMR 检查，使用 CMR 兼容的负压运送床将患者送至专用的 MRI 机房，通过严格的消毒隔离措施完成并入组 25 例新冠肺炎患者，最后发现急性期感染后该组病例的心功能有所降低，心肌应力分析显示应力亦有所降低，（g–l）在心肌组织学定量中发现肌钙蛋白轻度升高 (0.08 ng/ml)，T2–STIR 前壁见稍高信号，T1 mapping、T2 mapping 和 ECV 高于正常者；而另一例（m–r）存在肌钙蛋白升高者 (TnI 0.14 ng/ml, LDH 302mmol/l）见下壁心外膜下 T2–STIR 稍高信号，相应区域的 T1 mapping、T2 mapping、ECV 和 PSIR 可见高信号，该研究成果在世界著名心血管杂志影像子刊 *European Heart Journal-Cardiovascular Imaging* 在线发表，让世界看到了中国在新冠肺炎急性期心肌累及的数据，用自己专业特长为我国感染影像贡献力量。

3. 展望

2020 年突如其来的新冠肺炎疫情席卷全球，上海仁济医院亦在上海的防疫工作中承担重要任务，我非常欣慰地看到感染学组专家团队在新冠肺炎影像诊断标准制订乃至精准诊疗中发挥的重要作用，这既是我们感染

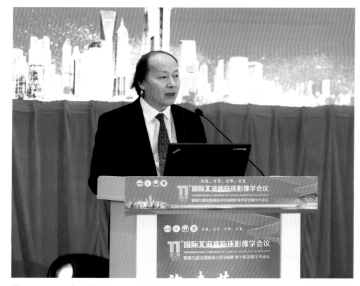

图 2-126　许建荣教授开幕式致辞

协会的社会责任与担当，同时也体现了协会的重要价值。在传染病放射学学科发展的第 22 年之际，我由衷祝福感染影像学今后越走越远、越办越好。

六、刘强：感染影像成长感想

刘强，医学博士，博士生导师，山东省立医院主任医师（图 2-127）。

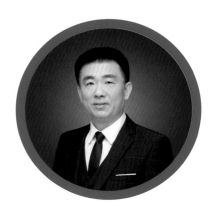

图 2-127　刘强

主要社会兼职：中华医学会放射学分会传染病放射学组副组长、中国研究型医院学会感染与炎症放射学专业委员会副主任委员（山东省主委）山东省医学会医学信息学分会副主任委员、山东省医学会放射学分会感染与炎症专委会主任委员、山东省医学影像学研究会感染与炎症放射学分会主任委员、北京影像技术创新联盟山东省传染病影像专委会主任委员、北京影像诊疗技术创新联盟远程与人工智能影像专委会副主委、山东省卫健委"刘强创新工作室"负责人、山东省医学影像新技术应用重点实验室负责人、中国医学装备协会磁共振成像装备与技术专委会委员、中国医师协会磁共振专委会神经学组委员、山东省医学影像学研究会分子影像学专业委员会副主任委员、山东省医学会放射学分会分子影像学学组副组长、山东省医学影像学研究会心胸专业委员会副主任委员、山东省医师协会真菌诊治研修基地医学影像分基地主任委员、山东省医学影像诊疗科技创新联盟办公室主任、*Radiology of Infectious Diseases* 编委（2018 年 1 月起担任执行主编）、《医学影像学杂志》编委。

专业特长：擅长感染与炎症疾病、肿瘤及中枢神经系统疾病综合影像诊断及研究。2010 年 1 月至 2011 年 1 月曾在美国密苏里州立大学学习。

论文专著：在省级以上期刊发表学术论文 64 篇，其中 SCI 收录 12 篇、EI 收录 9 篇，主编专著 1 部，副主编专著 3 部，参编 13 部。

科研成果：获山东省科技进步三等奖 3 项，山东省医学科技进步三等奖 1 项，山东高校优秀科研二等奖 1 项，实用新型发明专利 5 项。2019—2020 年以执行主持身份参与制定八种法定传染病影像诊断国家标准。2020 年 2 月以执行主持身份组织全国 70 多位感染影像顶级专家参与制定"新冠肺炎影像诊断标准"，其中部分内容被国家卫健委采纳。该标准已在部分国家推广使用。

我踏入"感染影像"领域纯属偶然，在一次全国放射大会上听了一次李宏军教授的讲座后，被他执着的治学精神所感染，被李宏军教授十几年默默无闻的辛勤耕耘而折服，在随后的几次学术交流中，又深深地感受到了李宏军教授的人格魅力，从此我决定跟随他一起拓展感染影像领域。以下是初期跟随李宏军教授的心路历程：

2015 年 9 月份全国放射大会在美丽的北疆城市哈尔滨召开，会上经过中华医学会放射学分会全国常委们的激烈讨论，在徐克主委的力挺下，决定成立感染影像筹备组，当时确定的名称为"传染病放射学组"，我被推选为筹备组成员之一。

2016 年 9 月，中国研究型医院学会感染与炎症放射学山东分会成立，我被推选为主任委员。

2017 年在浪漫的海滨城市大连召开中国研究型医院学会感染与炎症放射学专业委员会成立大会，与会代表 2000 多人，李宏军教授当选为主任委员，我被推选为副主任委员。

自 2017 年中国研究型医院学会感染与炎症放射学专业委员会成立以来，感染影像全国遍地开花，委员队伍迅速壮大至 2000 多人；山东省陆续成立了山东省医学影像学研究会感染与炎症放射学分会、北京影像诊疗技术创新联盟山东省传染病影像专委会、山东省医学会放射学分会感染与炎症学组，我均被推选为主任委员或组长；中华医学会放射学分会传染病放射学组成立时，我被推选为副组长。

2018 年下半年，李宏军教授决定成立感染专家"诊断标准"制订专组，着手制订 8 种传染病影像诊断标准，来自全国各省的几十位专家，从"标准"的制订开始学习，在学中干、在干中学，历时一年半终于逐步成稿，8 种标准已先后在国内核心期刊发布，具体如下。

1 组：eHCC［HBV 相关早期肝细胞癌（eHCC）影像诊断标准］。中国医学影像技术。执行组长：刘强，边杰。

2 组：PJP（获得性免疫缺陷综合征相关耶氏肺孢子菌肺炎的影像学诊断标准）。中华结核和呼吸杂志。执行组长：刘晋新。

3 组：获得性免疫缺陷综合征相关脑淋巴瘤的影像学诊断标准。磁共振成像。执行组长：刘含秋。

4 组：弓形虫（获得性免疫缺陷综合征相关脑弓形虫病的影像诊断标准）。中华放射学杂志。执行组长：施裕新、夏爽。

5 组：NTM（非结核分枝杆菌肺病影像诊断标准）。中华结核和呼吸杂志。执行组长：陈步东。

6 组：肝包虫病影像学诊断专家共识。中华放射学杂志。执行组长：刘文亚。

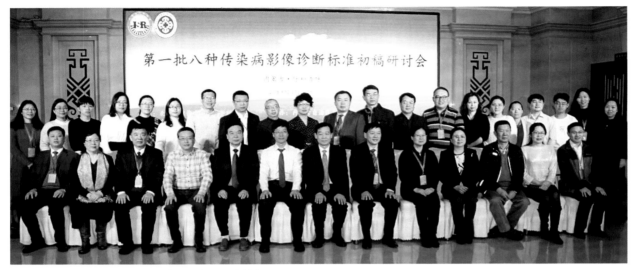

图 2-128　2018 年 12 月"标准"编委会呼和浩特会议

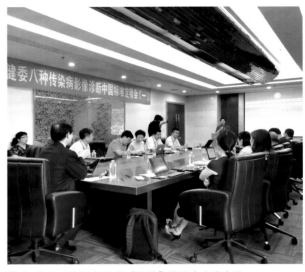

图 2-129　2019 年 7 月"标准"编委会大连会议

7 组：获得性免疫缺陷综合征相关肺结核病影像诊断标准。中华医学杂志。执行组长：谢汝明。

8 组：肺结核影像诊断标准。临床放射学杂志。执行组长：陆普选（图 2-128、图 2-129）。

2020 年年初，一场突如其来的新冠肺炎疫情打乱了所有人的生活，李宏军教授敏锐地意识到这将是一场旷日持久的抗疫战争，作为感染影像人我们应该做点什么？于是正月初三李宏军教授就跟我商量召集全国的感染影像精英，制定新冠肺炎影像诊断指南，各路精英闻令而动，昼夜加班，三天三夜拿出了初稿（一版），武汉前线的战友们提供了最大的支持，经过一个月的试行和修改，又拿出第二版中英文稿，并且得到国内外同行的一致赞扬，特别是国家卫健委在《新型冠状病毒感染的诊疗方案（试行第五版）》中采纳了本指南的部分内容，《中国医学影像技术》《医学新知》和 *European Radiology* 先后发布本指南，中文版第三版也已基本成稿，即将发布并计划在此基础上制定"新型冠状病毒感染肺炎影像诊断标准"。

七、刘晋新：不忘初心，求真务实，砥砺前行

刘晋新，广州市第八人民医院医学影像科主任，主任医师，教授，博士生导师。现任中华医学会放射学分会传染病放射学专业委员会副主委、中国性病艾滋病防治协会感染（传染病）影像工作委员会副主委、中国医院协会传染病医院分会影像专业学组副组长、《中华放射学杂志》通信编委审稿专家、广东省胸部疾病学会胸部影像专业委员会副主委、广东省医学会肝癌分会常委、广东省医学会介入放射分会常委、广东省医师协会介入放射分会常委、广东省医师协会放射科分会常委、广州市医学会介入放射学分会副主委、广州市医师协会放射科分会副主委。已发表中文核心期刊论文 70 余篇（其中在《中华放射学杂志》以第一作者或通讯作者发表论著 22 篇），SCI 论文 13 篇。获得广东省科技进步二等奖、三等奖各 1 项，广州市科技进步二等奖 2 项。主编传染病影像专著 7 部，参与 8 部并主持其中 1 部法定传染病影像学诊断标准的编写（图 2-130）。

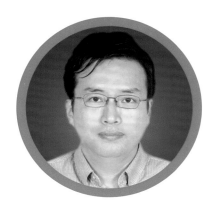

图 2-130　刘晋新

1. 2003 年抗击非典

我是 1999 年 1 月开始从事传染病影像诊断工作，2003 年遭遇非典（SARS），这是一段永生难忘的经历。2003 年突发的传染性非典型肺炎，严重威胁着人民群众的身体健康和生命安全。面对肆虐的病魔，广大医疗卫生工作者临危不惧，用热血和生命谱写了一曲"众志成城、和衷共济、勇于拼搏、岗位奉献、沉着应对、科学求实"的英雄壮歌，为中华民族英勇斗争的历史增添了绚丽的一章。这次疫情也是传染病影像得以发展的机遇。广州市第八人民医院是广州市收治 SARS 患者的定点医院，共收治了确诊患者 261 例，疑似患者 150 例，总入院人数达 411 人，20.69% 为重型患者，治愈率达 95% 以上，死亡 12 例，病死率为 4.6%。在 2003 年抗击 SARS 的战役中，我荣获一等功，同时在抗击 SARS 的进程中出版专著一部（钟南山院士做序）（图 2-131）。

2. 艾滋病影像学组成立及传染病影像体系的建立

2009 年艾滋病影像学组开始组建，2009 年 4 月 25 日中国性病艾滋病防治协会关怀与治疗工

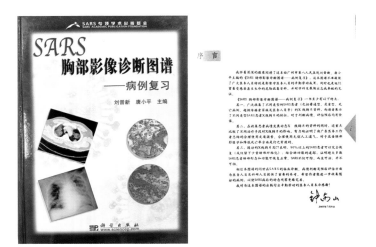

图 2-131　SARS 胸部影像诊断图谱

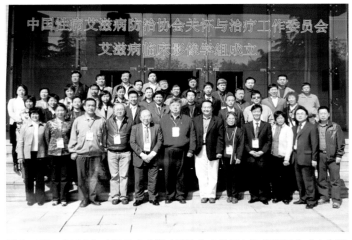

图 2-132　2009 年中国性病艾滋病防治协会关怀与治疗委员会成立合影

作委员会艾滋病临床影像学组在北京成立，由我担任副组长。2010 年 12 月 11—13 日在广州承办第三届全国 AIDS 临床影像学研讨会暨培训班，为传染病影像的构建及发展做出了一定的贡献（图 2-132、图 2-133）。

3. 2020 年抗击新冠肺炎

自 2019 年 12 月下旬起，新冠肺炎疫情逐渐发生，广州市第八人民医院作为广州市的定点医院从 2021 年 1 月 20 日至 2021 年 2 月 22 日，累计收治确诊患者 958 例，无症状感染者 986 例，其中重症危重症 72 例，救治成功率为 99.95%。为此我院党委受到了中共中央、国务院的表彰。

在这次抗击新冠肺炎战役中，我率先将 CT 用于新冠肺炎的诊断，主持制定新冠肺炎患者出院影像诊断标准，将 AI 应用于新冠肺炎的影像诊断及临床救治中，承担重要的会诊任务，并通过云端将抗疫的经验介绍给全国的同道。截至目前共发表了 SCI 论文 8 篇，其中 2 篇发表在一区的杂志，其中 1 篇为高被引论文（截至 2021 年 2 月 25 日被引 257 次）。率先在《中华放射学杂志》发表了新冠肺炎论著，专著《COVID-19 影像与临床诊断》由钟南山院士主审并做序，已由清华大学出版社在 2020 年 5 月出版（图 2-134）。

4. 传染病放射学学科发展及展望

在李宏军教授带领下，传染病放射学诊断水平不断提高，人才队伍日益壮大，我也陆续成为中华医学会

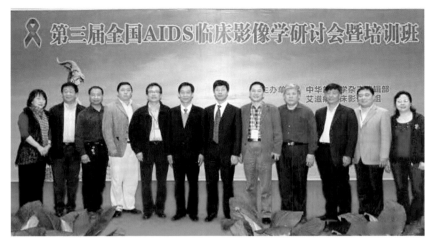

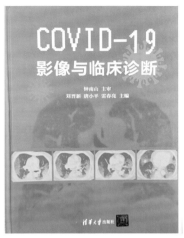

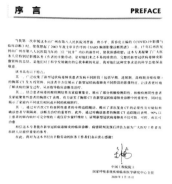

图 2-133 第三届全国 AIDS 临床影像学研讨会合影

图 2-134 COVID-19 影像与临床诊断

放射学分会传染病放射学专业委员会副主委、中国性病艾滋病防治协会感染（传染病）影像工作委员会副主委、中国医院协会传染病感染影像学组副组长等。在传染病放射学的发展过程中参与制定指南、标准及编写书籍，并在全国推广应用，截至 2020 年已连续参与组织了十三届艾滋病、感染与传染病影像学会议，为传染病放射学走向国际奠定了基础。

相信在李宏军教授的带领下，传染病放射学学科的发展前景美好而广阔。随着《传染病放射学》创新教材及传染病放射学诊断指南的编写、国家传染病影像重点实验室的建设及国际化合作等工作的开展，同时还有对未来学科进行科学规划与发展布局，传染病放射学国际化学科建设将踏上新的征程。

八、吴锋耀：为生命站岗，发展中的南宁四院传染病放射学科

吴锋耀，主任医师，二级教授，硕士研究生导师，南宁市第四人民医院党委书记，享受国务院政府特殊津贴专家。曾荣获南宁市第七批专业技术拔尖人才、南宁市委市政府抗击新冠肺炎疫情记功个人、广西壮族自治区先进工作者、全国"人文医生"、全国第三届"白求恩式好医生"、全国"优秀医院院长"等荣誉称号（图 2-135）。

南宁市第四人民医院（以下简称"南宁四院"）

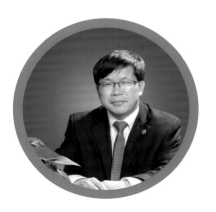

图 2-135 吴锋耀

是广西首府南宁市唯一的传染病专科医院，也是广西仅有的两所国家三级甲等传染病专科医院（另一所自治区级传染病医院为广西龙潭医院）之一。因自治区级传染病医院不在南宁，长期以来南宁四院不但承担南宁市的传染病防控任务，同时还承担广西的传染病防控部分任务。南宁四院的发展史可以说是广西传染病防治发展的一个缩影。

放射科是南宁四院最早成立的科室之一，与医院一样建科历史长达 62 年，放射科的发展史也是南宁四院发展进程的一个缩影。南宁四院放射学科得到真正意义上的重视还是 2003 年"非典"之后，而能得以快速和健康可持续发展，可以说是近十年的事，特别是我院放射学科参与到北京佑安医院放射科主任李宏军教授所领导的中国传染病放射学这个军团之后（图 2-136、图 2-137）。

如何改变医院的面貌、如何扭转医院落后的状况？南宁四院的党委班子强调坚持党的领导，加强党的建设，提出了党建引领下文化先行。在卢亦波这位年轻帅气的放射科新主任的带领下，积极提升科室党建文化，树立风清气正、营造学习氛围、注重人才培养、提高技术水平，从而吹响了传染病放射学科奋起进军的号角。十年之后，学科建设取得了辉煌的成就，科室面貌发生了翻天覆地的变化。

2011 年年初，新的医技大楼正式投入使用，放射科搬到了 1000 多平方米的医技楼一楼，就诊环境焕然一新，医院购置了一批全新的、大型的先进设备，包括 1 台美国进口的 16 排螺旋 CT 和 1 台 DR，在后面的几年里又陆续添置了 1 台 DR、1 台德国西门子 1.5T 的 MRI 和 2 台美国进口 64 排螺旋 CT、1 台美国进口的 128 排螺旋 CT、1 台美国进口 DSA、1 台手术室内用的中 C 臂、1 台在病房内使用的床边移动 DR 等。崭新的环境、先进的设备，吸引了有志从事传染病放射学的应届毕业生加入到放射科团队，放射学科队伍不断壮大，从 2008 年的 19 人，增加到现在的 31 人，其中，正高职称 1 人、副高职称 3 人、中级职称 10 人、初级职称 17 人，人才梯队逐渐趋向合理。

医院党委领导班子高度重视学科建设和人才队伍的培养，在政策上给予大力支持。作为院长，我还千方百计地与北京佑安医院、首都医科大学附属北京地坛医院、解放军三〇二医院、北京胸科医院、上海市公共卫生临床中心、深圳市第三人民医院等国内著名传染病医院牵线，进行深度地交流与合作。特别值得一提的是，我到北京认识了首都医科大学医学影像学与核医学系副主任、北京佑安医院医学影像中心主任李宏军教授。他为中国传染病放射学科的建设发展呕心沥血，特别是为取得临床数据而解剖艾滋病病例尸体，其所经历的艰辛

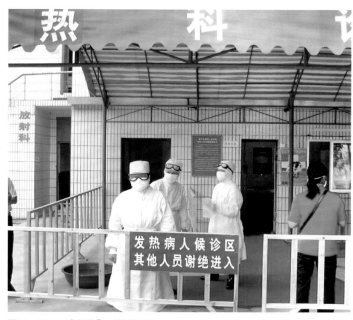

图 2-136　"非典"时的放射科

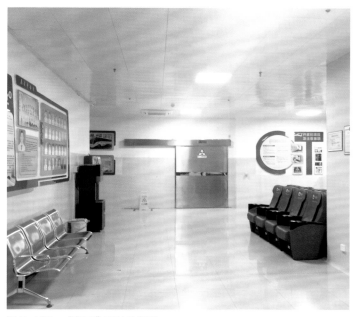

图 2-137　"新冠"时的放射科

深深感动了我。我暗下决心，一定要让我院放射学科紧跟这位国内国际传染病学科的顶级专家和他所带领的学科团队的指引，通过紧密合作来推动我院传染病放射学科的发展。之后通过李宏军教授的引见，我院放射科得到区外许多专家的指导和支持，我还成为了北京影像诊疗技术创新联盟的常务理事、北京结核病诊疗技术创新联盟和广西放射专科联盟的成员。这些平台的搭建，更有利于我们与区内外同行的业务合作与学术交流。根据

我院的专科特色，将放射科侧重于艾滋病、结核病、肝病等感染影像的学术研究和临床应用。

自 2008 年第一届中国性病艾滋病防治协会艾滋病关怀与治疗工作委员会艾滋病临床影像学组在北京成立，我院每年都派人参加艾滋病临床影像学术年会。2014 年我院主办第七届国际艾滋病临床影像会议暨第五届全国感染性疾病影像学术会议。自 2016 年起，我院每年定期举办广西感染性疾病影像学新进展

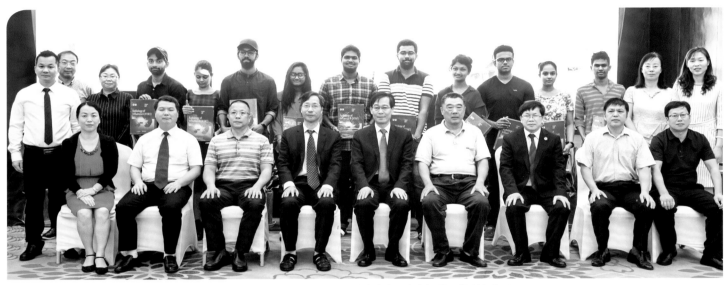

图 2-138　　"一带一路"中国—东盟国际传染病临床影像学术会暨广西感染性疾病影像学新进展培训班合影

培训班，为广西影像专业搭起独具特色的学术交流平台，对广西乃至全国感染影像发展起到积极的推动作用（图 2-138）。经过多年的耕耘积累，我院放射科团队无论是在临床放射诊疗，还是在教学和科研方面均取得较大的进步。2019 年建立了李宏军专家工作站，这无疑是一个高大上的科技平台（图 2-139）。

李宏军教授在为我的散文集《医路长行》所做书评中这样写道：与南宁四院结缘是在 10 年前，见证它从一个名不见经传的三级乙等医院发展成为知名的三级甲等医院，南宁市级医院综合排名从倒数到位居前列，同时也成为广西医科大学的附属传染病医院及全国传染病临床培训基地。相继建立院士工作站、专家工作站、博士后创新实践基地，各类人才蜂拥而至。医院新诊疗、新技术层出不穷，信誉度和竞争力不断提升，医院的综

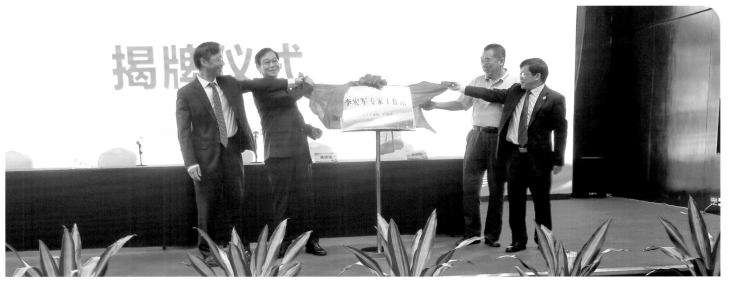

图 2-139 "李宏军专家工作站"揭牌

合实力在传染病界获得广泛认可……

　　"世界以痛吻我，我回报以歌"，这就是我心目中甘于在平凡工作岗位上，却创造不平凡业绩的南宁四院人。光阴荏苒，几度拼搏，几度激荡，南宁四院走过漫漫行程，越过坎坷、挫折、磨难，渐入佳境，德艺双馨，名扬山川。他们吃过苦、流过泪，但坚持不渝的信念始终没有动摇，始终没有放弃。"救死扶伤，治病救人"的光荣使命使然，造就了奉献、自强、严谨、廉洁、超越的四院品格—这也就是我心目中的南宁四院。

　　这是李宏军教授对南宁四院的肯定和鼓励。

　　衷心感谢李宏军教授、施裕新教授、陆普选教授、梁漱溟教授、马亦龙教授等众多国内区内影像学专家、教授对南宁四院的厚爱。

九、徐海波、胡金香：新冠肺炎疫情经历与启迪感悟

徐海波，主任医师，教授，博士生导师。湖北省第二届医学领军人才，武汉大学中南医院医学影像科科主任、学科带头人。承担国家自然科学基金 5 项，国家重点研发计划项目子课题 1 项，荣获科技奖励 2 项，发表 SCI 论文 180 余篇，主编教材 3 部，论著 1 部，副主编教材 1 部，论著 3 部，专利发明 8 项。荣获第二届全国创新争先奖武汉雷神山医院抗疫团队（骨干成员）、全国抗击新冠肺炎疫情先进个人（图 2-140）。

胡金香，武汉大学中南医院医学影像科副主任，影像科党支部书记。武汉市及湖北省医疗事故鉴定专家，湖北省医学会介入放射学分会委员，中国医学装备协会普通放射装备专业委员会 DSA 学组委员，中国医学影像整合联盟腹部学组委员。曾主持省科研项目 2 项，发表论文 30 余篇，参编多部专著。擅长腹盆部疾病影像学诊断，特别擅长妇产科疾病的影像学诊断及介入治疗，对慢性便秘影像诊断、盆腔及盆底影像诊断有较高的造诣（图 2-141）。

1. 疫情经历

2020 年百年未有的新冠肺炎疫情在武汉发生，当时的场景历历在目，很难用一词两语表达我内心的感受。

2019 年 12 月 25 日至 31 日医院密集会议的主题是当时称为"不明原因肺炎"的防控，要求对于发热患者设立发热门诊和独立 X 线检查室，要求戴口罩和手消毒，储备防护用品。回科后我立即部署，请支部书记胡金香同志召开会议，党员同志快速响应，尽快落实医院安排，并召集科室骨干布置任务，请汪祝莎护士长带领护士储备防护用品并统一调配使用，这为我科后来圆满完成医院"1+3"模式（中南本部＋武汉市第七医院、武汉客厅方舱医院、雷神山医院）收治新冠肺炎患者的任务奠定了坚实的基础。

2020 年 1 月 2 日在新年后的第一次全科交班会上，我宣布所有在门诊上班的技师、护士和登记员均需穿戴口罩、隔离衣、手套。安排住院

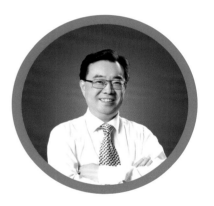

图 2-140　徐海波

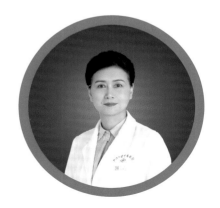

图 2-141　胡金香

总医师廖如芳登记每天发热患者 X 线片和肺部 CT 量及收集影像结果，这为后续制订工作流程和指南提供了数据和依据。当时核酸检测条件有限，于 1 月 8 日我安排廖如芳医师制订对发热患者采用 CT 取代 X 线片作为主要筛查手段的检查流程，于 1 月 13 日将 CT 筛选流程上报到院医务处，同时与检验科和重症医学科主任对患者临床表现、化验检查、影像表现等进行了深入探讨，提出了诊治模式。这些结论后续写进了中南医院自主撰写的全国第一版中英文新冠肺炎诊疗快速建议指南里。

1 月 18 日院领导召集主要科室负责人开会，筹备制定新冠肺炎诊疗快速建议指南，让我负责撰写新冠肺炎影像诊断内容。我快速布局，组建撰写小组，收集相关病例，于 1 月 24 日完成初稿，1 月 28 日定稿，1 月 30 日形成中英文成稿并上网发布，给国内外同行提供了许多有益的借鉴和参考。1 月 28 日中华医学会放射学分会传染病学组组长李宏军教授与我电话联系，李教授代表中国传染病影像学专委会全体委员向战斗在抗疫前线的湖北影像人表示慰问和关心，李宏军教授作为全球顶级传染病影像专家，对新冠肺炎的防控和影像诊断提出了许多建设性意见，我作为湖北医师协会影像分会主委也将李宏军教授的慰问和意见分享在湖北医师协

会影像分会群里。同时为了增进全国广大医务工作者对新冠肺炎的认识和理解，规范新冠肺炎的影像诊断，我与李宏军教授探讨撰写新冠肺炎放射影像诊断共识或指南一事，李宏军教授高瞻远瞩，亲自牵头，当夜快速组建撰写团队，紧急召开视频会议。视频会议上我汇报了武汉疫情状况及肺部 CT 检测价值，在当时核酸检测试剂盒不足的状态下，提出应用高分辨率肺部 CT 取代 X 线片作为新冠肺炎的主要辅助诊断手段。此指南在全国知名影像专家齐心协力下高效完成，于 1 月 31 日形成中英文版并上网发布，于 2 月 1 日在相关杂志电子版全文刊出。

2020 年 1 月 21 日，武汉市第七医院被确定为第一批收治新冠肺炎的定点医院，由中南医院全面接管。第七医院放射科空间有限，我带领团队亲赴现场布局，制订流程，改建"三区两通道"，24 小时内改建完成符合感控要求的 CT 检查室，于 1 月 22 日晚 10 点开诊接待可疑新冠肺炎患者，是武汉市最早开诊的定点医院。

2020 年 2 月 1 日王辰院士提出建方舱医院收治新冠肺炎患者，2 月 3 日武汉市政府发布"应收尽收，应治尽治"指示，2 月 4 日武汉第一个方舱医院建成并收治患者。中南医院托管的武汉方舱医院有 2000 床位，

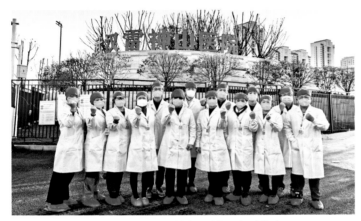

图 2-142 雷神山团队开科前在雷神山医院门口加油鼓劲

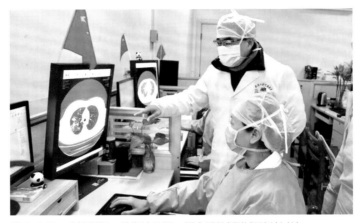

图 2-143 疫情期间，徐海波教授、胡金香教授进行读片讨论

我们科室负责此方舱的 CT 影像工作。

2020 年 2 月 8 日中南医院全面接管雷神山医院，我带领科室骨干团队于 2 月 9 日早晨到达雷神山医院。在放射科所在的医技楼里，除了正在安装调试的 3 台 CT 外，现场就像一个大工地。为了尽快开科，全员齐动手，打扫卫生、领取物品、环境消杀、制定和张贴标识、培训操作、制作流程，第四天开始接诊患者，高峰时期每天扫描近 300 人、床边照片 30 多人。雷神山医院收治的大部分都是六七十岁以上的重症或危重症患者，我们团队克服了重重困难，圆满完成了任务（图 2-142、图 2-143）。

2. 启迪感悟

（1）应对疫情要科学布局，未雨绸缪

疫情是一场没有硝烟的战争，疫情防治，关键在治，基础在防。影像科作为医院疫情防控的关键科室，做好空间防护、个人防护和设备防护是基础也是关键，设立"三区两通道"是避免交叉感染的屏障。新冠肺炎疫情前，影像科是防护意识相对薄弱的科室，此次疫情的发生，将影像科技师尤其是年轻技师推向了抗疫前线，科室对他们进行了多轮次培训，此举强化其防护意识，对防止交叉感染起到了关键的作用。疫情后期，对防护意识要常抓不懈，戴口罩、勤洗手、环境消杀等医疗行为不能丢弃；防护通道及检查流程要常态化保留，一旦有传染病流行，可以立即启用，避免再次大动干戈进行空间改造，影响防控体系建设的持续性，特别是综合性医院，科学布局影像设备和防护空间尤其重要。

（2）科室人财物要统筹整体化管理

新冠肺炎疫情来势凶猛，我们人员分布在几个院区，如何完成各院区的医疗工作，实行一盘棋管理是保障。科主任要运筹帷幄，掌握大局，人员配置、物质储备方面，要全面布局。党支部是疫情大战中的堡垒，党员是迎战的排头兵，出现困难或难题，科主任和支部书记协同解决，党群齐上阵，拧成一股绳，齐心协力共克时艰。

（3）强化后勤保障人员防护意识

疫情期间，特别是在雷神山医院，面对大量危重患者，志愿者、保洁员在影像检查流程中起到了重要作用，前期对他们进行了基本防护知识培训，教导他们对患者给予必要的人文关怀和应对突发事件的处理方法。经历此次重大疫情，加强公共卫生人员的培养至关重要，医院、社区要储备一批有一定防控知识的志愿者和服务人员，定期对他们进行传染病相关知识和防护知识的培训，要有"养兵千日用兵一时"的意识，有一批

"招之即来、来之能用"的后勤保障志愿者，同时要有专门机构对他们进行督促和管理。

（4）完善 AI 软件系统及网络信息化建设

这次疫情，CT 是主要辅助诊断工具，AI 成为医生的好帮手。采用"5G+AI"技术，将多院区 CT 图像数据实时传送到中南医院本部发影像报告，提高了工作效率，减少了感染风险。但是，AI 仅仅是对图像信息的分析，没有纳入患者临床信息、实验室信息、流行病学信息等有价值的多元化数据模块。因疾病的复杂性，只有融合多元化数据信息才能真正解决临床问题，希望未来的 AI 不断完善数据分析，全方位达到临床需求。

（5）面对未知传染病的应对

传染病的防治是严密的科学管理体系，此次疫情的发生也暴露了传染病防治管理体系中的薄弱环节。现在国家提倡打造一批平战结合医院，构建平战结合防治体系，影像科在设备构建、空间布局、网络信息化建设及检查流程中要严格按照传染病防治管理体系中的要求进行提前规划和部署。同时要注重疫情防控人才的培养，对于规培生和研究生要进行传染病相关知识的培训，定期请传染病防控专家进行授课，特别是针对影像学检查中感控知识的培训，让他们成为未来疫情防控中的新生军（图 2-144、图 2-145）。

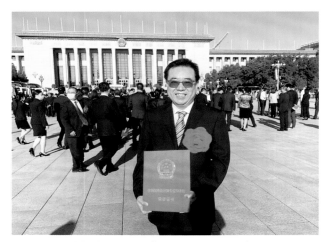

图 2-144　徐海波教授荣获"全国优秀先进个人"称号，并在人民大会堂前拍照

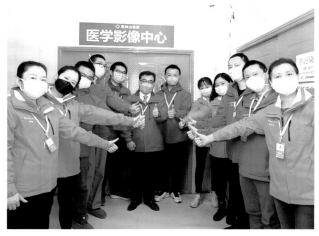

图 2-145　徐海波教授带领雷神山影像团队在科室门口合影

十、史大鹏：从事艾滋病影像诊断研究的一点回顾

史大鹏，男，中共党员，河南省人民医院首席专家、二级教授、博士生导师。曾任中华医学会放射学分会第 12～14 届全国委员，中国医师协会放射学分会第 1～第 4 届委员、常委，《中华放射学杂志》资深编委，河南省医学会放射分会名誉主任委员，河南省医师协会放射医师分会名

誉会长。享受国务院特殊津贴专家，荣获河南省五一劳动奖章，以及河南省优秀专家、"河南省人民健康好卫士"等荣誉称号（图 2-146）。

2004 年前后由于献血血浆回收的原因，河南省个别农村不幸成为艾滋病的簇状高发区，当时大家对艾滋病的临床表现和诊断并不熟悉，甚至还有一定的恐惧心理。此时我就想对艾滋病的影像诊断做一些探讨和研究。恰在此时偶遇李宏军教授，言谈之中了解到李宏军教授已经先我在

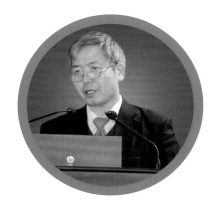

图 2-146　史大鹏

南阳市做了大量艾滋病影像诊断和研究工作。当时我们两人都有一个共同的愿望,如果能够利用河南艾滋病簇状聚集这样一个病材资源,对艾滋病的病理基础和影像诊断做一些深入研究,一定是一件非常有意义的事,此后李宏军教授更是全身心扑在了艾滋病的研究中。记得有一次为了做艾滋病的CT影像表现和病理对照工作,当地多家医院均不答应做艾滋病患者死亡后螺旋CT检查,最后是驻马店中心医院放射科潘正常主任慷慨相助才得以实现。回想起来,连夜将几具艾滋病尸体从南阳市拉到驻马店市做CT检查,又在天亮前返回南阳做病理解剖。一夜之间往返数百公里,彻夜进行CT检查,是冒着极大风险进行病理解剖,李宏军教授真是在拼着命进行此项研究工作。2006年我们两人商讨编写一本艾滋病影像诊断专著,在李宏军教授安排的南阳宾馆内,我一夜未眠,赶紧写出了艾滋病专著的大纲草稿,第二天我们两人又对大纲草稿进行了反复地讨论和论证,基本敲定了出书方案,后来这本书如愿成为国内第一本艾滋病影像诊断专著。从上述的点滴往事中也印证了一个道理"做学问也要有一种拼命精神,不牺牲、不付出是做不好学问的"。

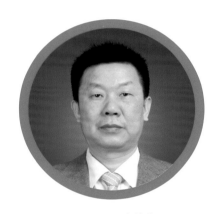

图 2-147 鲁植艳

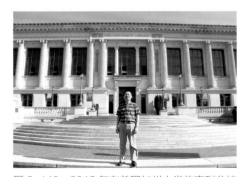

图 2-148 2012 年在美国加州大学伯克利分校

十一、鲁植艳:中国传染病学科发展之我见

鲁植艳,博士,副教授,硕士生导师,武汉大学中南医院放射科主任医师,中南医院法医司法鉴定所常务副所长(图 2-147、图 2-148)。

任中国性病艾滋病防治协会感染影像工作委员会副主任委员;中国研究型医院学会感染与炎症放射学专业委员会常务委员;北京影像创新联盟湖北省传染病影像专业委员会主任委员;中华医学会放射学分会传染病影像学专业委员会委员;中华医学会结核病学会影像分会委员;中华中医药学会科普专家;中国全球基金艾滋病项目国家协调委员会、专业和教育机构类别组代表;*Radiology of Infectious Diseases* 编委;《新发传染电子杂志》编委。

我的传染病影像学研究历程,离不开我的导师桂希恩教授。他心系患者,胸怀百姓疾苦,用圣洁的爱心医治和抚慰饱受病痛折磨的灵魂。在那个谈"艾"色变的年代,为了消除人们的恐艾心理和对艾滋病患者的歧视,为了证明正常的生活接触不会传染艾滋病,为艾滋病患者争取生存的权利和做人的尊严。我清晰记得在 2001 年 5 月，桂希恩教授将 5 位艾滋病患者接到家中，5 天的时间里与他们同吃同住。有一次，他去看望一名艾滋病患者，患者已被病痛折磨得瘦骨嶙峋，腰部、腹部和背部出现大片带状疱疹，疼痛使他发出阵阵凄厉的哭喊。当桂希恩教授得知患者没有止痛药后，他立即骑上一辆破旧的自行车赶往村医务所。60 多岁的桂教授在崎岖的田埂上往返 40 多分钟，并将买回的药品亲自送到患者的手中。

2004 年 6 月 11 日，时任国务院总理温家宝专程来到桂希恩教授家中，看望这位防艾勇士。此后，桂教授四次赴河南、安徽、北京、四川等地参与艾滋病防治活动，成为时任总理考察艾滋病工作的"顾问"。温总理（时任）多次在不同场合宣传桂希恩教授的事迹。2010 年 9 月 22 日，在纽约联合国总部召开的联合国千年发展目标与艾滋病的讨论会上，时任总理温家宝在发言中盛赞桂教授，介绍他用爱心减轻患者痛苦的经验。

2002 年我与桂希恩教授等人在《中国医学影像技术》发表"AIDS 合并肺囊虫肺炎的影像学观察"，从此我开始了传染影像相关研究的历程。

2007 年在中国全球基金资助下，我主编了《艾滋病肺部病变的影像学诊断》，这本专著由 10 名以上的专家参与撰写字数约 24 万，由艾滋病防治专家桂希恩教授、中南医院感染科主任代永安教授、中南医院检验

科病原微生物专家郭清莲博士共同审稿。

我们还举办了"艾滋病肺部感染影像诊断骨干培训"，湖北省随州市曾都区、襄樊市襄州区、浠水县、巴东县和南漳县疾病控制中心（防疫站）及卫生局疾控科等地区的医生作为骨干参加为期一周的学习。《楚天都市报》报道了湖北省首次艾滋病影像学培训班的开班情况。此次学习班情况我们也向武汉大学人民医院、华中科技大学同济医院、华中科技大学协和医院放射科做了通报说明。骨干学员在培训班随后的 3~4 个月时间仍继续学习艾滋病基础知识、艾滋病影像学知识、艾滋病职业暴露知识，并传播给周围医务人员，使更多的人员了解艾滋病相关知识。

2008 年 11 月 13 日，应李宏军主任邀请，我在北京广安会议中心参加由李主任组织的首届全国艾滋病影像学研讨会，第一次认识了李宏军教授（图 2-149）。我开始了与李宏军教授一起推进关爱艾滋病患者的历程。

《唤醒关爱》是由我主编的一本关于对受艾滋病影响的儿童，给予关怀与支持的图书，书中系统地整理了武汉大学艾滋病防治专家群体多年的工作成果，其出版填补了我省此类著作的一个空白，更是推动受艾滋病影响儿童关怀与支持事业发展的一大善举。该书还荣获湖北省科技进步二等奖（图 2-150）。

2011 年由我主编的《新发传染病的预防及治疗》

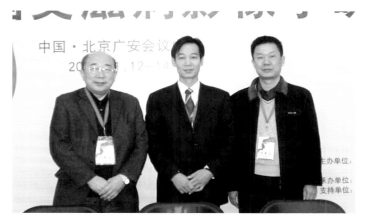

图 2-149　右起张国桢教授、李宏军教授、鲁植艳教授

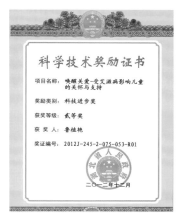

图 2-150　2012 年《唤醒关爱》获湖北省科技进步二等奖

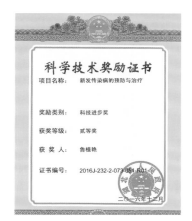

图 2-151　2016 年《新发传染病的预防及治疗》再获湖北省科技进步二等奖

出版，书中记录了艾滋病、传染性非典型肺炎、人禽流感等传染性疾病的重要防治举措，2016 年该书再获湖北省科技进步二等奖（图 2-151）。

2017 年我院成功举办第十届国际艾滋临床影像学术会议暨第八届全国感染与传染病影像学新进展学术会议，会议参加人数达 1170 人。我院王行环院长在开幕致辞中指出：我是一名外科医生，医学影像学是外科医生的第三只眼睛，非常感谢在座影像学专家们的付出。他预祝大会取得圆满成功。

专家们高度赞扬了以李宏军教授为首的"感染性疾病放射影像"团队，他们的辛勤付出为我国感染影像学的发展、为人民健康事业做出了突出贡献，引领我国感染性疾病放射影像事业进入国际舞台。

北京天坛医院戴建平教授、北京佑安医院李宏军教授、复旦大学附属华山医院冯晓源教授、天津市第一中心医院祁吉教授、首都医科大学宣武医院李坤成教授、中科院武汉物理与数学研究所周欣教授、中南医院桂希恩教授分别做了精彩的学术报告。

在为期两天的会议里，来自包括美国、德国、印度等国家和地区在内的海内外众多"感染放射学"专家学者进行了精彩纷呈的学术讲座，内容涵盖了当前感染影像学所有亚专业方向，可谓是"百花齐放，百家争鸣"。

本次大会还成立了"中国性病艾滋病防治协会感染（传染病）放射学分会"，使我国的感染影像学术机构进一步完善，人员结构日趋合理，标志着我国感染影像学进入一个新的发展阶段，我们的感染影像学事业进入飞速发展的"快车道"!

　　参会代表来自全国各地,既有"北上广深"第一方阵一如既往的鼎力支持,又有"塞外边陲"同道同人的积极参与;既有蜚声国际的学界大腕倾力分享国际前沿动态,又有国内精英翘楚精准剖析学界难题热点!此次大会的内容与形式都十分新颖,受到了与会代表们的一致好评。

　　展望未来,在李宏军主委的带领下,我们将进一步加强中南医院医学影像科与省内外各方的交流与协作,提升科研实力与影响力,与大家携手共赢、共创辉煌!

十二、殷小平:初心不改,执着前行

　　殷小平,河北大学附属医院/临床医学院副院长,主任医师,教授,博士生导师,博士。现任中国医师协会影像学分会感染学组委员、中华医学会放射学分会传染学组委员、北京影像诊疗创新联盟青年委员会主任委员、中国医学救援协会影像分会委员、河北省医学会放射学分会常务委员、河北省女医师学会影像学分会副主任委员、

保定市医学会放射学分会主任委员等。主持省科技厅、卫健委等项目 10 余项;以第一作者或通讯作者发表核心期刊 50 余篇,SCI 文章 14 篇。获得河北省科技进步一等奖、二等奖及三等奖各 1 项;获得河北省"三三三人才工程"第二层次人员、保定市优秀专家称号。参与编写感染与炎症影像学书籍及科普著作 8 部。参与 8 种法定传染病影像学诊断标准的编写(图 2-152)。

1. 一个偶然的机会让我成为传染影像学组一员

　　2016 年传染影像学青年学组组建,我积极报名并被审核通过,初次了解到了李宏军教授。同年 RSNA 会上中华医学会放射学分会传染学组李宏军教授号召青年委员参与本学组的书籍及杂志的展台宣传工作,我也参与其中,在美国第一次认识了李宏军教授,在那里,我看到了李教授对传染影像的热爱及付出,看到那一本本由他编写的传染影像的英文书籍及自己创立的 *Radiology of Infectious Diseases* 杂志,心里充满了敬仰及崇拜之情。后来看到他的工作热情及了解到曾经为了传染影像的 8 年"闭门修炼",我坚定了对传染影像的追随和坚持。

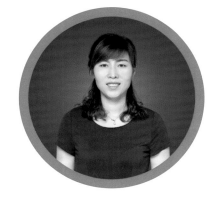

图 2-152　殷小平

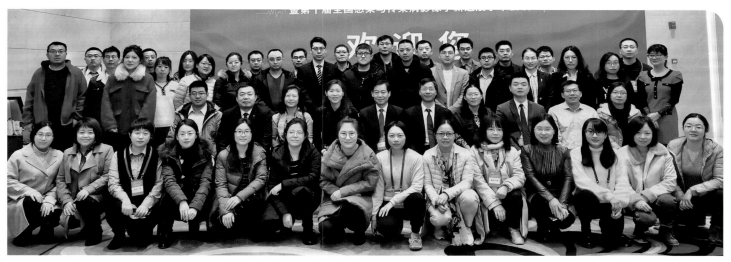

图 2-153　殷小平教授参与 2019 年感染与炎症放射学学习班

2. 参与构建和发展传染病放射学专业委员会

在李宏军教授的带领下，传染病放射学的诊断水平不断提高人才队伍日益壮大，本人也陆续成为中华医学会放射学分会传染病学组组员、中国医师协会放射医师分会感染专业委员会及中国医学装备协会普通放射装备专业委员会传染病学组委员，并在 2019 年成立的北京影像诊疗技术创新联盟中，荣幸地担任主任委员，学组成员均为来自全国各大医院的杰出青年，共 56 人。联盟举办了两次青年专场学术交流，全国感染影像界的青年人员有了展示自己才华的平台。

3. 举办各种类型学习班，参与制定指南、标准及编写书籍在全国推广应用

2018 年我院成为北京影像诊疗技术创新联盟成员，并成立了"腹盆腔疾病影像诊断及心血管诊疗规范"教育培训基地，每年开展培训教育班（图 2-153）。2020 年以线上、线下形式与河北医科大学第四医院、河北医科大学以岭医院共同组织了第十三届国际艾滋病临床影像学会议暨第十一届全国感染与传染病影像学新进展学术会议，大大提升了各级传染病影像学医技人员的专业知识水平，为感染影像学科发展起到

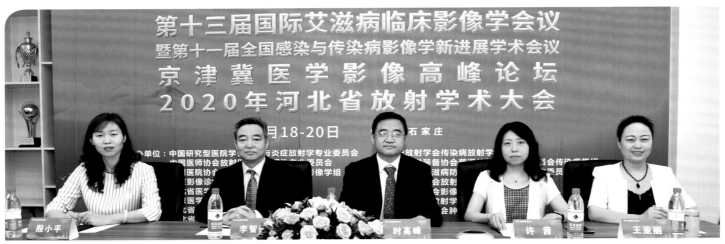

图 2-154　殷小平教授作为主持人参与 2020 年河北省放射学大会

了积极的推动作用（图 2-154）。2019 年我参与了本学组 8 种传染病影像学诊断标准制定，并组织了其中一次传染病影像诊断标准审核会议。2020 年，新冠肺炎疫情发生，疫情改变了人们的生活模式和思维模式。作为传染病放射学团队中一员，本人与全国传染病影像学专家一同率先在第一时间编写和向全球发布了《新型冠状病毒肺炎影像学辅助诊断指南》的中文版和英文版，对新冠肺炎的精准诊疗起到重要的循证作用。同时参与编写《感染与炎症放射学》《实用感染炎症相关肿瘤放射学》《冠状病毒家族肺炎病理与影像》《传染病影像经典案例解析》等书籍。参与《传染病科学防护指南》城市篇及农村篇的科普编写。参与指南的制定及书籍的编写，对指导和规范传染病影像诊断、提高广大医务工作者的影像诊断水平及诊断准确率发挥了积极作用。我也感受到了团队的力量及各位专家对学术严谨的态度。

4. 见证传染影像学国际化建设

2018 年 8 月 14 日及 2019 年 8 月 3 号，我陪同李宏军教授应邀参加了 2018 年及 2019 年美国芝加哥的北美放射学会（Radiological Society of North America, RSNA）主编论坛，该会议在 RSNA 总部办公室举行，会上与来自全球 30 余个国家的放射学杂志主编及专家进行深度交流，讨论了目前放射学现状及研究发展前沿问题。经过李宏军教授的不懈努力，在RSNA会上争取到了感染影像分会场的筹备工作，世界各国感染与炎症影像专家及学者将在这个创新学科领域里聚焦分享研究成果，这也是全球感染影像学者们的共同心声。同时也应美国国立卫生研究院（NIH）邀请，李宏军教授开展讲座，就中国感染与炎症疾病影像学发展现状及与科学研究重点方向进行讲述。看到我国感染影像学组带头人李宏军教授在全球医学专业最高学术殿堂进行学术讲座，并由中国放射学专家全球首次发布了传染病影像学的定义，我的内心感到无比自豪，也证明了中国放射学家的自信和勇气（图2-155）。

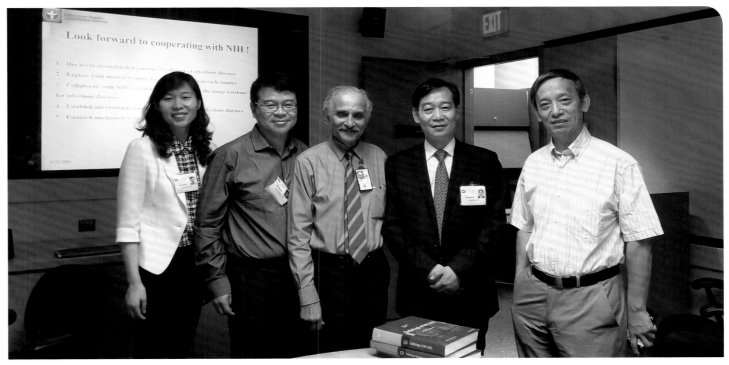

图2-155　陪同李宏军教授受邀参加NIH讲座

5. 展望

相信在李宏军教授带领下，《传染病放射学》创新教材及传染病影像诊断指南的编写，慕课的组织，国家传染病影像重点实验室的建设及国际化合作等工作的开展，将使传染病影像学的国际化学科建设踏上了新征程。

十三、夏爽：传染病放射学发展简史之我见

夏爽，主任医师，教授，天津医科大学和南开大学博士研究生导师。获批各级各类科研课题 13 项，荣获科技奖励 19 项。在中文期刊共发表论文 101 篇，其中核心期刊 91 篇；在国际权威学术期刊发表论文 44 篇，全部被 SCI 收录，累计影响因子共 77 分。出版著作译著 6 部，专利发明 13 项。目前任中华医学会放射学分会青年委员、中国卒中学会医学影像学分会委员、中国医学影像整合联盟理事会理事。担任 6 部国内外知名期刊编委或审稿专家（图 2-156）。

近几十年来，医学影像学的发展引领着医学诊疗技术发展，在科技飞速发展的今天，医学影像学研究与教育促进了医学新观点、新理论的诞生。2015 年 11 月 7 日，第八届国际艾滋病放射学学术会议暨第六届感染与传染病放射学学术会议在河南郑州胜利召开，李宏军教授在开幕式致辞中慷慨激昂地宣布："传染病放射学专业委员会今天诞生了！"它标志了传染病放射学作为一个独立学科正逐步走向成熟和完善，昭示着中国放射学专家的学术研究成果对世界生物医药和人类健康所做出的努力和贡献。

中国传染病放射学已有 20 余年的发展历程，相关的学术机构不断建立和完善。我有幸结识了李宏军教授，并参与到了中国传染病放射学研究与教育事业中来。自那一天起，我终于能作为一个传染病放射学研究者与教育者为祖国的医疗事业略尽绵薄之力，我倍感荣幸的同时也感觉到肩上的重大责任。

自"8 种传染病影像诊断标准"和《传染病影像学辞典》的编写工作正式启动以来，作为"获得性免疫缺陷综合征相关脑弓形虫病的影像诊

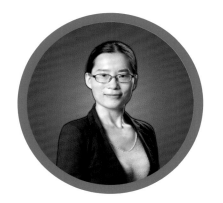

图 2-156　夏爽

断专家共识"的主要执笔者，我参与了编写、讨论、审核的每一项环节，从最开始启动会议，以及立项申请书的书写，到每一次会议的讨论，各位专家的给予的支持及宝贵意见，都使我们这个专家共识及标准更加完善、更加专业。专家团队不仅仅在专业方面提供支持和帮助，更为我们带来循证学专家及统计学专家的指导，为我们的专家共识及标准提供循证学基础。此外，我参与了辞典编写的每一个环节，从最开始的传染病放射学相关知识的学习、资料的查询、词条范围的商定、行文格式与风格的商榷，到后期对辞典内容的编写、订正、更改及完善，在大家的共同努力下，终于完成了现在这一部较为完整、完善的辞典。这是在李宏军教授带领下，每一位编委共同努力、团结协作的结果。

专家共识的执笔、辞典编写是一段不断学习、总结、突破自我的路，也是一段于我来讲十分宝贵的经历。在历时近三年的编写过程中，我运用所知所学所想来构思写作，不仅强化了对相关疾病的理解与思考，也在资料查阅方面上及与其他专家商讨的过程中学习领悟到了很多宝贵的经验与知识。

专家共识的执笔、辞典的编写不是一蹴而就的工作，不是流水线的工程，而是一项精密庞大而且错综复杂的编写工程。在这段编写的过程中，我逐渐认识到编写书稿不仅要求编者具有扎实的临床与教学经验基础，还要拥有足够的细心与耐心，同时也要具备刻苦努力的学习态度和稳扎稳打的学习能力。此外，在编写的过程中，我们还要不断地充实头脑，不断对自己的基础知识进行修正和完善。

听取别人的意见，与各位专家讨论学习，是我在整个过程中感觉到最充实的事情。但于我而言，这次编书过程中最大的收获还是在于制订缜密的计划后团队流畅的沟通协作。其中，一份好的工作学习计划可以让我们的工作井井有条、高效运行，让我们的目标与原则更加清晰明确、确实可行，让团队的沟通交流更加顺畅灵活，而且良好的团队间沟通协作可以让我们具有更高效的编写速度、更高质量的辞典内容。

最后，我们在此向团队中参与专家共识及标准的每一位同人、参与辞典编写的每一位编者表达由衷的感谢，也对该领域的前辈致敬。希望我们的工作为广大医务工作者提供相关疾病诊断的参考依据，以期更好地服务患者。

十四、刘新疆：在感染影像团队成长的岁月随想

刘新疆，主任医师，教授，硕士生导师。复旦大学附属浦东医院放射科主任、学科带头人。获批各级各类科研课题 23 项，荣获科技奖励 23 项，发表论文 78 篇，其中 SCI 收录 7 篇，出版著作译著 6 部，专利发明 13 项。两次荣获滨州市有突出贡献专业技术人员。任中华医学会会员；中国医师协会放射医师分会感染影像专业委员会委员兼秘书长；中国研究型医院学会感染与炎症放射学专业委员会委员；国家卫健委传染病影像诊断标准制定专家；中国抗癌协会第五届肿瘤影像专业委员会委员；北京影像诊疗技术创新联盟功能影像专委会及青年专委会副主任委员；山东省医学会数字医学分会副主任委员；山东省医学影像学研究会感染与炎症放射学分会副主委；山东省医学会放射学分会神经影像学组委员；上海市医学会放射学分会非公医疗学组委员；上海市中西医结合学会影像医学专委会委员；上海市中西医结合学会影像医学专委会区管医院学组副主委；上海市社会医疗机构协会影像学专业委员会委员（图 2-157）。

1. 初识"传染病放射学"

学医是我人生中的重要选择，也是一大转折。与临床医生相比，放射科医生是幕后工作者，我们的工作是通过影像学检查来发现和诊断疾病，在临床诊疗过程中也至关重要，作为一名放射科医生同样也能践行医务工作者的义务、责任与夙愿。

2003—2004 年，SARS 在全球发生流行。此后，中国的传染病防控理念有了新的进展，疾病流行趋势公开透明，传染病放射学研究迎来了春天，这也让传染病放射学的学术地位和价值逐步提升，人们对传染病在影像方面的表现也越来越重视。那是我作为一名放射科医生，第一次关注到传染病放射学的重要性及其不可限量的发展空间。

2. 结缘"传染病放射学"

在此之后，我有幸读到《名院名医》的一篇《李宏军：让中国传染病放射学赢得世界尊重》的专访报道。我了解到中国传染病放射学在李宏军教授带领下的攻坚克难的发展史、历久弥坚的征程、光辉崇高的使命。以李宏军教授为首的核心团队创办了 *Radiology of Infectious Diseases* 杂志，

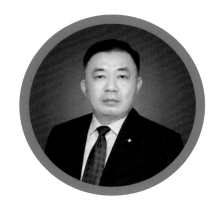

图 2-157　刘新疆

创建了"Radiology of Infectious Diseases"网站。一杂志、一网站为传染病放射学搭建了国际化的专业研究和交流平台，给予了我更好的研究机会和发展方向。至此，我毅然决然地跟随李宏军教授的脚步，坚定信心投身于中国传染病放射学的发展事业中。

3. 加入"传染病放射学"

2015年11月7日，中华医学会放射学分会传染病放射学专业委员会成立，"共建、共享、共联、共赢"的信念也刻入了作为传染影像人的我的心中，促使我致力于投身其中。

2016年我被推选为山东省医学影像学研究会第一届感染与炎症放射学分会副主任委员，正式成为"传染病放射学"这一新兴学科的一员。随着中国传染病放射学的快速发展，2019年5月22日，中华医学会第十五届放射学分会传染病学组在北京正式成立，我有幸成为其中的一员。

在李宏军教授的带领下，学科队伍不断壮大，科研人才不断加入，在与各位全国传染病放射学专家共事的过程中，我在学术领域方面取得了很大的突破，在组织上也有了很大的成长，并且得到了一系列感染与炎症影像学学术任职。越来越大的社会责任激励着我为中国传染病放射学事业贡献自己的青春与力量。我，因融入了

"传染病放射学"而倍感荣幸。

4. 为"传染病放射学"贡献绵薄之力

近年来，我致力于"传染病放射学"相关学术会议、论坛等的筹办，为中国传染病放射学的发展贡献自己的绵薄之力。

首先，在学会和主委的领导下，我承担了中国医师协会放射学分会感染与炎症专委会系列学术会议的组织安排，包括"2018年中国医师协会放射医师分会年会暨第十二届全国放射医师论坛"在四川省成都市龙之梦大酒店隆重召开；"光辉的职业，崇高的使命"——中国医师协会第十三次放射医师年会在广州长隆召开；"中国医师协会第十四次放射医师年会"线上开幕，开幕式以远程视频的形式举行。

其次，我积极参与筹备在上海召开的第十一届国际艾滋病临床影像学会议暨第九届全国感染与传染病影像学新进展学术会议；在西安召开的第十二届国际艾滋病临床影像学会议暨第十届全国感染与传染病影像学新进展学术会议；在石家庄召开的第十三届国际艾滋病临床影像学会议暨第十一届全国感染与传染病影像学新进展学术会议。

不仅如此，我还参加并积极参与筹备深圳召开的全

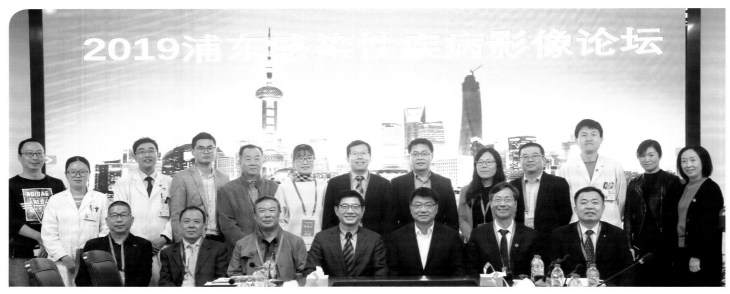

图 2-158　浦东感染性疾病影像论坛合影

国感染与炎症工作总结会两次，哈尔滨召开的全国感染与炎症工作总结会一次。同时，我院多次举办感染性疾病、感染与炎症相关放射学论坛、继续教育项目等，以提高全国传染病放射学同道学术水平为目的尽职尽责。

2019 年我院隆重举办"浦东感染性疾病影像论坛"（图 2-158）。多位放射学专家从多方面、多角度探讨研究了感染性疾病的影像诊断，为浦东地区影像学的发展做出了重要的引导，为浦东医院学术论坛的开展贡献自己的一份力量！

2020 年，我院同上海市公共卫生临床中心、复旦大学附属金山医院、上海交通大学医学院附属仁济医院承办的"第二届长三角医学影像高峰论坛暨第四届上海感染与炎症放射学大会"以线上形式在沪顺利召开（图 2-159）。既有蜚声国际学界专家倾力讲授国际前沿动态，又有国内精英翘楚精准剖析学界难题热点。通过全方位、多角度深入地进行学术交流与探讨，进一步提高了医学影像工作者、科研人员与学术人员等的临床技能、科研水平与科研思维。

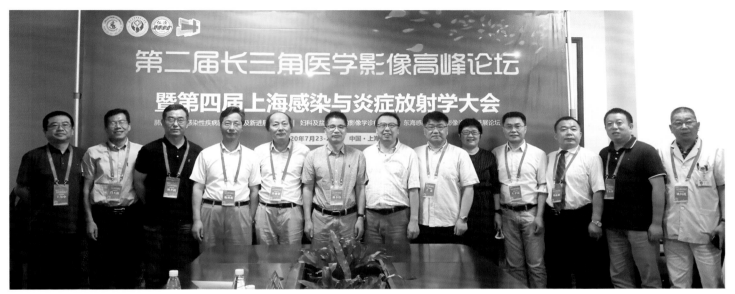

图 2-159　第二届长三角医学影像高峰论坛合影

　　2020 年新冠肺炎疫情发生，作为传染病放射学团队中的一员，在李宏军教授的指导下，我与全国传染病放射学专家一起在第一时间编写并向全球发布了《新型冠状病毒肺炎影像学辅助诊断指南》的中文版和英文版，其对新冠肺炎的精准诊疗起到了重要的循证作用，这对于早期预防、早期诊断、及时治疗新发传染病，降低病死率有着极其重要的意义。

　　同时，我参与编写完成的《传染病科学防护指南》城市篇及农村篇的科普指南的出版，对传染病的科普宣传做出了力所能及的贡献，有利于让广大老百姓知晓传染病的传播方式及防范措施等，易于让每个人从自身做起，预防常见传染病。

5. 伴随"传染病放射学"成长

　　我从事传染病放射学多年，而学科的发展也带动着我的进步与成长。

　　学术上我积极参与传染病影像诊断标准的制定、新冠肺炎影像诊断指南的编写工作及传染病防护指南的编著工作。2019 年承办中国医师协会，浦东感染性疾病影像论坛。2020 年承办国家级继续医学教育项目东海感染性疾病影像诊断新进展论坛。

除此之外，我参与中国医师协会第十三次放射医师年会，期间召开了中国放射医师分会感染与炎症专业委员会全委会，并举办了感染影像专场会议，邀请诸多国内著名学者进行感染专题学术演讲。

中华医学会第 27 次全国放射学学术大会、中国医师协会第十四次放射医师年会感染影像专场中，我做了题为"艾滋病相关淋巴瘤的 CT 表现及化疗效果影响因素分析"的线上演讲。

6. 愿永远为"传染病放射学"奋斗

传染病放射学的发展、国际化建设不是一朝一夕能够完成的，我愿在李宏军教授的带领下，撇尽浮华，耕耘求是，与时俱进，肩负着最初的理想与信念，怀揣着不变的仁爱与奉献，聚团队之智慧，让中国传染病放射学逐步掌握国际传染影像领域的话语权。我愿为"传染病放射学"终生奋斗！

十五、罗琳：传染病放射学使我成长——记我与传染病放射学的不解之缘

罗琳，内蒙古科技大学包头医学院第一附属医院医学影像科主任、放射科住院医师规培基地主任，主任医师，教授，硕士生导师。现任中华医学会放射学分会传染病学组委员；中国研究型医院学会感染与炎症放射学专业委员会委员；中国民族卫生协会放射学分会委员；北京影像诊疗创新联盟内蒙古地区主任委员；内蒙古自治区医师协会放射学分会副会长；内蒙古自治区医学会放射学分会常务委员；内蒙古自治区医学会影像技术学分会常务委员；包头医学会放射学分会副主任委员（图 2-160）。

1. 与感染及传染影像的结缘

2015 年，在哈尔滨举办的第二十二届中华医学会全国放射学学术大会上，在前任主委徐克的支持下，中华医学会放射学分会传染病学组由李宏军教授组织成立了！作为内蒙古科技大学包头医学院第一附属医院医学影像科主任，我申请

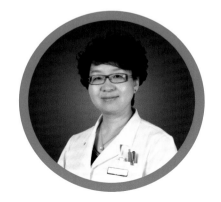

图 2-160　罗琳

加入传染病放射学组并获得了批准。在那里，我第一次见到了李宏军教授，聆听了李宏军教授关于传染病放射学发展历史的讲座，了解了李教授在这之前十几年默默耕耘的开拓积累，以及和以陆普选教授、施裕新教授为首的传染病放射学团队的艰辛发展历程，我为他们这么多年默默奉献的精神所感动，也深深地佩服李宏军教授多年沉淀、一朝爆发的精神。看到他那么多国外发表的英文书籍和权威杂志发表的论文，我深深地为之折服，也看到了自己的差距，从那时起，我就坚定信心紧跟李宏军教授的步伐，在传染病放射学这条路上坚定地走下去，虽然我已经不年轻了，但是我坚信努力进步的脚步什么时候开始都不晚！

2. 支持学组工作，和感染及传染影像共同进步

成为传染影像学组的一员后，从 2016 年开始，我积极参加学组组织的各种学术活动。由于我一直在综合性医院工作，过去对传染病影像不太重视，了解较少。加入传染病影像学组后，在李宏军教授的带领下，传染影像诊断队伍不断壮大，我认识了全国各地很多优秀的传染病影像专家，在和他们的交流当中，我开阔了视野，加深了传染病影像诊断方面的水平。自此，我坚持每年在全国的放射学学术大会上投稿，并多次进行了大会发言，2018 年我在大会的投稿数量为内蒙古自治区

前三名，这在过去是没有的，是传染病影像学组给了我力量，带领着我不断学习，不断进步！

2016 年全国放射学学术会议举行期间，在李宏军教授的安排下，我奉命筹建内蒙古自治区感染及传染影像学组。经过一年多时间，共吸收学组成员 22 名，成员均分布在内蒙古自治区主要盟市的三甲医院，均为科室主任或副主任，2017—2019 年组织内蒙古自治区感染及传染影像学组成员参加了学组组织的第十、第十一、第十二届国际艾滋病临床影像学会议，积极支持学组工作，为传染影像事业发展贡献自己的一份力量，并于 2018 年成为北京影像诊疗技术创新联盟内蒙古自治区主任委员，2019 年换届后继续担任中华医学会放射学分会传染病学组全国委员（图 2-161~图 2-163）。

3. 参与学组指南、标准、传染影像书籍编写，担任杂志编委

加入传染影像学组后，我积极参加学组的专业建设工作。2019 年参与本学组 8 种传染病影像诊断标准制定工作。2020 年，新冠肺炎疫情发生后，我有幸与全国传染病专家一同参加了学组主持的《新型冠状病毒肺炎影像学辅助诊断指南》的编写工作，对新冠肺炎的精准诊疗发挥了积极作用。同时还参与编写学组主编的

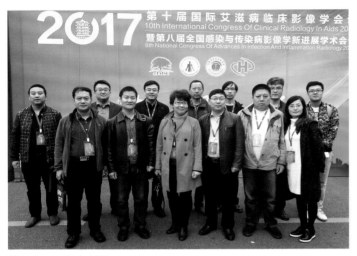

图 2-161 参会合影

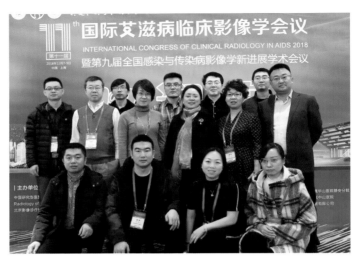

图 2-162 参会合影

《中华医学影像案例解析宝典》（传染分册），提供了许多内蒙古地区特有的地方病病例。2019 年，我被批准成为本学组英文杂志 *Radiology of Infectious Diseases* 的杂志编委，参与投稿文章的审核工作，通过这项工作，我的业务水平得到了提升，我的英文阅读能力也得到了锻炼。以上这些工作只是我加入传染影像学组后做的部分主要工作，还有很多其他工作没有赘述，但需要指出的是，在加入传染影像学组后，我接触到更多的影像专家，感受到更浓厚的学术氛围，开阔了眼界，增加了和国内优秀影像专家的交流机会，大大提升了自己的工作能力和业务能力。

4. 承办学组学术会议及感染影像诊断继教培训

2019 年，作为传染影像学组成员，我积极要求承办了学组会议、感染及传染影像继教培训项目。2019 年 8 月 9—10 日，组织承办了本学组会议—中国医师协会放射医师分会感染影像专委会 2019 年年会暨内蒙古自治区医师协会感染影像诊断培训班，会议共有区内外参会人员 400 余人，邀请了全国 16 位知名影像专家齐聚内蒙古包头传道授业，经过一天新颖独特的授课，会议取得了非常好的效果，此次会议也大大提高了内蒙古地区感染及传染影像知识，进一步提升了内蒙古地区传染影像的诊断水平。

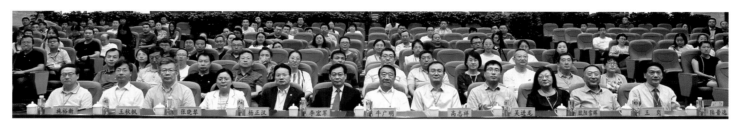

图 2-163　内蒙古会议合影

5. 结语

在与感染与传染影像学组结缘的五年多时间里，我有幸结识了全国各地许多知名影像专家，学习了很多先进经验。几年来，我也带领团队不断进步，在临床工作、规培教学、学科建设方面走在了医院的前列，本科室也跃升为包头地区领先学科。今后，我将继续紧跟传染影像学组的步伐，在李宏军教授的带领下，继续提升自己，积极参加学组工作，为传染病放射学的不断发展壮大贡献自己的力量！

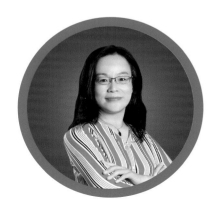

图 2-164　曲金荣

十六、曲金荣：恪守医学誓言，不负韶华

曲金荣，主任医师，教授，博士生导师。河南省肿瘤医院放射科副主任，哈佛医学院访问学者。现任中华医学会放射学分会腹部学组委员、中国抗癌协会第四届肿瘤影像及中国研究型医院学会肿瘤影像诊断学专业委员会委员等多项学术任职。获国自然及省厅级课题、省厅级成果奖多项。国际上率先使用 MRI 进行食管癌及小肝癌早期诊断的研究，发表 SCI 文章数十篇。相关研究被《中国临床肿瘤学会（CSCO）食管癌诊疗指南 2020》引用。参与编写多部感染与炎症影像学著作（图 2-164）。

1. 初识中国传染病放射学科带头人李宏军教授

2016 年传染病放射学会议在郑州召开，会议上我首次清晰地了解到李宏军教授为中国传染病放射学所做出的突出贡献，他不忘初心、砥砺前行的精神让我为之一震，坚定了我加入李宏军教授的学术团队、为中国传染病放射学尽一份力的信念。在这之后我积极筹划、参与了中国传染病放射学的多次学术活动，向李宏军教授学习的同时鼓励自己一定要不忘初心，牢记作为传染病影像人的使命。

在中国传染病放射学发展的历程中，我也非常荣幸地看到侯云德院士对李宏军教授工作的认可和大力支持，侯院士曾多次出席中国传染病放射学的学术活动，对中国传染病放射学的发展给予厚望。

2. 见证传染病放射学国际化建设

2016 年李宏军教授首次应邀在 RSNA 会议展区设立独立的传染病放射学展台（图 2-165），通过展台向全世界放射人展示了李宏军教授在这个创新学科领域里做出的一系列重大的研究成果，我也非常荣幸能够在此展台与参加会议的专家进行交流，为我们传染影像学的国际化贡献自己的一份力量。从我国传染病放射学带头人李宏军教授在全球医学专业最高学术殿堂进行的学术展示中，我看到了中国放射学家的自信和勇气，内心感到无比自豪。

3. 展望

我相信在李宏军教授的带领下，传染病放射学系列教材、著作及诊断指南的编写等工作会愈加成熟，未来传染病放射学在国际上学科建设的道路会越来越宽，也将越走越远。

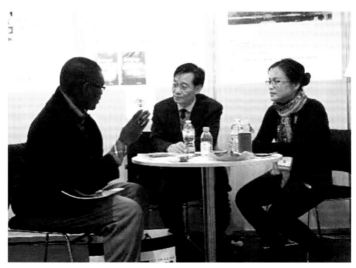

图 2-165　李宏军教授在 RSNA 会议的传染病放射学展台

十七、卢亦波：筚路蓝缕二十二载，砥砺前行初心不改

卢亦波，主任医师。南宁市第四人民医院放射科主任、传染病影像学科带头人。擅长传染病，尤其是结核病、艾滋病、肝病等的影像学诊断。国家卫健委法定传染病影像诊断标准制定专家组成员，南宁市新冠肺炎防控救治专家组成员（图 2-166）。担任中华医学会放射学分会传染病放射学专业委员会委员；中国医院协会传染病医院分会影像学组副组长；中国性病艾滋病防治协会感染影像工作委员会副主任委员；中国医师协会放射医师分会感染影像专业委员会委员；中华医学会结核病学分会影像专业会委员；北京影像诊疗技术创新联盟广西分会主任委员；广西预防医学会感染影像学专业委员会副主任委员兼秘书长；广西医学会放射学分会委员；广西医师协会放射医师分会委员；广西中西医结合学会医学影

像专业委员会委员；南宁市医学会放射学分会副主任委员；南宁市放射诊断质量控制中心副主任。

主持科研 3 项，发表学术论文 20 余篇，参编《传染病放射学》等专著 9 部。

"让中国传染病放射学赢得世界尊重"——在南宁市第四人民医院李宏军专家工作站大门挂着这金灿灿的 15 个大字，这是 22 年前李宏军教授带领中国传染病放射学团队奋斗的愿景。今年是中国传染病放射学作为一门新兴学科走过的第 22 年，也是我本人在南宁市第四人民医院从事传染病放射学的第 22 年。回首我在四院医院工作成长的 22 个春夏秋冬，是南宁市第四人民医院传染病放射学筚路蓝缕的 22 年，也是我跟随中国传染病放射学砥砺前行的 22 年。

南宁市第四人民医院是南宁市唯一的三级传染病专科医院，长期以来南宁四院承担南宁市及广西南部片区的传染病防控任务，放射科服务的

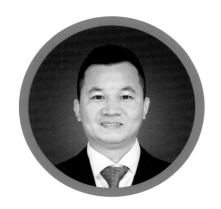

图 2-166　卢亦波

患者大部分都是肺结核、肝炎、艾滋病等传染病群体，所以南宁四院放射科的发展史可以说是广西传染病放射学发展的一个缩影，也是中国传染病放射学发展的参与者和见证者。

1. 传染病放射学之寒冬

22 年前的南宁市第四人民医院放射科设备十分陈旧落后，仅有一台大医院淘汰后转来的单排 CT，一台 200 毫安的普通 X 线机和一台荧光透视机。在这样的条件下，放射科只能做一些最基础的检查，没办法开展新技术及科研工作，因此，多年来放射科都是被边缘化的科室，无法得到医院的重视和临床的认可。窥斑见豹，我相信这也是国内大部分传染病专科医院的现状吧。

基层的工作单调又枯燥，超乎了我的想象，我有过无奈，也曾经彷徨，但初心、职业的责任感和使命感的驱使，让自己一次又一次默默地坚守。其实，作为 20 世纪 90 年代医学影像专业的大学毕业生，那个年代国内大学院校开设医学影像学这门专业的很少，我当时有较多选择，既可以去综合性医院工作，也可以去学校从事教学工作，同时还有机会留在外省。在人生重要的十字路口，我感觉到选择一份工作，就是选择一种人生方向和生活方式，而我选择了回到家乡的传染病医院从事放射工作，成为四院放射科第一个医学影像专业的大学

生。在基层工作中，我每天面对和接触的是各类传染病群体，虽然在学校我们学的是医学影像学专业，但是没有设立专门的传染病放射学，也没有传染病放射学这个概念，更没有任何方向，直到遇到国内传染病放射学领路人、国际传染病放射学学科建设奠基者及开创者——北京佑安医院医学影像中心主任李宏军教授后，才第一次听说传染病放射学。

2. 传染病放射学之初春

初次认识李宏军教授是 2010 年 5 月 29 日，当时我院主办 2010 年全国艾滋病临床影像诊断及新发和新增传染病诊治最新进展培训班，这是我院第一次举办全国性影像学会议，邀请了北京佑安医院的李宏军教授、深圳市第三人民医院的陆普选教授、上海公共卫生临床中心的施裕新教授、广州市第八人民医院的刘晋新教授、中南医院的鲁植艳教授等国内传染病放射学的大咖进行授课。李宏军教授在结束会场精彩的授课后，马不停蹄地驱车来到我们医院艾滋病科，深入病区查房，随后到放射科跟我们面对面交流，交谈中得知十年前还在基层工作的李宏军教授为了一个临床实践问号，开启了传染病放射学的求索之路，凭着执着与坚持，他研究的成果填补了国内外传染病放射学学科建设及理论研究的空白，开拓了传染病放射学的新领域，从基层走到北

京，再走到国际医学的舞台。他渊博的知识、严谨求实的态度、对艾滋病放射学执着探索的精神深深地打动了我，作为著名专家的他没有嫌弃我这个基层的小医生，鼓励我说，基层虽小，但五脏俱全，只要用心，一样能感受时代的脉搏，传染影像虽偏，但同样重要，只要肯干，也能有所收获。他说我们是传染病专科医院，资源非常丰富，在临床一线收集第一手资料，认真总结经验，一定能干出一番事业。听完李宏军教授的一番话，让我对传染病放射学的前景充满信心。

3. 传染病放射学之盛夏

2013 年在我担任放射科主任后，更加坚定地带领放射科团队投身于传染病放射学事业中，追随着李宏军教授的脚步，积极参加国内的各种传染病放射学的学术活动。2014 年高瞻远瞩的吴锋耀院长为了加快推动医院传染病放射学科建设，克服经费等方面的困难，举全院之力主办第七届国际艾滋病临床影像会议暨第五届全国感染性疾病影像学术会议，邀请到 300 多名国内各大医院放射专家学者参会，我本人也有机会在国内大型会议上进行学术交流，代表放射科团队向国内专家分享四院多年来在艾滋病放射方面的临床经验和研究成果。我们多年的努力得到了李宏军教授等国内专家们的肯定。同年在李宏军教授的大力推荐下，我顺利当选中

国性病艾滋病防治协会艾滋病关怀与治疗工作委员会委员，借助这个平台，我结识了更多的国内著名传染病放射学专家，开阔了眼界。

南宁市是中国－东盟博览会永久举办城市，是中国与东盟各国经贸交流的枢纽，与东盟国家属于热带 / 亚热带湿润季风气候区，艾滋病、肺结核等传染病长期处于高发态势，机会性真菌及细菌感染的病原菌具有其特殊性，诊断及治疗较为困难。作为南宁市唯一一家三甲传染病医院，加强与东盟各国的传染病放射学的交流与合作十分必要。为此，2016 年起我院每年主办一届"一带一路"中国－东盟国际传染病临床影像学术会议暨广西感染性疾病新进展培训班，学术活动得到了李宏军教授曾自三教授等国内专家和放射同行的大力支持，会议规模逐年壮大，已成为广西与东盟各国传染病放射学的交流平台，助力中国传染病放射学的国际化进程（图 2-167~ 图 2-169 ）。

2019 年作为主委单位，我院还牵头成立了广西唯一一个传染与感染相关的影像专业委员会——广西预防医学会感染影像专业委员会，进一步奠定了我院感染与传染病领域影像学科在广西的主导地位。同年我院挂牌成立"李宏军专家工作站"，南宁市第四人民医院成了李宏军教授的第二个"家"，虽然广西与北京相隔千里，但是借助"李宏军示范创新工作室"这个平台，南宁四

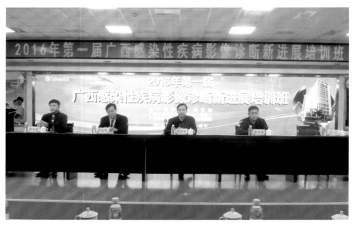

图 2-167　主办 2016 年第一届广西感染性疾病影像诊断新进展培训班

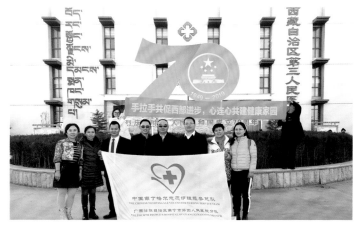

图 2-168　代表中国南丁格尔志愿服务总队南宁市第四人民医院分队到西藏支援

院与北京佑安医院定期进行远程视频疑难病例讨论及学术交流，距离已不是我们沟通学习的障碍，我们基层医院随时能得到远在首都的李宏军教授的悉心指导。在李宏军教授、陆普选教授、施裕新教授等专家团队的帮助下南宁四院放射科在学科建设、人才培养、学术和科研等方面均取得了长足的进步。医院也加大放射科硬件设备的投入，科室已配置包括 128 排的 CT 5 台、1.5T 磁共振 1 台、DR 4 台、DSA 1 台、术中 C 臂 2 台、车载 DR 1 台、移动 DR 4 台等新设备。放射科团队已增至 35 人，包括正高 2 人、副高 3 人、中级 13 人、初级 17 人，人员梯段结构趋向合理。李宏军教授卓越

的贡献获得了政府的肯定，2020 年被聘为"第八批南宁市特聘专家"。

4. 传染病放射学之收获

随着传染病放射学不断地发展壮大，我们南宁四院还加入了北京影像诊疗技术创新联盟，成为常务理事单位，我也担任了北京影像诊疗技术创新联盟广西分会的主任委员，并在中华医学会放射学分会传染病放射学专业委员会、中国医师协会放射医师分会感染影像专业委员会、中国医院协会传染病医院分会传染病影像学组委员会等多个国家级学术委员会担任委员。融入传染病放

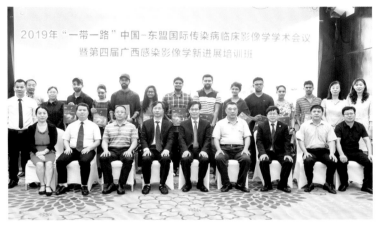

图 2-169　南宁市第四人民医院主办 2019 年"一带一路"中国—东盟国际传染病临床影像学术会议

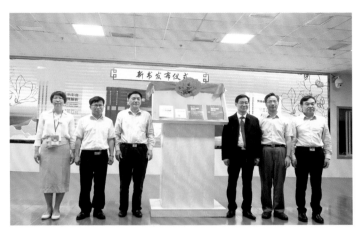

图 2-170　2021 年南宁市第四人民医院主办传染病放射学系列丛书发布会

射学大家庭让我这个基层的医生在国家级的舞台上得到了更多锻炼的机会，并在实践中提高了能力、开阔了视野、增强了担当。

作为传染病放射学团队中的一员，感恩李宏军教授十年如一日为我们遮风挡雨、呕心沥血，带领我们勇往直前，感恩陆普选教授、施裕新教授等专家对我的大力支持与无私帮助，让我能伴随着中国传染病放射学茁壮成长，也有机会为传染病放射学事业尽自己微薄之力。我积极加入中国传染病放射学数据库平台，成为最早加入数据库的成员之一，与全国 200 多家医院共享传染病资源，积极参与李宏军教授牵头的国家法定传染病影像诊断标准的制定，参与《中华医学影像案例解析宝典——传染分册》《传染病科学防护指南》《传染病影像学》等多部专著的编写工作（图 2-170）。值得一提的是，2020 年新冠肺炎发生初期，在李宏军教授的带领下，我放弃了春节休假，与全国传染病放射学团队昼夜奋战，争分夺秒地参与编写《新型冠状病毒感染的肺炎影像学诊断指南》，该书于 2020 年 2 月在国内外用中英文同时发表，为新冠肺炎早诊断早治疗提供了客观依据，在新冠肺炎疫情防控中扮演着重要的角色，为全球新冠肺炎疫情防控贡献了我们中国医学影像专家的智慧。

22 年后的今天，传染病放射学的开创者和奠基者李宏军教授带领的中国传染病放射学团队开创了全球传染病放射学的创新学科与系统创新理论体系，主导并引领着国际传染病放射学的发展，真正实现了"让中国传染病放射学赢得世界尊重"的愿景，但他前进的脚步从未停止，仍然背负着理想与信念，带领我们攀登更高的医学高峰。今年全国卫生健康推广技术传承，我将有幸师承李宏军教授，秉承"共建、共享、共联、共赢"的初心，为中国传染病放射学事业发展继续砥砺前行！

十八、吕圣秀："感染"你我，"医路"共进

吕圣秀，主任医师，重庆市公共卫生医疗救治中心医学影像科主任。主持及主研省部级科研 6 项。主编专著 2 部，参编专著 6 部。从事传染病影像学工作及相关研究 30 年，发表论文 40 余篇（图 2-171）。

担任北京影像诊疗技术创新联盟重庆市传染病影像专业委员会主任委员；中国医院协会传染病医院分会影像专业学组副组长；北京影像诊疗技术创新联盟常务理事；第一届中国性病艾滋病防治协会感染（传染病）影像工作委员会常务委员；中华医学会结核病学分会影像专业委员会委员；中国防痨协会影像专业委员会常务委员；中华医学会放射学分会第十五届传染病放射学专业委员会委员；中华医学会影像技术分会第八届传染病影像技术专业委员会委员；重庆市医师协会放射医师分会委员、重庆市医学会放射医学专业委员会委员；重庆市医学会影像技术专业委员会常务委员；重庆市防痨协会第二届结核病防治基础专业委员会委员；重庆市健促会影像医学专委会常务委员。

我是伴随着李宏军教授引领的中国传染病影像学的发展成长起来的传染病放射学医生，1991 年 7 月我从川北医学院医学影像专业本科毕业，被分配至重庆市第一结核病医院（2018 年 5 月更名为重庆市公共卫生医疗救治中心），没有传染病放射学前，传染病医院的人才稀缺，影像专业技术人员少，业务上没有人来带领，我们传染病放射学的工作人员就像瞎子摸象，凭着感觉工作，可以请教的专家几乎没有，那时候我感到非常迷茫、困惑，本来就不多的少数传染病放射学专业

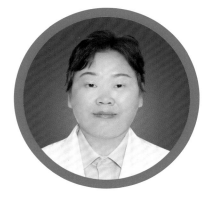

图 2-171　吕圣秀

人员大量流失，而我也只是少数能坚持下来的工作人员之一。

20 多年前有幸在重庆召开的全国放射学年会上第一次见到李宏军教授，现场聆听李宏军教授关于传染病放射学的精彩演讲，仿佛在黑暗中见到了一丝光明，感觉自己的工作突然有了意义，感觉自己不是孤军奋战，有传染病放射学的很多战友同行，最兴奋的是有一个专家来引领我们传染病放射学的未来。当时，我感到未来的工作意义非凡，更感到责任在肩，未来可期。

科室同事有一篇关于传染病放射学的文章交予李宏军教授指导，李教授不畏辛苦多次为了这篇文章亲临重庆，并到重庆市公共卫生医疗救治中心医学影像科反复调研、现场指导，和科室全体同事促膝谈心，从病例的收集整理、研究方法等方面进行悉心指导。通过李宏军教授的多次指导，文章最终在《北京医学》杂志发表。通过这件事之后，重庆市公共卫生医疗救治中心医学影像科全体同人更感责任重大，李宏军教授不止在业务上指导重庆传染病放射学的发展，更以其人格魅力身体力行地影响着我们做好传染病放射学事业报效祖国！

20 多年来在李宏军教授及其团队的带领下中国传染病放射学从无到有、由弱变强，披荆斩棘、突飞猛进，取得了长足的发展。未来，重庆市传染病放射学团队将紧跟我国传染病放射学的发展步伐，砥砺前行！

十九、刘荣志：国际传染病放射学在这里奠基

刘荣志，男，生于 1968 年，河南新野人，现任南阳医学高等专科学校教务处处长，教授。从事人体解剖学教学工作和艾滋病解剖基础研究，亲自解剖艾滋病病例尸体 10 多具，建立了艾滋病断层影像解剖数据库，创建人体生命科学馆及传染病数字影像科技馆。担任中国解剖学会第十四届理事、中华医学会数字医学分会第一~第三届委员、中国性病艾滋病防治协会关怀与治疗工作委员会艾滋病临床影像学组委员、河南省解剖学会常务理事等学术职务。先后创办中国解剖网、中国解剖学会网、中国艾滋病影像网、中华医学会数字医学分会网等学术网站（图 2-172）。

2015 年 11 月，在第八届国际艾滋病放射学

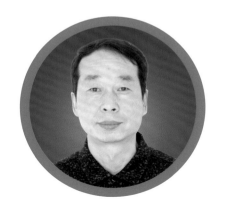

图 2-172 刘荣志

学术会议上，中华医学会放射学分会传染病放射学专业委员会成立。国际磁共振学会主席 Garry Gold 教授评价道："开创了世界先河，学术成就整体达到国际水平，主导并引领着国际传染病放射学的发展。"他对传染病放射学专业委员会主任委员、传染病放射学开创者和学科奠基者李宏军教授说："在传染病放射学的学科建设上，世界没有比你们做得更好的了！"

李宏军，国际传染病放射学学科建设奠基者及主要开创者，一个至今说着河南腔普通话的地道南阳人，正是从宛都大地上走出的学者！

认识李宏军教授已经 20 多年了，我们曾经为了艾滋病放射学（传染病放射学前身）的基础研究并肩奋战过，一起解剖过 10 多具艾滋病捐献者尸体，亲手制作了世界唯一的艾滋病三维解剖标本，建立了艾滋病断层影像与病理解剖标本陈列馆，亲历了数届国内、国际艾滋病放射学学术会议，见证了艾滋病放射学和传染病放射学的诞生（图 2-173）。

2007 年除夕，在南阳医学高等专科学校实验楼五楼（现南阳医专一附院内科病房楼），这里是成立不久的南阳医专艾滋病基础与临床研究室，陈列着刚刚完成的第一具艾滋病捐献者尸体制作的断层影像解剖标本，三位年轻人正埋头整理资料。散发着福尔马林味道的

300 多张断层标本，陈列了整整三个房间，3000 多例艾滋病例的临床及放射学资料整整堆满了 4 个文件柜。三人分工明确，一人挑选甄别，一人数码相机拍照，一人录入电脑，这样的工作已经持续了数周。终于，在爆竹声中三人突然惊醒，相视而笑。其中一位望着窗外的烟花，伸出双臂高喊："我们一定会坚持到成功的那一天！"他，就是李宏军教授。

是的，李宏军教授成功了，在历经了千磨万击之后成功了。此后的每次相聚，我们总是会回想起那一天，励志，的确励志的一天。

1. 初识艾滋病影像学

20 年前，一例涉及艾滋病病毒的罕见神经系统感染病例，让李宏军教授义无反顾地走上传染病放射学的研究之路。1998 年的一天，一位 34 岁的患者，因头晕恶心，来到南阳医专一附院放射科就诊，接诊的正是 33 岁的李宏军。

检测结果显示，该病人 HIV 呈阳性，是艾滋病患者。

那个年代，艾滋病还是一个比较陌生的疾病，李宏军教授很想知道患者的发病原因，但搜索结果的研究资料之少让他大失所望。

经过最初几年的艰辛努力，李宏军教授收集到 23

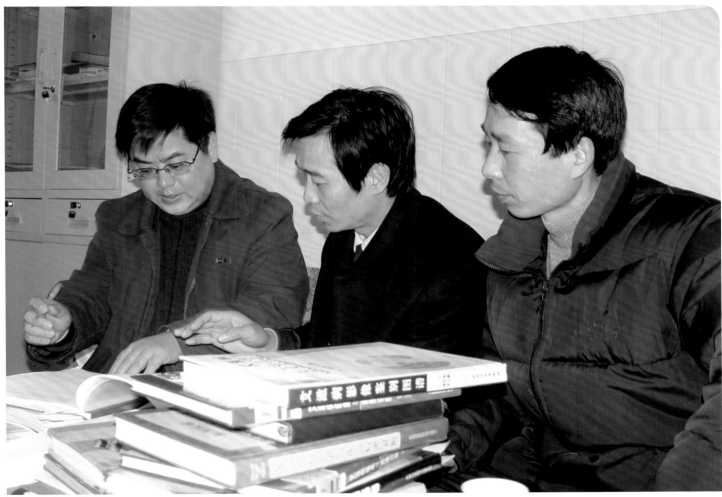

图 2-173　艾滋病资料整理（中为李宏军教授、左为张长河教授、右为刘荣志教授，2007 年 2 月摄于南阳医专老校区）

份不同疾病谱的病例，在总结疾病不同的影像表现和诊疗方法的基础上，2003 年，他发表了国内第一篇艾滋病影像学研究论文《艾滋病合并脑、肺机遇性感染的影像学诊断研究》，在业内引起广泛关注。

北京大学医学影像学家李松年教授一连给李宏军写了 4 封邮件，对李宏军教授的论文给予了高度评价，认为其填补了国际空白，鼓励李宏军教授出国进修，将艾滋病影像学方面的研究进行下去，坚持下去，将来在国内外医学影像界都会有其一席之地。就这样，李宏军教授成为南阳市卫生系统第一个公派出国的留学人员。时至今日，李宏军教授的研究领域早已跨越了艾滋病影像学的范畴，并已延伸至传染病放射学的更多分支，但已故的北京大学李松年教授一直被他认为是指引他走向这条道路的启蒙者。

2. 执着研究青春无悔

2006 年年底，牢记李松年教授的教诲，李宏军教授没有留恋国外优越的学习环境和科研实验条件，毅然结束英国的留学生涯选择回国。很多单位向李宏军教授抛出橄榄枝，还开出很丰厚的条件。然而，他还是回到了魂牵梦萦的故土，南阳医专第一附属医院。此时，本地及周围地区正处于艾滋病发病高峰期，病例资源丰富，李宏军教授回国后立即着手搜集大量的艾滋病临床及影

像资料，为之后的科研工作积累了宝贵的病例材料。

在这期间，一周七天连轴转，对李宏军教授来说早已是家常便饭。为了加强科研力量，南阳医专成立了科研协作小组，方家选校长亲自参与，我也作为解剖小组成员参与艾滋病患者的遗体收集、处理和解剖，南阳市卫生局张长河（现任南阳市中医药管理局副局长）先生也积极参与协调艾滋病人的就诊和资料收集、整理等研究工作。

但受传统意识的影响，主动捐献遗体进行科学研究的患者为数不多，但李宏军教授的真心换来了患者的感激与信任，很多患者主动提出愿意捐献遗体。从 1998 年起，先后有 20 多位患者表示自愿捐献遗体，2005 年开始接受第一例艾滋病自愿捐献者尸体，至 2010 年年底，我们一共接受了 13 具艾滋病例自愿捐献的尸体用于研究。

碍于世俗观念，没有人愿意接近艾滋病患者，更没有人愿意接触艾滋病患者的尸体。没有办法，我们都是亲自扛、抬感染者的尸体。除了李宏军教授和我以外，年近花甲的程田志教授也多次参与艾滋病患者的尸体解剖。

为了研究，学校支持并建立了专门的艾滋病尸体解剖室，但没有人解剖过艾滋病患者的遗体，我们去查资料，也没发现国内有人做过艾滋病患者遗体的断层标本。因此，解剖一开始真的是战战兢兢，除了佩戴防护

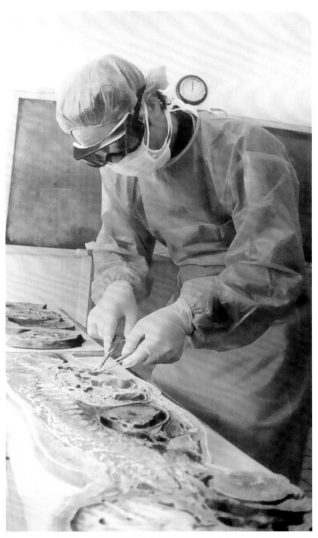

图 2-174　李宏军教授在进行艾滋病标本取材（2008 年 3 月摄）

面具，手套也戴了 3 层。经过不断摸索经验，终于顺利完成了一次次的解剖工作，并制作了目前世界唯一的艾滋病三维断层标本，并获得了国家发明专利（图 2-174）。

那时候，多排螺旋 CT 还不普及，为了做出艾滋病患者尸体的三维断层影像，我们不远数百里，拉着这些宝贵的遗体请求借用相邻地区一家医院的 16 排螺旋 CT，一直等到这家医院夜深人静，患者全部做完 CT 后，才开始工作，等到最后一具尸体的扫描完成，已是第二天的凌晨 3 点。

别说艾滋病患者的遗体，即使是正常人的遗体，解剖起来，也令许多人胆战心惊。尤其是传染性极强的艾滋病病毒，虽然患者已经死亡，但是仍具有传染性，而且一旦传染，将无药可治！

即便做了多重防护措施，仍有一次我在解剖股动脉灌注福尔马林时不小心剪破了佩戴的手套，差点伤及手指。多年以后，我们都曾在不同医院做过 HIV 化验，结果均为阴性。探索研究的过程，有收获也有风险。

积累了 3000 多例艾滋病临床影像资料，解剖了十多具艾滋病患者的尸体，制作了三维断层标本，制备了 2000 多例病理组织切片，并以此为基础，建立了艾滋病影像学数据库。

由李宏军教授主编的艾滋病影像学专著相继出版，《艾滋病临床与影像诊断》《艾滋病眼病影像鉴别图谱》《艾滋病影像与解剖、病理对照图谱》《实用艾滋病影像学》等著作都是在此期间整理出版的。

此后，我在创建"中国解剖网""中国解剖学会网"的经验基础上，又为艾滋病影像学的发展量身定做，创建了"中国艾滋病影像网（www.aidsimage.com）"，为艾滋病影像学的发展起到积极的推动作用。如今，李宏军教授又带领团队，在"中国艾滋病影像网"的基础上，将之扩充为该学科唯一的中英双语门户——"传染病放射学网站（www.infection-radiology.com）"，网站实时更新传染病放射学领域的最新研究成果，让医务工作者在了解世界学术成就的同时，也让世界更好地了解了中国传染病放射学专家的研究成果。如今，这个网站已成为国际传染病放射学专业的重要交流平台。

3. 创建传染病数字影像科技馆

南阳，这里曾孕育出医圣张仲景、智圣诸葛亮、科圣张衡、商圣范蠡，历史悠久、人杰地灵。早在东汉时期，被后世尊为医圣的张仲景撰写的《伤寒论》，不仅奠定了瘟病学的基础，而且对中医传染病学的形成产生了巨大的影响。

仍然是医圣故里的南阳，在斗转星移的 2000 多年后，无独有偶，再次在传染病放射学精准诊疗技术创新研究方面引领国际。仲景故里的南阳医学高等专科学校与首都医科大学共建共享的"传染病数字影像精准诊疗技术科技馆"于 2020 年 4 月成功建成（图 2-175）。

该馆以传承"仲景精神"为己任，以"圣地灵光·生命至上"为主题。植根仲景故里，放眼未来科技，以世界级学术水平的数字影像精准诊疗技术，让更多的人理解和懂得：感恩生命、敬畏生命、尊重生命、珍惜生命、关爱生命！

本馆以李宏军教授在南阳医学高等专科学校工作期间，与解剖教研室刘荣志、程田志等教授共同参与解剖艾滋病捐献者遗体制作的 500 多件标本为主，辅以其他传染病标本建成。全馆分为三个场景。第一场景：艾之殇。以虚拟讲解系统、RV 虚拟人体、艾滋病大体标本等，展示艾滋病等传染病对人类的伤害。第二场景：哀之伤。以艾滋病断层标本与影像病理对照灯箱、全身包埋塑化标本、铸型标本等，展示感染艾滋病后的哀伤之情。第三场景：爱之尚。关爱艾滋患者铜塑、传染病影像成果展示、光影互动通道等，展示关爱艾滋病患者的高尚。

科技馆凝练一个"特"字，以南阳传统历史"四圣文化"为切入点，以"弘扬仲景精神，传承大医精诚"为己任，着力传承与创新发展，打造和凸显南阳医专独特的人文精神与科学精神。

突出一个"智"字，即充分挖掘和提取传统文化的精髓，创新发展现代科技成果，应用现代数字信息技术（如人体解剖教学软件、传染病病原微生物学 3D 数

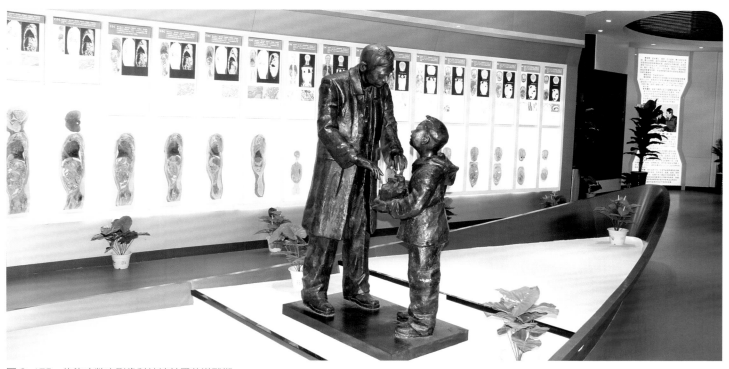

图 2-175　传染病数字影像科技馆关爱艾滋雕塑

字软件、艾滋病断层影像解剖 3D 数字软件，及 VR 虚拟仿真、互动翻书、雷达互动地面、全息成像虚拟主持）。以"线上与线下相结合，虚拟与现实相结合，教学与科普相结合，科学与人文相结合"的创新发展理念，围绕"以人为本"的人体生命科学知识普及这一核心要旨，成为一个集"医、教、研、工"与"科学知识

普及""人文关怀与治疗"于一体的国际交流合作平台，致力于使更多的服务群体受益。

同时，该馆展示了李宏军教授早年在南阳工作期间留下的第一手研究资料，如今许多已经成为珍贵的文物。还有李宏军教授的研究成果，比如《传染病影像学诊断指南》《艾滋病影像学诊断指南》《实用传染病影像学》《实用艾滋病影像学》《实用感染炎症相关肿瘤放射学》等研究著作 32 部，部分著作获国家自然科学出版基金支持及获评国家"走出去"重点出版精品教材等，以及有国际著名的出版商 Springer 约稿出版的 *Radiology of HIV/AIDS, Radiology of Infectious Diseases* 1-2, *Radiology of Influenza* A（H1N1）等 15 部英文版专著。馆内还陈列有由李宏军教授牵头首次创建的国际传染病放射学领域唯一的英文杂志 *Radiology of Infectious Diseases* 等。

这些成果开创了该领域国内外的先河，丰富和发展了医学影像学理论及学科体系的内涵，对国际传染病放射学创新学科体系形成具有推动作用。

正可谓：上承五千年仲景文化悬壶济世论伤寒；下启三十载创新检测精准诊疗控传染。

可以毫不夸张地说，南阳，这块人杰地灵的风水宝地，孕育了艾滋病放射学及传染病放射学的原始基因，为传染病放射学走向国际举行了奠基礼。

4. 创建传染病放射学术组织

在国际艾滋病放射学界崭露头角的李宏军教授，吸引了国内国际众多的关注目光。作为海外归国特殊人才，李宏军教授被调入北京佑安医院，担任放射科主任，在更高的平台，开始了从艾滋病影像学到传染病影像学、感染与炎症放射学、炎症相关肿瘤放射学的探索。

"任何时候，都不会忘记南阳医专，那里是我起步的地方、心灵的家园，还有一帮共患难的弟兄。"作为南阳人，取得辉煌成就的李宏军教授，始终把故乡南阳医专视作他传染病放射学事业的起点。

刚到北京工作伊始，李宏军教授便开始着手推动传染病放射学在国内的发展，并联合国内外相关学者，从组织召开艾滋病影像学会议，拓展到传染病放射学会议，使国内传染病放射学学术交流平台得以建立。

在北京短短数年间，李宏军教授建起了放射学硕士、博士培养点，博士后流动工作站，完成了传染病放射学学科国际化的建设，丰富和发展了传染病放射学的理论内涵，用实力证明了中华放射学学者的智慧和奉献。

李宏军教授牵头创办了 *Radiology of infectious Diseases* 杂志，并带领团队创建了 Radiology of Infectious Diseases 网站。一杂志、一网站为传染病放射学搭建了国际化的专业研究和交流平台，未来创立传染病放射学国际重点学科、打造国际专业人才队伍、实现国际化成果的群体性收益，都是李宏军教授学术国际化思想顶层设计的实践。

2015 年 11 月，第八届国际艾滋病放射学学术会议隆重召开，李宏军教授高声宣布中华医学会放射学分会传染病放射学专业委员会成立，传染病放射学定义由此在国际显露，李宏军教授实现了十年前的初心！成功，只因从未轻言放弃。

想做事、能做事、做成事。从南阳盆地走出来的李宏军教授，正带领传染影像创新团队，不忘初心，继续前行。

二十、徐秋贞：鲜花荆棘，一路有你——我和传染病放射学一起成长

徐秋贞，东南大学附属中大医院江北院区放射科主任，中华医学会放射学分会传染病放射学专业委员会委员，中国研究型医院学会感染与炎症放射学专业委员会兼江苏分会主委，江苏研究型医院学会感染与炎症放射学专委会副主委，江苏省医学会放射学分会委员兼胸部学组委员，江苏省医师协会放射医师分会委员兼胸部学组副组长，南京医学会放射学分会副主委（图2-176）。

刚接触到传染病放射学到时候，我还是门外汉，因为我们综合三甲医院虽然有感染科，但是所有确诊的传染性疾病患者都会转到省传染病院，也就是江苏省传染病医院（南京第二医院）进行诊治。

2015年，中华医学会放射学分会传染病放射学专业委员会筹备成立，经过省医学会领导推荐及资质审核，我非常荣幸成为其中的一员。从那时起，我开始接触到传染病学科的奠基人及领军人物——李宏军教授。在学组主委李宏军教授的带领下，我见证了中国传染病放射学学科的建设和快速发展。他带领的团队不仅创办了国际英文网站，还出版了英文杂志，为国内感染与传染病影像学界搭建了国际化的专业研究和学术平台，并提出"共建、共享、共联、共赢"的发展口号，让我深受鼓舞，开始对传染病这门学科格外感兴趣，从而坚定了投身到中国传染病放射学事业中的信心。

2016年，第九届国际艾滋病临床影像学会议暨第七届全国感染与传染病影像学、中国研究型医院学会感染与放射学分会第一届大会在大连召开。在会上，我结识了不少从事感染、传染病影像工作的参会专家，其中就有陆建教授。他（她）们追随李宏军教授多年，有着共同的愿望，就是想请李宏军教授到江苏授课指导，并搭建江苏省的感染与传染病影像平台。我把这句话牢牢记在心里，经过多方的积极努力，在李宏军教授

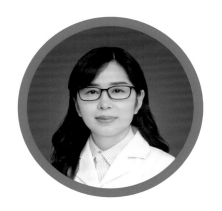

图2-176　徐秋贞

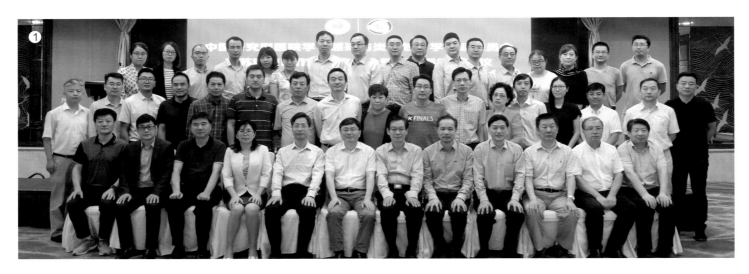

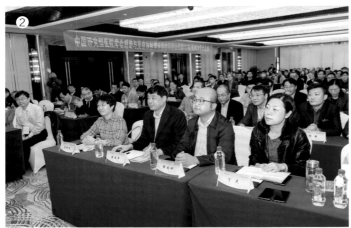

图 2-177　①中国研究型医院学会感染与炎症放射学专业委员会江苏科研协作组成立合影；② 2017 年 9 月 23 日江苏南通举办的感染论坛、年会场景

及陆建教授的大力支持下，中国研究型医院学会感染与炎症放射学专业委员会江苏科研协作组于 2017 年 9 月 23 号在南通成立（图 2-177）。

江苏感染与炎症放射学科研协作组是一支临床经验丰富、科研能力超强的队伍，队伍成立以来，不仅创办了自己的微信公众号，还成功举办了多次极具影响力的省级感染与炎症大会及各类继续教育学习班、感染论坛等，目前已经组建了江苏省的感染与炎症影像学组，进一步推动了江苏省传染病放射学的发展。

尤其是在新冠肺炎疫情发生期间，我作为传染病放射学委员，在李宏军教授的领导下，在疫情防控的第一时间开始总结抗疫的第一手临床经验，与全国的感染与传染病影像专家一起，夜以继日地编写了《新型冠状病毒肺炎影像学辅助诊断指南》中英文版，其对新冠肺炎的预防、控制及精准治疗提供了非常及时的指导和帮助。在此期间，我还积极响应江苏省卫健委的号召，起草了《江苏省新型冠状病毒肺炎医学影像诊断、防护专家共识》，并与李勇刚主任一起，在第一时间发起江苏省的多中心新冠肺炎研究，发表多篇与新冠肺炎相关的SCI论文。

不忘初心，方得始终；征途漫漫，唯有奋斗。我将一如既往地跟随李宏军教授的脚步，和江苏感染与炎症学组一道，推动传染病放射学学科的建设，继续为本学科的发展贡献力量，在实现中华民族伟大复兴的道路上尽自己的绵薄之力。

二十一、杨豫新：大美新疆，抗疫先锋——新疆维吾尔自治区传染病放射学发展历程

杨豫新，男，汉，中共党员，主任医师，新疆维吾尔自治区第六人民医院影像中心主任。任

中华医学会放射学分会传染病影像学组委员；中国医院协会传染病分会传染病影像学组副组长；中国性病艾滋病防治协会感染性疾病影像学会副主任委员；北京影像诊疗技术创新联盟新疆传染病分会主任委员；新疆医学会放射学分会专业委员会委员；新疆医学会影像技术学会委员。主持新疆自然科学基金科研项目1项，参与新疆自然科学基金专题科研项目2项。参与人民卫生出版社出版的多部影像专著的撰写，如《实用传染病影像学》《艾滋病影像学诊断指南》《传染病影像学诊断指南》《中华医学影像案例解析宝典（传染分册）》《布鲁氏菌病诊疗及防控手册》，以及国家卫健委8种传染病影像诊断标准的制订等。举办国家级及自治区继续教育培训班2项，国内传染病影像年会讲座12次，全疆各地、州、市讲座4次，在国家核心期刊发表论文16篇，SCI论文3篇。研究方向为新发传染病及新疆维吾尔自治区常见传染病的影像诊断及鉴别工作（图2-178）。

1. 科史

新疆维吾尔自治区传染病医院放射科于2003年非典疫情之后成立，前身为新疆维吾尔自治区疾控中心附属传染病医院，2007年归属新疆维

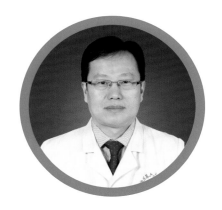

图2-178 杨豫新

吾尔自治区卫健委管理，2013 年改为新疆维吾尔自治区第六人民医院，2020 年 10 月整体划归新疆医科大学，成立新疆医科大学第八附属医院，自治区重大公共卫生救治中心。

放射科发展共分为三个阶段。第一阶段 2003—2009 年，条件简陋，人员较少，只有一台北京万东 500mA X 光机。第二阶段 2010—2013 年，放射科更新了装备水平，购入双排螺旋 CT、CR、DR、数字化胃肠机。第三阶段 2014—2020 年，引进传染病医院第 1 台 1.5T 核磁共振，CT 升级为 64 排及 128 排 CT 各 1 台，方舱 CT 2 台，DSA 1 台。放射科在 10 年的发展过程中，得到了翻天覆地的变化。

2. 新疆传染病放射学科研史

新疆维吾尔自治区为传染病集中区域，各种传染病高发，具有一定的区域性特色，2010 年之前受条件影响，基本上没有科研成果。2010 年李宏军教授第一次到新疆维吾尔自治区传染病医院考察，建议提升放射科装备水平，培养人才，成立科研小组，这些年李宏军教授多次来疆帮扶，亲自授课，协调科研项目，培养人才，使新疆维吾尔自治区传染病放射学得到了快速地发展。

这 10 年在李宏军教授的带领下，新疆维吾尔自治区传染病放射学从无到有，我参与了李宏军教授多部专

著的编写，成立了新疆维吾尔自治区传染病放射学学术团队，在国内多个传染病放射学学术组织任职。我们科室发表论文 30 余篇，SCI 论文 2 篇，合作发表 SCI 论文 3 篇；主持新疆维吾尔自治区自然科学基金项目 2 项，合作科研课题 4 项，参与国家及自治区重大科研项目 3 项；参编国内及疆内传染病影像专家共识及指南 6 项；承担国家级继续教育项目 2 项。

重大事件（图 2-179 - 图 2-184）

（1）2010 年 9 月李宏军教授第一次来疆调研

（2）中国医院协会传染病医院分会影像专业学组任职

（3）举办疆内国家级医学继续教育项目并成立新疆医学会放射学专业委员会感染性疾病影像诊断学组

（4）李宏军教授在新疆医科大学考察

（5）组织自治区疑难病例讨论会

（6）组织疆内专家参加全国传染病影像学术会议

（7）2020 年新冠肺炎自治区影像救治团队成立

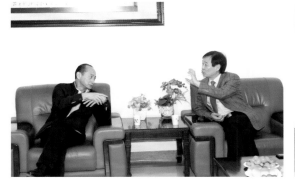

图 2-179　李宏军教授与李明院长交流座谈

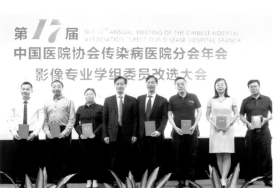

图 2-180　杨豫新教授当选中国医师协会传染病医院
分会影像专业学组副组长

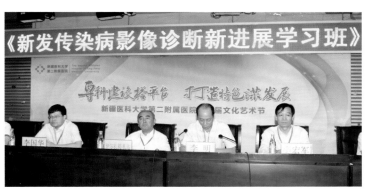

图 2-181　举办疆内国家级继续医学教育项目并成立新疆医学会放射专业委
员会感染性疾病影像诊断学组

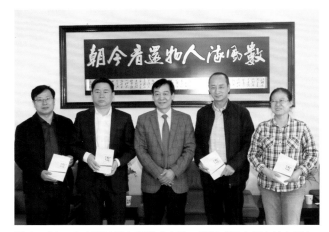

图 2-182　李宏军教授来疆学术交流，赠送《不忘初心的力量》

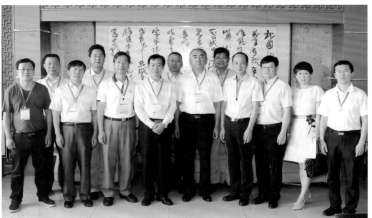

图 2-183　组织疆内专家参加全国传染病影像学术会议

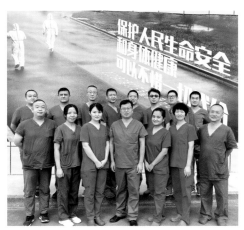

图 2-184　2020 年新冠肺炎自治区影像救治团
队合影

二十二、杨州：不忘初心，牢记使命，为传染病放射学的发展尽力尽心尽责

杨州，女，中共党员，主任医师，教授，山西医科大学第一医院影像科副主任，山西医科大学硕士研究生导师，山西省卫生系统第七批医学学科带头人，中华医学会放射学分会传染病放射学专业委员会委员，中国研究型医院学会感染与炎症放射学专业委员会常委，中国性病艾滋病防治协会艾滋病临床影像学组常委，山西省抗癌协会肿瘤影像专业委员会顾问，*Radiology of Infectious Diseases* 杂志审稿专家，《实用医学影像杂志》编委，《山西医科大学学报》特约编委（图 2-185）。

2008 年 11 月 12 日至 14 日，我荣幸地以 VIP 的身份参加了由北京佑安医院北京广安会议中心举办的首届全国艾滋病影像学研讨会（图 2-186、图 2-187）。这次学术盛会非常精彩，可以说意义非凡，在宏大无比的艾滋病断层解剖实验室里我人生第一次亲眼看到了艾滋病断层标

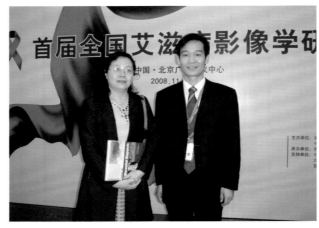

图 2-186　杨州教授与大会主席李宏军教授合影

本，再加上精彩的学术讲座内容，震惊了所有的参会者，包括我们的老前辈，参会的每一个人都收获甚大，涨了新的知识、见识，开阔了眼界。我被李宏军教授锲而不舍钻研艾滋病影像的精神深深感动，更加感谢和敬佩这位学者、教授。更重要的是，这场盛会让来自全国各地的有志影像人在李宏军教授的带领下共谋发展，开创了艾滋病影像的新征程，为中国传染病放射学奠定了基石，我也毅然决然地加入了这个行列，我参与、经历和见证了传染病影像学组的创建、发展和壮大，我也和大家一起经历过磨难，我目睹了传染病影像走向世界的全过程。我衷心感谢李宏军教

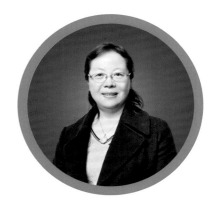

图 2-185　杨州

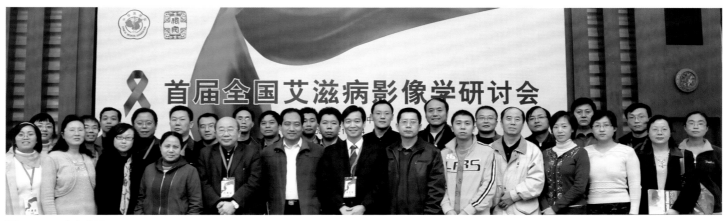

图 2-187　参会合影

授、陆普选教授、刘晋新教授、张玉忠教授、鲁植艳教授、施裕新教授等为中国传染病影像做出的巨大贡献，您们是开创者、先行者，也是领导者、实施者，您们辛苦了！中国乃至世界的传染病放射学的发展史上必将留有您们的名字。此时，我也真心希望传染病影像的年轻一代珍惜这来之不易的成果，聚团队之智慧，牢牢掌握国际传染放射学领域的话语权，做新时代传染病影像人，推动中国传染病放射学不断向前发展，为传染病放射学走向世界贡献自己的力量。

2009 年 4 月 24 日至 26 日，在首都医科大学留学生服务中心（海外宾馆），中国性病艾滋病防治协会关怀与治疗工作委员会艾滋病临床影像学组成立了！本次会议回顾和总结了中国艾滋病临床影像学的发展状况，选举了艾滋病临床影像学组的委员，制订了艾滋病临床影像学的发展规划等，本次会议是中国艾滋病临床影像学发展史上具有里程碑意义的一次会议。经筹备组诚挚邀请，我参加了本次学组成立会议，参与指导艾滋病临床影像学组委员选举及组建工作，并就艾滋病临床影像学的学术发展提出合理的意见。我亲眼目睹和经历了这个过程。

2009 年 11 月 13 日至 15 日，我和我们山西的艾滋病影像团队共 7 人参加了在北京京西宾馆举行的第二届全国艾滋病临床影像学研讨会暨培训班：科技关"艾"，改变未来。

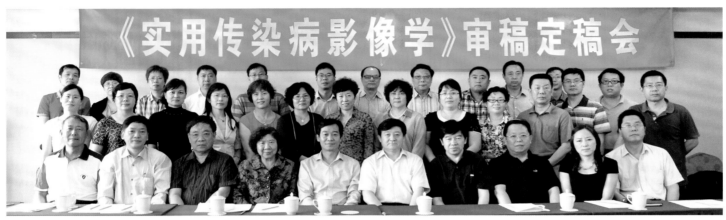

图 2-188　《实用传染病影像学》审稿定稿会

同时，我也参与了《实用传染病影像学》的编写工作（图 2-188）。

2015 年重返郑州！第八届国际艾滋病临床影像学会议暨第六届全国感染病影像学学术会议在河南郑州嵩山宾馆隆重召开，这是一次划时代的盛会，因为这一天，传染病放射学终于回归到中华医学会放射学分会了，所有的传染病影像人都会记住这一时刻，历史应该记住这一天，因为传染病放射学正是从这里走出来了，走向世界！同时，我们心存感恩，感谢一直鼓励和支持我们传染病放射学的慧眼人——徐克教授，本次会议，山西参会代表 26 人，有三甲医院、传染病医院

的院长、科主任、副主任医师、博士硕士研究生及临床、影像医生、超声医生。作为传染病影像人，我为此兴奋高歌！我衷心感谢李宏军教授团队为学会做出的巨大贡献，您辛苦了！

二十三、放射科医生张笑春的新冠纪事

2020 年年初，新冠肺炎疫情发生，张笑春时任武汉大学中南医院的三级教授、二级主任医师、影像科副主任（图 2-189、图 2-190）。

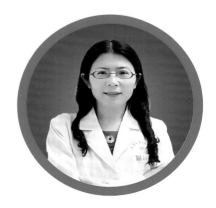

图 2-189　张笑春

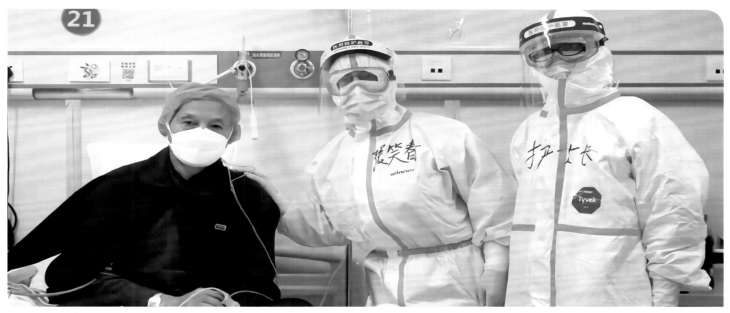

图 2-190　张笑春在雷神山病房

　　张笑春，这位内蒙古大草原走出来的牧羊姑娘、华西毕业的医学高才生、近 10 年军旅生涯的医生，因兼具北方人和军人的行事风格，常自嘲为"二的平方"，尤其在这次新冠发生高峰期将率性敢言、勇于担当和主动作为的品质体现得淋漓尽致。

　　作为一名医生，她对新发传染病有着敏锐的专业判断。2019 年 12 月 31 日参加医院关于"不明原因肺炎的防控会议"。于当日下午 13：30 在科室主持召开了"不明原因肺炎应对紧急部署会议"（图 2-191），会议上张笑春教授简要梳理"不明原因肺炎"（以下简称"不肺"）发病纪事，然后传达了中南医院防控该病的相关举措，并推出了影像科"不肺"防控的紧急应对措施和 DR 及 CT 检查流程路径。当晚 23：51 发布武汉大学中南医院放射科微信公众号：《面对"不肺"，武汉大学中南医院影像科在行动》（公众号链接：https://mp.weixin.qq.com/s/SLDeaSQ5N5g-oKo9rgP-

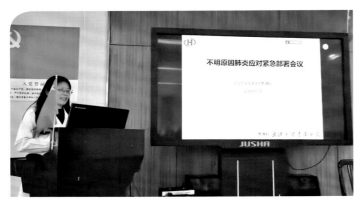

图 2-191 张笑春在武汉大学中南医院影像科会议室召开“不明原因肺炎应对紧急部署会议”

2020/2/26 【湖北日报】CT影像成为新型肺炎临床诊断病例标准 -湖北省卫生健康委员会

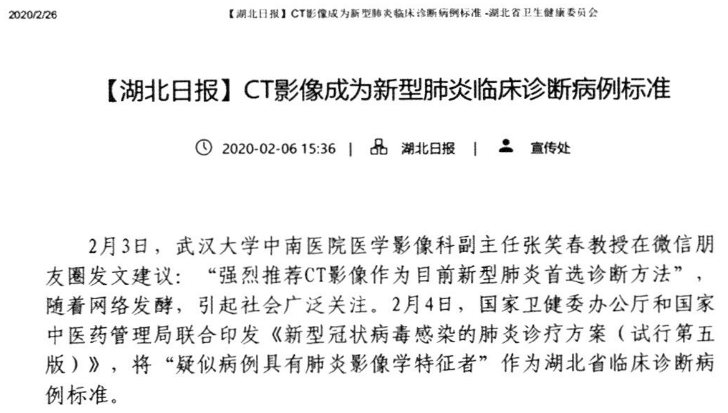

【湖北日报】CT影像成为新型肺炎临床诊断病例标准

2020-02-06 15:36 | 湖北日报 | 宣传处

2月3日，武汉大学中南医院医学影像科副主任张笑春教授在微信朋友圈发文建议：“强烈推荐CT影像作为目前新型肺炎首选诊断方法”，随着网络发酵，引起社会广泛关注。2月4日，国家卫健委办公厅和国家中医药管理局联合印发《新型冠状病毒感染的肺炎诊疗方案（试行第五版）》，将“疑似病例具有肺炎影像学特征者”作为湖北省临床诊断病例标准。

图 2-192 湖北卫健委官网公布

vg）。当晚 23 ：58 分享到其个人朋友圈，成为放射科领域公开以科室微信公众号向社会预警的第一人。

2020 年 1 月 3 日她强迫父母退票，取消了家人回内蒙老家过春节的计划，从一个医者的角度牺牲“家人和小我”，顾全抗疫大局。

作为一名医学影像科专家，张笑春教授分析了疫情之初一个多月近千例的影像数据，不但在病原学检查量少且特异性不高时，为湖北找到了简便直观的诊断依据，而且还执笔编著世界上首部《新型冠状病毒（2019-nCoV）感染的肺炎诊疗快速建议指南》中的影像部分。2020 年 2 月 3 日，张笑春教授在个人微信朋友圈呼吁“CT 影像作为新冠肺炎诊断主要依据，叫停家庭留观，改为单间隔离，以此阻断聚集性感染”，成为新冠肺炎期间放射领域专家发声第一人，被誉为“活着的吹哨人”。

2020 年 2 月 5 日《新型冠状病毒感染的肺炎诊疗方案（试行第五版）》确立“CT 影像”为湖北“临床诊断标准”，成为改变新冠肺炎诊断标准的第一人，2020 年 2 月 12 日实施当天，日入院临床诊断 13 332 例（图 2-192）。

为了推进“影像临床诊断标准”的实施，解决固定 CT 设备不足的瓶颈，她于 2020 年 2 月 7 日中央电视台“湖北战役直播间”栏目直播时提出“移动车载方舱 CT”概念，呼吁方舱 CT 支援湖北，开创了机动、灵活和共享的"方舱 CT"时代（"战疫情特别报道·武汉直播间专访中南医院影像科副主任张笑春"，央视网 2020 年 02 月 07 日 11：55）。

2020 年 1 月 8 日张笑春教授向院领导建议，医院要及时收治"不肺"患者和强制留观密切接触者，可以征用酒店和学校。2020 年 1 月 9 日她又向分管书记汇报陈述："积极防控新冠非常重要，否则将造成比非典还重的后果"。2020 年 2 月 22 日解决武昌区七医院"挤兑医疗资源事件"，避免了发生踩踏，同期呼吁军队介入武汉疫情防控。

张笑春教授抗疫期间坚持将中国专业经验分享给世界，共发表新冠肺炎的 CT 诊断标准或指南 8 部、主编或参编新冠肺炎著作 6 部，以通讯作者发表新冠肺炎论文 8 篇（SCI 论文 4 篇），专业讲座 7 场。

张笑春教授从疫情整体防控角度提出的几项专业建议，改变了新冠诊断标准、叫停了隔离方式，她 2020 年 2 月 12 日提出的《针对新冠肺炎防控采取"宽进、严出、再医学隔离"的"闭环管理模式"》建议，被纳入人民日报内参，促进了第六、第七版指南中关于新冠肺炎患者出院后隔离措施的完善。

疫情期间，居家的大学生们出现思想波动，张笑春教授走进大学生"在线公开课"课堂，从剖析自身出发，教育当代大学生要做一个"小人物、真性情、大情怀"的人，"一个具有社会责任感、历史使命感的新时代幸福人"，"一个在全球抗疫中有责任与担当的人"等系列讲座。

为了老百姓能够科学有序地抗击新冠，张笑春教授在疫中和疫后先后在百家号、微博和个人微信号做了 16 场防控科普，点击率单篇高达十几万。

张笑春教授的战疫事迹先后被中央电视台、新华社、《人民日报》《半月谈》《光明日报》《中国妇女报》《瞭望》《高等教育报》《读者》《人物》《中国青年报》《湖北日报》《长江日报》等数百家国内媒体报道，并接受中央电视台董倩专访"战役情——武汉直播间"。此外，还被新华社列入武汉战'疫'全景纪录片——《英雄之城》的采访报道。张笑春成为首次被《纽约时报》正面报道的中国抗疫一线医生，被《南华早报》和多家欧美外媒正面报道。

张笑春教授的战疫故事告诉我们：大疫面前保持头脑清醒，既不盲目迷信权威，也不轻易否定他人，要通过调查研究、勤于思考，做自己能做的、会做的、想做的、应该做的正确的事情，把质疑或打击当作动力，有则改之、无则加勉，把勇于担责任和敢于做实事落实到自己工作中去，做一个不被本职工作所限制的、让事情推着走的人。她生动地诠释了一个"小人物、大格局"放射人的"家国"情怀。

二十四、许传军——与传染病放射学的"不解之缘"

许传军，副主任医师，医学博士，硕士研究生导师。就职于南京市第二医院（南京中医药大学附属南京医院、徐州医科大学南京第二临床学院、东南大学附属第二医院）（图 2-193）。

学术任职： 江苏省医学会肝病学组委员；南京市医学会放射学分会专家委员会专委会委员；江苏省研究型医院学会感染与炎症放射学专委会常委；江苏省肿瘤防治联盟胃癌专家委员会委员；中国艾滋病临床影像学专委会常务委员；《新发传染病电子杂志》常务编委；全国大型医疗设备上岗证考试（MR、CT 医师）命题专家组成员；中国医院协会传染病医院分会传染病影像学组委员；中国防痨协会影像分会委员。

社会任职： 南京市鼓楼区政协委员；中国农工民主党南京市第二医院支部主任委员；中国农工民主党南京市委理论研究专委会副主任委员。

1. 与传染病放射学的邂逅

在读硕士研究生时，我认为腹部脏器多，病变复杂且更具挑战性，因此选择从事腹部影像学作为研究方向，并在导师推荐下，于研三这年到上海交通大学附属瑞金医院进行为期一年的科研训练。当时我立志在腹部影像学的方向做出点成绩。硕士毕业后我入职到南京市第二医院工作，也是现在的南京中医药大学附属南京医院，为南京中医药大学直属的临床教学医院，属于三级甲等医院。经过近 20 年的发展，南京市第二医院已经发展成一所综合性医院，但翻看医院的历史就知道，这是一所以传染病渐长的医院，医院两地发展（市中心院区发展建设综合医院，汤山分院即南京市公共卫生中心负责收治传染性疾病）。南京市第二医院一直秉承"强综合、精专科"的发展理念，目前该医院传染病的相关学科排在江苏省第一位，感染病学科也是国家级重点学科。由于工作环境的变化，个人专业的发展必须适应医院大环境的改变，我也坚信借助传染病重点学科的背景，一定能干出一点成绩。所以参加工作后，我就将研究方向转变到传染病及感染性疾病影像学的研究方向，借助硕士阶段腹部影像研究的基础，我从腹部的感染性疾病开始，踏上传染病放射学这个学术领域，并与传染病放射学产生了不解之缘。

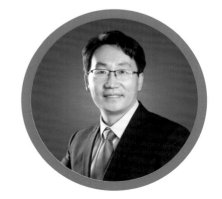

图 2-193 许传军

2. 与传染病放射学知名专家的结缘

研究生毕业后的第 2 年，也就是 2011 年（当年正值纪念辛亥革命 100 周年），我在上海市第一次参加了艾滋病临床影像学会议，会议上见到了目前在国内享有极高声誉的专家——李宏军教授、陆普选教授、施裕新

教授。他们是传染病放射学的奠基人，也是最早从事传染病放射学的专家。我在这次会议中听取了国内几位大咖高屋建瓴的学术讲座，获益匪浅，看到了传染病放射学发展的美好前景，更加坚定了从事传染病放射学的信心（图 2-194、图 2-195）。从 2011 年起，我十年

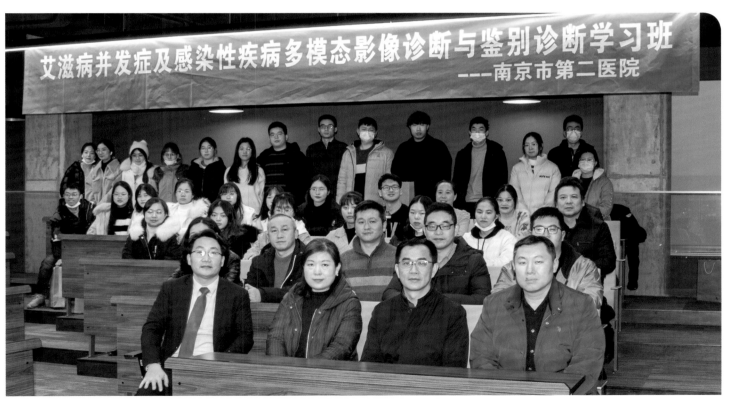

图 2-194 许传军教授工作照（第一排左一）

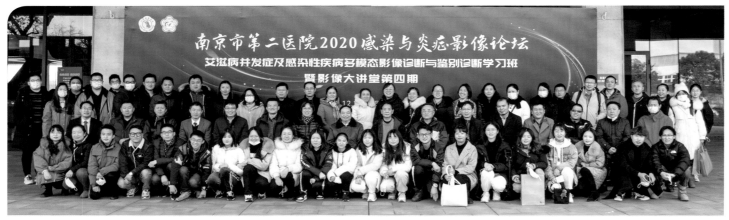

图 2-195　南京市第二医院 2020 感染与炎症影像论坛合影

如一日地跟随几位大咖进行学术交流，一直在这个学术领域进行研究，并且在 2017 年获得博士学位，博士阶段的研究方向是传染病放射学，这也为后面取得传染病放射学的各种成绩奠定了基础。

3. 与传染病放射学的一往情深

带着对传染病放射学的热爱，这十几年来，我一直矢志不渝地从事传染病放射学的研究，在江苏省的传染病放射学方面做出了特色，填补了省内专业的空白。获得多项省、市级传染病放射学方面的课题立项，发表包括 SCI 论文在内的学术论文 40 余篇，主编及参编传染病放射学相关专著 5 部。此外，我多次在中华医学会放射学分会年会、中国医师协会放射医师分会年会进行专题讲座，并被评为优秀专家学术讲座 1 次。在中华医学会青委会读片大赛中获个人一等奖。连续 3 年成功举办以传染病影像学为专业方向的江苏省省级继续教育学习班；连续 3 年举办"南京市第二医院感染与炎症影像论坛"，每次参会人数达 300 多人，将学术成果进行省内、外的推广与应用。在 2020 年的新冠肺炎疫情中，我身先士卒冲在一线，被中国农工民主党江苏省委评为"抗击新冠先进个人"（图 2-196）。此外，我还参与了《中国新冠肺炎影像学诊断指南》的制定；以主要执笔人参与编写《肺结核影像诊断标准》；以第一执笔人参与撰写了《江苏省新冠肺炎影像学诊断及防护专

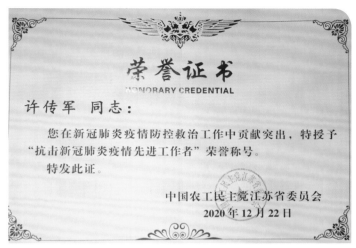

图 2-196　荣誉证书

了该领域的学术话语权。尤其在当下新冠肺炎疫情防控过程中，中国传染病放射学团队在全球率先制定出国际CT影像学辅助诊断标准，以及新冠肺炎放射学检查方案与感染防控专家共识，相关影像学诊断内容被国家卫健委制定的新冠肺炎诊疗方案采纳，被国际著名的《欧洲放射学》及中科院隶属杂志等转载发表并在全球推广应用，世界范围内已有81个国家分享了中国经验，从而及时有效地发挥了传染病放射学在新型冠状病毒预防、诊断和治疗中的巨大主力军作用，充分彰显了中国传染病放射学适时发展进步的现实意义。

在上级学会的引领下，江苏省传染病影像学二级专业委员会也蓬勃发展，在徐秋贞教授、李勇刚教授的组织下，举办了连续四届的感染与炎症学术会议，积极将学术成果进行省内的推广交流，成为江苏省医学会的专业学会中非常活跃的专委会之一。在2020年新冠肺炎流行期间，我们积极地进行多中心的科研协作，做出了优秀的学术成果，完成了《江苏省新冠肺炎影像学诊断及防护专家共识》，为江苏省新冠肺炎的防控起到非常积极的作用。

"舵稳当奋楫，风劲好扬帆"，传染病放射学正走在国际前列，我们将团结在以李宏军教授为核心的传染病放射学团队周围，在这个学术平台上不忘初心，继续努力，争取更大的成绩，为人类的健康贡献青春与力量。

家共识》。我的先进事迹被《人民政协报》、中国农工民主党江苏省委员会、中国农工民主党南京市委员会的宣传窗口进行多次宣传。

4. 与传染病放射学携手与展望

与传染病放射学结缘的十几年来，我见证了这个学科在李宏军教授等专家的带领下取得的巨大成就，中国传染病放射学的专家团队经过20多年坚持不懈、执着耕耘，使中国传染病放射诊断学从无到有、从有到优、从国内走向了国际，赢得了世界的尊重。中国传染病放射学领导和组织者们集体发出了全球最强声音，并掌握

二十五、黄葵：见证传染病放射学的发展

黄葵，广西壮族自治区龙潭医院感染科一病区主任，主任医师。从事艾滋病临床工作十多年，在艾滋病抗病毒治疗、艾滋病合并机会性感染诊疗等方面有丰富的临床经验。参与编写《实用传染病影像学》《寄生虫病影像学》和《艾滋病典型病例精析》等著作，获广西医药卫生适宜技术推广奖三等奖 2 项（图 2-197）。

学术兼职： 中国性病艾滋病防治协会感染（传染病）放射学分会常务委员；广西医院协会传染病医院管理分会第一届委员会委员；广西预防医学会第四届理事会理事；《新发传染病电子杂志》编委；广西艾滋病诊疗质控中心临床专家组成员。

1. 缘定 2008

2008 年 10 月至 12 月，我在北京佑安医院参加"国家级艾滋病临床进修培训班"学习，其间恰逢李宏军教授举办第一届全国艾滋病临床影像学

会议。在这次会议上我认识了李宏军教授，了解到他刚从国外学成归来的时候没有留在条件优越的大城市，而是选择了当时艾滋病多发的地区——河南省南阳医学院工作，致力于艾滋病影像的研究。他在防护措施简陋的条件下，冒着极大的风险并主动争取到艾滋病患者的尸体，用于影像检查、尸体解剖、病理分析等研究，他也因此积累了丰富的经验，取得了前沿的研究成果。在那个人们对艾滋病避之不及的年代，李宏军教授这种不畏艰险、勇于探索的精神让我感到十分敬佩！我们几个培训班的同学经常相约在周末时间去找李宏军教授请教问题，令人意外的是，每次去时他都在办公室忙着工作，他的日程里没有周末！这让我们几个临床医生心里充满了感慨，从此我坚定了对李宏军教授创立的传染病放射学的追随。

2. 见证艾滋病临床影像学组的发展

中国性病艾滋病防治协会关怀与治疗工作委员会艾滋病临床影像学组在 2009 年 4 月成立了，我有幸成为其中的一员，是为数不多的临床医生之一（图 2-198、图 2-199）。由于之前各部门

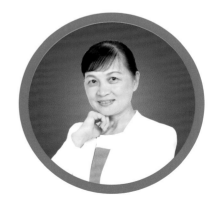

图 2-197 黄葵

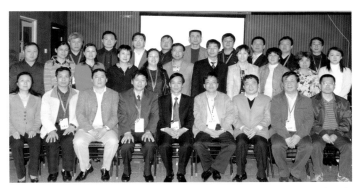

图 2-198　中国性病艾滋病防治协会关怀与治疗工作委员会艾滋病临床影像学组成立合影

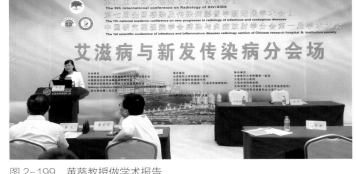

图 2-199　黄葵教授做学术报告

对传染病影像不重视，各种支持力度不够，李宏军教授曾戏说我们是"丐帮"，但老师们的工作热情仍很高涨。非常令人欣慰的是，这十几年来学组克服困难，队伍不断发展壮大，学组也升级为中国性病艾滋病防治协会感染（传染病）影像工作委员会，本人也荣幸地担任委员、常委。

3. 坚持参加国际艾滋病临床影像学会议，参与编写书籍

人们常说"与智者同行，你会不同凡响；与高人为伍，你会登峰造极。"李宏军教授就是我心目中的智者，

学组的老师们就是我认识的高人，正因为有这个优秀的团队鼓舞着我，让我在这里收获满满。十多年来，我参加了多届国际艾滋病临床影像学会议暨全国感染与传染病影像学新进展学术会议，并 3 次在会上做了学术交流，正是传染病影像学组这个平台让我这个临床医生有机会跟影像学的老师们一起学习，并分享自己的经验。我有幸参与编写的《实用传染病影像学》《寄生虫病影像学》对临床工作具有实际的指导作用，在撰稿过程中，我深深感受到各位参与编写的影像学老师们在专业技术上的不凡造诣。

二十六、汪丽娅：追随新中国传染病影像人的足迹

汪丽娅，主任医师，教授，博士生导师，留美博士后。现就职于南方医科大学附属龙华医院，从事医学影像诊断及研究工作 30 余年，在埃默里大学医学院放射科进行医学影像相关研究工作 10 余年。荣获埃默里大学博士后杰出成就奖、深圳市龙华区高层次人才（图 2–200）。

担任中华医学会放射学分会传染病放射学专业委员会委员；中国医师协会放射医师分会呼吸专委会委员；广东省医师协会放射科医师分会常务委员；广东省抗癌协会放射治疗专业委员会常务委员；国际医学磁共振协会会员及专业审稿专家等。

主持国家级、省科技厅、卫健委及国际合作项目 6 项，经费上百万，发表 SCI 文章近百篇，其中最高影响因子 14.588。

作为新一代的传染病影像人，回顾这几年在传染病影像学的征途上风雨兼程、星火燎原。

2015 年年初刚刚结束了留美 10 余年学术生涯的我怀揣着一颗拳拳之心回国发展，同年 6 月 25 日在武汉召开的中华医学会放射学分会年会上，我有幸认识了正在创办传染病放射学专业委员会的主任委员李宏军教授，并有幸加入到他带领的传染病放射学团队成为其中一员。

当时的我对传染病放射学还非常陌生，还记得当时我第一次见李宏军教授后就被他对事业的热情和执着深深感染了，我还清晰地记得他对我说的那句话，"如果你想做事，也能做事就到我这个团队来吧，我会为你提供最好的发展平台，让你一定能做成事！"为此，我踏上了追寻探索传染病放射学的学术生涯。回忆这几年的风雨兼程，往事历历在目：2016 年 8 月在大连召开的第七届全国感染及传染病临床影像学新进展学术会议上，按照李宏军教授的要求我负责本次会议新增的研究生英语论文演讲比赛分会场，会场上年轻的 15 名英语比赛选手表现非常优秀、演讲精彩，经过激烈的竞争决出一等奖 1 名、二等奖 2 名、三等奖 3 名，比赛结束后评委和选手们合照留影，记录下学会首届英语比赛这一令人激动、难忘的时刻（图 2–201）。

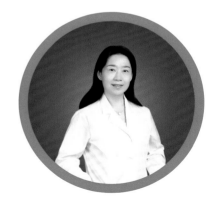

图 2-200　汪丽娅

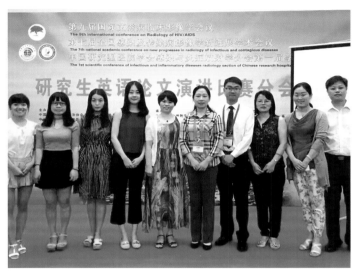

图 2-201 2016 年 8 月在大连召开的第七届全国感染及传染病影像学新进展学术会议上英语竞赛选手和评委合影

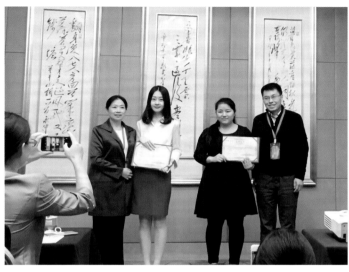

图 2-202 2017 年 11 月在武汉举办的感染性疾病影像学组第八届全国学术年会上

自此每年的传染病放射学年会，都可以看见有一个特别活跃的年轻学者身影，在自己的国土上用娴熟的英文慷慨激昂地汇报自己的科研成果。2017 年 11 月在武汉举办的感染性疾病影像学组第八届全国学术年会上，本人作为评委再次见证了传染病放射学组里强劲的年轻选手，从他们身上可以看见我国传染病放射学不仅后继有人，而且是后浪赶前浪、一代更比一代强！（图 2-202）

难忘的 2016 年 10 月 16 日，在苏州国际博览中心召开的中华医学会第二十三次全国放射学学术大会上，李宏军教授亲自带领传染病放射学组全体委员一展学术之外的艺术天赋，声情并茂地表演了一首精彩的诗朗诵："不忘初心、放飞梦想"，给大家留下了极深印象，获得参会者的一致好评，荣获团体三等奖。

李宏军教授率领的这支中国传染病放射学精兵强将在全国各地、大江南北迅速发展：在 2017—2019 年

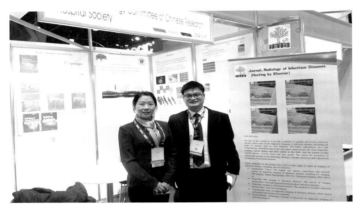

图 2-203　2016 年在 RSNA 国际大会上传染病放射学组首次亮相，在业界引起不小反响

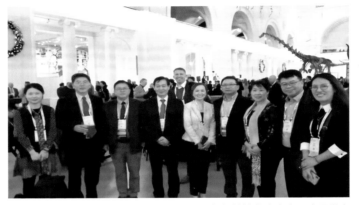

图 2-204　2017 年北美放射年会李宏军教授与美籍华人专家及中国学者合影

的中华医学会第二十四次至二十六次全国放射学学术大会上，传染病影像学分会场带给同行人强烈的震撼，展示了传染病放射学带头人李宏军教授的感召力及其团队的高度执行力。图 2-203、图 2-204 为国内大型学术会议传染病放射学组的部分实拍照片。

　　此外，李宏军教授还将其影响力扩展到国际学术顶级论坛上。2016 年李宏军教授带领团队在放射学界的

顶级学术会议——北美放射学会年会初次摆了一个展台，展位号"3916"极具寓意：在追寻传染病放射学的征途上，尽管我们会历经九曲十八弯的山（三）径，但只要我们坚守初心不畏久（九）经考验，最终一定会是一帆（一）风顺（六），攀上国际高峰。这次展台是李宏军教授带领我们将中国传染病影像学推向世界打响的第一枪，从此在国际影像学大讲台上，李宏军教授多

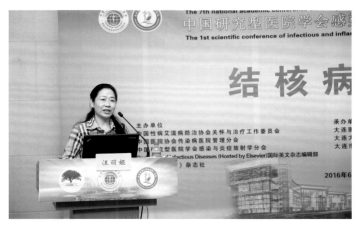

图 2-205　汪丽娅教授做学术报告

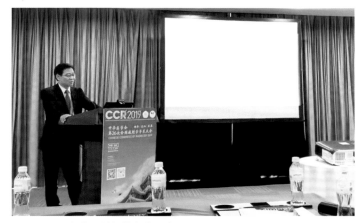

图 2-206　李宏军教授做学术报告

次受邀参加专题讲座，包括 NIH 汇报和历届 RSNA 上的专题讲座（图 2-205、图 2-206）。

　　新冠肺炎疫情期间，李宏军教授第一时间带领学组委员不顾春节假期，分秒必争地制定出中英文版新冠肺炎的影像学诊断指南，对我国和全世界的新冠防疫工作具有重要意义。21 世纪将是病毒和微生物与人类争夺地球统治权的时代，如何早期明确诊断和实施防控措施、降低高病死率、维护社会稳定和经济发展，不仅是世界性的重大公共卫生问题，也是我们传染病影像人肩负的重任与职责。中国影像人已经在李宏军教授的带领下走在了国际传染病放射学的前沿。守护预防，远离传染；守护影像，远离疾病；守护健康，远离死亡！让我们在传染病放射学这条道路上继续勇往直前、继往开来！

二十七、乔国庆：参加传染病放射学会议纪实与感想

乔国庆，主任医师，硕士生导师，德州市人民医院区域影像中心主任。获德州市科学技术进步奖 5 项，发表论文 10 余篇，SCI 文章 1 篇，参编著作 5 部。德州市优秀中青年专家；德州市优秀科技工作者。2003 年在防治"非典"工作中被德州市卫生局和医院党委评为先进个人。在新冠肺炎疫情防控中，是德州市医疗救治专家组及医院肺炎专家组成员，被德州市卫健委评为"优秀抗疫医师"（图 2-207 ）。

1. 燕京邂逅

2014 年 10 月 19 日上午，乔国庆在北京国家会议中心感染学组 203 D 会议室，初次与李宏军教授邂逅，也初步了解了传染病放射学。当时曾蒙苏、马大庆、陆普选、施裕新、刘晋新等知名教授汇聚于小小的会议室，徐克教授亲临现场并致辞。那时很多人没想到的是，传染病放射学就是由李宏军教授创立，并推向世界的崭新放射学亚学科。我和齐鲁医院放射科于德新主任当时一起听课，并被获赠一本李宏军教授主编的 *Radiology of HIV/AIDS*。

2. 初入组织

2015 年，我经山东省医学影像学研究所主任、中国研究型医院学会感染与炎症放射学专业委员会副主委刘强教授介绍加入学会，第一次参加的学会活动，即 2016 年 6 月 23 日至 25 日第九届国际艾滋病临床影像学会议暨第七届全国感染及传染病临床影像学新进展学术会议、中国研究型医院学会感染与炎症放射学专业委员会第一届大会，从而进一步了解传染病放射学的内容，以及李宏军教授的突出贡献和其在学术上的重大成就（图 2-208~ 图 2-210 ）。

学习中，我看到承办单位大连医科大学第二附属医院的院徽时感到莫名的兴奋，因为其与

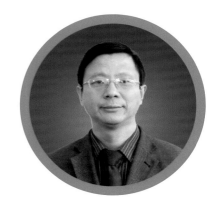

图 2-207　乔国庆

他在 1997 年在蓬莱参加山东省放射年会时看到的蓬莱电视台台标极为相似，可能因为烟台蓬莱长岛之北隍岛与大连最近距离不足 50 公里之故，自古山东半岛与辽东半岛先民交流就比较广泛，语言文化习俗方面有着惊人的相似之处。我是 2015 年才开始使用微信，微信头像受到蓬莱电视台台标启示，下载了卫计委徽章的蛇杖，将白蛇变形成"德州"的拼音首字母，与蛇杖构成"放射学"的英文首字母 R，我院院徽作为一点与蛇杖构成"影像"的英文小写首字母 i，同时"IR"也是介入放射学的英文简写，代表了他曾经热爱的 10 余年的介入放射学工作，而感染放射学英文首字母也是 R 与 I，让人不禁感慨这奇妙的机缘。

会议成立了中国研究型医院学会感染与炎症放射学专业委员会，建立了"研究型医院感染放射组委会"微信群。

3. 赣州会议

2017 年 4 月 14 至 16 日，我参加了在江西赣州由中华医学会放射分会传染病放射学专业委员会主办的新发传染病临床影像诊断与鉴别诊断新进展学习班。会上学习了李宏军教授的《HBV相关肝细胞癌演变 MRI 分级诊断新释疑》、陆普选教授的《人禽流感病毒肺炎临床影像诊断和鉴别》、施裕新教授的《艾滋病合并肿瘤的影像诊断进展》、刘强教授的《颅内特殊感染的影像学表现》、赵绍宏教授的《以空洞为特点的肺部感染的CT 诊断与鉴别》、何玉麟教授的《肺结核与肺真菌感染的鉴别诊断》等报告。

利用开会空闲之余，我与会代表免不了到当地商店逛逛，感受到当地居民的热情。每当向当地市民问路时，他们总是放下手中的活停下来，详细回答，有的甚至带我们到目的地。有位代表住宿发票掉在了一个商店，一位店员捡到后跑了很远送到宾馆，找到那位代表后才离开。我们有幸到共和国的摇篮——瑞金，瞻仰了中华苏维埃共和国临时中央政府旧址。很多参会代表感慨：这里民风淳朴，很多红军队伍来自此处，我党领导的这样的人民军队，也是能够取得政权建立新

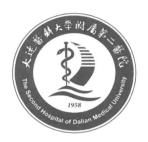
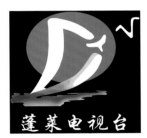
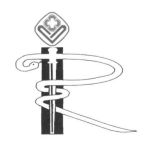
图 2-208 相似的徽标

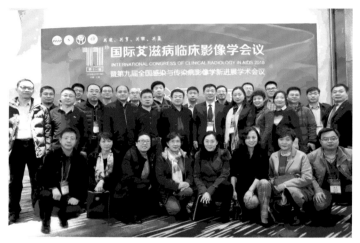

图 2-209　2018 年 12 月 8 日上海会议山东代表合影

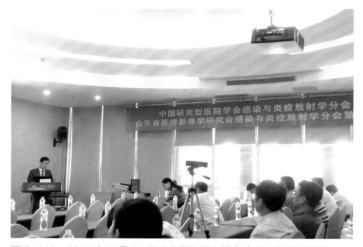

图 2-210　2016 年 9 月 24 日李宏军教授在烟台会议上致辞并授课

中国的原因之一吧。此外，我们还游览了郁孤台历史文化街区，遥望章江与贡江汇合成浩瀚的赣江；见到了客家先民南迁纪念坛，进行了一次生动的中华历史文化教育。这次会议后建立了"中放新发传染病影像诊断赣州学习班"微信群。

4. 荆楚东湖

2017 年 11 月 9 日至 12 日，我在湖北武汉弘毅大酒店东湖会议中心参加了第十届国际艾滋病临床影像学会议暨第八届全国感染及传染病临床影像学新进展

学术会议，10 日在中南医院参加了 *Radiology*，*JMRI*，中华医学杂志（英文版），*Radiology of Infectious Diseases* 及《新发传染病电子杂志》等的 SCI 写作精品培训班，聆听了各杂志主编的精彩授课。

开幕式上，对传染病放射学发展有突出贡献的领导、专家教授进行了颁奖，大会分为 15 个分会场，讲座精彩纷呈，与会者享受到了学术盛宴。

5. 申城盛会

2018 年 12 月 7 日至 9 日，我参加了在上海市召

开的第十一届国际艾滋病临床影像学会议暨第九届全国感染与传染病影像学新进展学术会议。李宏军教授在大会上做了《创新——引领法定传染病影像学国际化学科建设新征程》的报告，中国工程院廖万清院士做了《"海上丝绸之路"沿线国家重要真菌病防控》的报告，施裕新教授做了《艾滋病合并肺结核的影像学诊断》的报告，陆普选教授做了《从人禽流感病原流行病学变迁看我国防控效果》的报告，许建荣教授做了《原发性血管炎影像诊断》的报告，弗吉尼亚大学放射与医学影像学系 Bruce Hillman 教授做了《放射学批判性阅读、写作与评论》的报告等。在此次会议上，我聆听了国内外知名专家的授课，受益颇多，并受邀在专题讲演及传染病影像技术专场（分会场六）的会上发言。

6. 西京会议

2019 年 12 月 13 日至 15 日，我参加了在西安市召开的第十二届国际艾滋病临床影像学会议暨第十届全国感染与传染病影像学新进展学术会议、第四届全国感染和炎症影像学术大会。13 日下午"远程与人工智能影像创新"专委会成立仪式上由李宏军教授讲话，丁黔秘书长主持召开了"北京影像诊疗技术创新联盟理事会及全体会员代表大会（2019）"，我参加了会议并进行了会议审议表决。会上，孙国平、陆普选、王骏、殷小平、赵海燕、苏晓艳、王亚丽等教授先后做了工作汇报，河北承办单位做了第十三届国际艾滋病临床影像学会议暨第十一届全国感染与传染病影像学新进展学术会议的筹备工作汇报。

7. 燕赵云会

因新冠肺炎疫情防控的原因，我在云端线上观看了 2020 年 9 月 18 日至 20 日在石家庄召开的第十三届国际艾滋病临床影像学会议暨第十一届全国感染与传染病影像学新进展学术会议直播，收获颇多。

8. 传染病放射学在齐鲁大地

山东省医学影像学研究所主任刘强教授于 2016 年 9 月在烟台组织成立了山东省感染与炎症放射学专业委员会，当选为主任委员；于 2018 年 12 月在济南成立了山东省医学会放射学分会感染与炎症学组，当选为组长；并于成立大会之时开展了丰富的学术活动，建立了"山东影像研究会感染分会""感染与炎症山东群""联盟山东分会""联盟科研专委会""山东关艾影像群""山东感染影像主委常委"等微信群。我也在德州市组织了感染与炎症放射学学习组织，定期于每年的市放射学会、市医师学会医学影像医师委员会上举行专项学习，不定期组织相关疑难病例讨论会，积极组织市内成员参加全国及全省的传染病放射学年会。

9. 庚子抗疫

2020 年年初是我国抗疫最艰辛的阶段，在此次传染病疫情中，党和政府高度重视，指挥抗疫，取得了巨大成就，很快控制了疫情，救治了大量患者，在抗疫中白衣天使冲锋在前，而传染病放射学在诊疗过程中也发挥了巨大作用。李宏军教授率领团队，于 2020 年 1 月 30 日凌晨 45 分向全世界发布了《新型冠状病毒肺炎影像学诊断指南》，这对新冠肺炎诊治帮助非常大。我担任《新型冠状病毒肺炎影像学辅助诊断指南》第二版的编写专家组成员。作为地市级新冠肺炎医疗救治专家小组成员，我投身抗疫前线，在 2020 年 1 月末至 2 月期间，有些疑难病例的诊断得到了李宏军教授、刘强教授、鲁植艳教授的指导，患者因快速准确诊断得到了及时救治，德州市人民医院党委也被山东省委、省政府授予"山东省抗击新冠肺炎疫情先进集体"荣誉称号。

在 2020 年全国感染与传染病影像学年会召开之前，线上召开了多次新冠肺炎影像诊断的专题会议，如 2020 年 6 月 6 日殷小平教授组织的河北大学附院承办的"疫情防控，全球联动国际化传染病放射学在行动"会议，其中 2020 年 3 月 25 日李宏军教授受邀，向 81 个国家分享了 COVID-19 影像诊断专题讲座，在线观众最多时超过 5000 人，为世界各国抗疫提供了有力支持。另外值得一提的是，传染病放射学团队中的张笑春教授等在新冠肺炎疫情防控最严峻的时刻，提出了胸部 CT 作为临床诊断依据的意见，改变了国家卫健委的诊疗方案，使疫情在我国及时得到有效防控，也提升了影像人的话语权和在疫情防控工作中的地位。

德州市人民医院是德州市唯一的三级甲等综合医院，也是新冠肺炎救治定点医院之一，河北疫情发生后，因德州市政府所在地德城区北与河北省沧州市吴桥县、西北与河北省衡水市景县、故城县紧邻，市区与三县犬牙交错，加上德州火车站（归北京铁路局所辖）为石德铁路与津浦铁路交汇处，公路四通八达，因此防控形势异常严峻，山东省处于临战状态，医院坚持疫情防控和日常工作两手抓，取得了良好的成效。

展望

国际化传染病影像学体系建设的学科目标是：致力于中国感染影像学影像技术专业质控标准及诊断标准向国际标准方向发展推广，服务于人类健康。

团队因分工建立了众多微信群，讯息通畅，执行力不断提升。每次年会的背景图片底色是中国红，兼有少许黄色，与国旗与党旗相近，主题理念"共建、共享、共联、共赢"，与"一带一路"秉持的理念——和平合作、开放包容、互利共赢、互学互鉴相契合。

李宏军教授是当之无愧的"又红又专"的学术领军人，相信由他带领的传染病放射学团队从中国走向世界，会更好地为人类的健康事业做出重大贡献！

德州市人民医院　乔国庆

2021 年 3 月于德州

二十八、谢海柱：传染病影像学砥砺前行

谢海柱，男，毕业于潍坊医学院，烟台毓璜顶医院影像科主任，主任医师，硕士研究生导师。

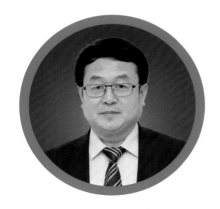

图 2-211　谢海柱

担任山东省医学会放射学分会副主任委员；中华医学会放射学分会传染病学组委员；烟台市医学会放射学分会主任委员；山东省医学影像学研究会第六届理事会常务理事；山东省神经科学学会神经影像学分会副主任委员；山东省抗癌协会肿瘤影像学分会副主任委员；中国研究型医院学会感染与炎症放射学专业委员会委员；山东省中西医结合学会影像学专业委员会委员；《医学影像学杂志》及《中国临床医学影像学杂志》编委（图 2-211）。

依照国家卫健委的要求，落实《"健康中国2030"规划纲要》《传染病防治法》《医院感染管理办法》等卫生健康领域重要法律法规的技术要求，为了进一步提高传染病影像诊断水平，满足临床需求，由北京影像诊疗技术创新联盟、北京佑安医院放射科组织全国各地 40 余位专家，于2016 年 8 月 24 日至 26 日在山东烟台召开第一批 8 种传染病影像学诊断标准培训班。许少华教授、曾宪涛教授、陈捷教授、陈卉教授、程艾军教授分别就《感染与传染性疾病诊断标准制定的

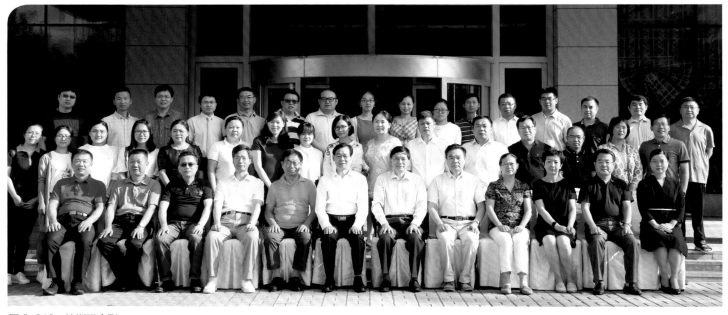

图 2-212　培训班合影

流程和要求》《循证临床实践指南及其指定流程》《流行病学在传染与感染性疾病诊疗中的作用》《统计学在感染与传染性疾病影像学诊断标准制定中的作用》《在影像学诊断标准制定过程中如何全面准确快速检索相关文献》等做了专题讲座。边杰教授、刘晋新教授、施裕新教授、刘含秋教授、何玉麟教授、刘文亚教授、陆普选教授、谢汝明教授分别主持了各标准制定小组的讨论。此次培训班由烟台毓璜顶医院承办（图 2-212）。

能够加入以李宏军教授为首的传染病放射学团队我感到十分荣幸和骄傲。这是一支团结奋进、能干事、干成事、目标远大的团队，以学术引领、注重临床、制定标准、精确诊断，以"呵护健康、护佑生命"为己任，践行了"影像走向世界，感染影像先行"的庄重承诺，赢得了广泛赞誉。"共建、共享、共联、共赢"的口号，激励大家不忘初心、砥砺前行，从而取得了令影像界刮目相看的骄人成就。在这个优秀的团队里我学到了很多，并结识了很多良师益友，这笔宝贵财富，使我终生受益。我将继续向大家学习，努力工作，为传染病放射学发展添砖加瓦，尽自己绵薄之力。最后，衷心祝愿传染病放射学能在李宏军教授的带领下取得更大成就、再创辉煌。

二十九、邢卫红：传染病放射学扬帆起航

邢卫红，女，1976年出生，石家庄市第五医院放射科主任，主任医师，新冠抗疫一线医务人员，先后荣获先进工作者个人、优秀科主任、石家庄市"巾帼建功"先进工作者、全国三八红旗手、"三三三人才工程"第三层次人才等光荣称号。第一主研人完成市级科研3项，并获省医学科技奖二等奖；申报科技厅课题1项；发表核心期刊论文8篇，主编论著2部（图2-213）。担任中国医院协会传染病医院分会传染病影像学组副组长；第一届中国性病艾滋病防治协会感染（传染病）影像工作委员会常务委员；中国研究型医院学会感染与炎症放射学专业委员会青年委员；第一届河北省预防医学放射学专业委员会常务委

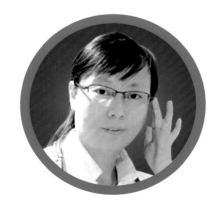

图2-213　邢卫红

员；河北省预防医学会胸部肿瘤早期筛查与防治专业委员会常务委员等。

在李宏军教授带领下，传染病影像学诊断水平的不断提高、人才队伍的日益壮大、中华医学会放射分会传染病放射学专业委员会和中国医师协会放射医师分会感染专业委员会的相继成立，让全国传染病放射学界的青年人员有了自身专业提升的方向标，同样拥有了展示自己才华的平台。中国感染与传染病影像学新进展学术会议的陆续召开，大大提升了各级传染病放射学医技人员的专业知识水平，为传染病放射学科发展起到了积极的推动作用。各传染病影像学诊断标准的制定，为我们在传染病影像的日常工作提供了诊断依据，明确了诊断方向。新冠肺炎疫情发生，改变了人们的生活和思维模式。李宏军教授与全国传染病影像学专家一同率先在第一时间编写和向全球发布了《新型冠状病毒肺炎影像学辅助诊断指南》的中文版和英文版，对新冠肺炎的精准诊疗起到重要的循证作用。我深深感受到了团队的力量及各位专家对学术严谨的态度，让我更加坚定了对传染病放射学的信心。精准医学，影像先行，愿传染病放射学的明天更加美好！

三十、杨一青：执着追求，成就梦想

　　杨一青，主任医师，华中科技大学同济医学院公共卫生学院兼职硕士导师，临沧市临翔区医疗卫生共同体总医院院长，临沧市第二人民医院院长。曾担任过中国性病艾滋病防治协会关怀与治疗工作委员会艾滋病临床影像学组委员；云南省性病艾滋病防治协会关怀治疗工作委员会委员；云南省医师协会感染医师分会第一届委员会委员、常委；云南省消除艾滋病、梅毒和乙肝母婴传播省级技术指导专家；中国性病艾滋病防治协会预防母婴传播专业委员会委员。参与省级科研项目研究分别获云南省级科学技术三等奖。曾获得云南省人民政府有突出贡献优秀专业技术人才奖、云南省优秀医师奖（图 2-214）。

　　临沧市，古称缅宁，是云南省管辖的一个地级市，位于云南省西南部，以濒临澜沧江而得名。临沧民族众多，生活着着佤、傣、拉祜、布朗、德昂、彝、景颇等 25 个少数民族，毗邻缅甸。临沧市是中国佤文化的荟萃之地，是世界著名的"滇红"之乡，世界种茶的原生地之一，也是昆明通往缅甸仰光的陆上捷径，因此又被誉为"南方丝绸之路""西南丝茶古道"（图 4-111）。

1. 初次相识，领略李宏军教授风采

　　临沧市于 1990 年首次在耿马县孟定镇静脉注射吸毒人员中检出 4 例艾滋病病毒感染者，到 1996 年感染波及全市 8 个县（区），在 2003 年就成为全省 3 个高流行地区之一。此后艾滋病已由高危人群向普通人群传播，并通过性途径在普通人群中传播蔓延，女性感染者比例呈上升趋势，加之近年来涉及跨国境外婚姻较多，面临的预防艾滋病工作任务十分艰巨，很多问题亟待解决。因对艾滋病的认识及临床诊疗知识非常欠缺，2008 年我作为临沧市第二人民医院感染性疾病科科主任，被派往首都医科大学附属北京佑安医院，参加中国疾病预防控制中心举办的艾滋病临床进修班学习，当时被派到这个学习班的有云南、贵州、四川、广西等艾滋病流行省市的学员，他们被作为国家为各省市准确的师资骨干力量来培养，大家在为期 2 个月的学习班里学习非常认真努力。在学习班快要结束时，北京佑安医院科教科通知全体学员到广安会议中心参加首届全国艾

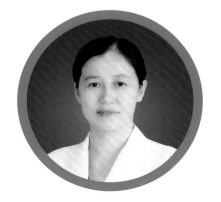

图 2-214　杨一青

滋病研讨会，在这个会议上所有学员学习到了不少关于艾滋病方面的新知识，最令人印象深刻的是北京佑安医院放射科李宏军教授的《艾滋病影像学的病理基础研究》，让来自全国各地的学员大开眼界，李宏军教授的艾滋病影像学的病理基础研究向大家传递了在那个"谈艾色变"的年代，一位放射影像学的医生是怎样为临床做出精准诊断的，所有学员被他的理论体系所折服。李宏军教授对一个领域疾病从表象到机理、解剖，再到病理的研究，让基层临床医学的医生由衷感到敬佩。

会议结束后学员到北京佑安医院李宏军教授的实验室去参观（图2-215），走进汇聚上千个肝脏病理标本室和世界唯一的艾滋病三维断层标本陈列室，那里令人震撼，特别是数十具艾滋病病例的三维断层标本，包括大脑、心、肝、肺、整个躯体等标本光亮清洁，保存完好，这是大家在所有的医学院校都没有见到过的，李宏军教授及他的团队为了收集这数十具艾滋病病例的三维断层标本，付出了无数努力和汗水。

这些标本与影像学诊断及病理学诊断相结合，为教学、科研及影像学诊断提供了有力的形态学标本及数据支撑。李宏军教授从这次会议开始推动传染病放射学在国内的发展，并联合国内外相关学者，从组织召开艾滋病影像学会议拓展到传染病影像学会议，使国内传染病放射学学术交流平台得以建立。他的研究使我们掌握着

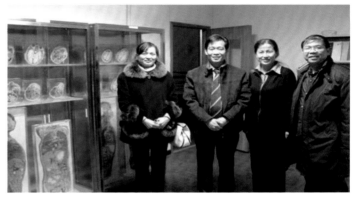

图2-215　参观李宏军教授的实验室

国际传染病放射学领域的话语权，而制定符合国际传染病疾病谱的诊断标准，也让传染病放射学的"中国标准"成为"世界标准"，让中国传染病放射学赢得世界尊重。

2. 不畏艰难，在摸索中学习成长

学习结束，回到医院，面对感染艾滋病的患者，我与团队根据临床、实验室提供的检查资料、放射科影像资料、病理资料等来确定患者的诊断及治疗方案，解决了不少问题。但在工作中，需要多学科、多领域的配合，仍有不少问题需要解决，尤其需要传染性放射学学科的支持。当时中国在这方面还比较落后，边疆地区更加如此，为了能让临沧市的艾滋病感染者得到更加精准的治疗，我把疑难患者拍的影像资料通过邮箱发给李宏军教授，请他帮助会诊，开始我认为李教授很忙，不一

定会回复邮件，没想到他无论工作多么繁忙都会处理每天的邮件，有时我没有在邮件上写清楚患者的情况，他还会直接电话告诉我需要问清患者病史的问题和相关检查来明确诊断。就这样，远隔千里万里的北京和祖国的西南边陲临沧，通过一个又一个的邮件解决了无数的疑难病症，一百多个患者在李宏军教授的指导下得到了康复。

在 2009 年 10 月，我所在科室转来一位来自耿马傣族佤族自治县的感染 HIV 病毒的肺部感染患者，通过全方位检查，并给予很多药物治疗，患者的病情仍不见好转，且在继续加重，高热不退。由于一直无法确诊患者的病情，最后请来克林顿艾滋病项目指导医生会诊，他们给的意见是需要做肺部穿刺术取得活检来进行诊断，但当时鉴于艾滋病患者的特殊情况，很多工作操作执行起来非常困难，我们科室没有相应条件，只能对患者进行转诊。李宏军教授知道后，帮助联系昆明延安医院医生到我们医院进行指导，得到病理片后，寄到首都医科大学病理研究室去做分析。在李宏军教授的帮助下，得到结果是 HE 染色：切片显示肺泡水肿，肺泡腔内大量的红细胞，组织间隙较多淋巴细胞及巨噬细胞。PAS 染色：可见较多马红球菌体聚集成堆，多个球菌相连呈棒状杆菌形态。结论：马红球菌感染。

在克林顿艾滋病项目指导医生的帮助下，临沧首例

马红球菌感染患者治疗康复。这次经历让我与团队第一次认识了在人身上发生的马红球菌感染疾病，也教会了我们遇到困难时，不言放弃，主动寻求解决办法，创造条件解决困难。

3. 不远千里万里，一切为了感染的孩子

2009 年年底我调入临翔区妇幼保健院工作，乙肝、梅毒和艾滋病三病被纳入妇幼项目管理，临翔辖区内涉及多家医疗助产机构，阳性孕产妇管理工作协调存在困难。通过调研发现孕产妇检测覆盖率不高，尤其是孕早期检出率低，阳性孕产妇筛查出后由于管理和转介不到位出现失访，延误了阻断的最佳时机。在 2008 年 3 月，临翔区忙畔街道一个孕妇到医院分娩，她是 2004 年筛查为阳性的患者，由于到外地打工造成失访，当临产到医院分娩时，浑身都是脓疱疮，已失去最佳治疗时机，尽管采取补救措施，孩子还是被感染了，孩子一岁时出现双目失明，夫妻二人痛苦万分，带着孩子四处求医，去过多家医院，耗尽家里所有的积蓄，还欠了几万元的债务，孩子双眼还是没能复明。我到临翔区妇幼保健院工作后得知此事，详细了解孩子的病情，带这个孩子到临翔区医院进行 CT、眼底、抽血检查，对出具的报告进行病史资料的整理，积极与北京佑安医院李宏军教授联系，诊断出是双眼巨细胞感染眼炎。经详细系统的治疗后，孩子眼部视力恢复到有光感，已上了临沧特殊学

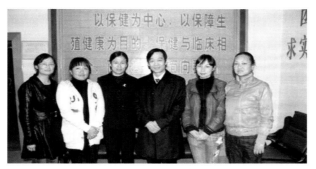

图 2-216　李宏军教授到临翔区妇幼保健院指导工作

三十一、宋树林：十年图破壁，一鸣自惊人

宋树林，男，江西赣州人，硕士，副主任医师。主持南宁市科学研究课题 1 项，以第一作者发表医学论文 7 篇。现任广西南宁市第四人民医院放射科副主任（图 2-217）。

校，生活基本能自理。

2012 年 2 月 3 日李宏军教授到临翔区妇幼保健院对云南省首例母婴传播阻断失败死亡婴儿进行解剖和病理研究（图 2-216）。在他的指导下，临翔区妇幼保健院开展预防乙肝、梅毒、艾滋病母婴阻断工作取得一定成效，并得到了国内外知名专家的肯定，2012 年被中国疾病预防控制中心妇幼保健中心授予"县级预防艾滋病母婴传播技术指导优秀奖"的称号。

李宏军教授对传染病放射学的追求，正如荆棘鸟根刺胸膛唱动歌、精卫鸟衔木填东海般坚持不懈。这种精神感动着众人，通过无数像李宏军教授一样的传染病医生的执着与付出，临沧市艾滋病防治的能力和水平得到提高，迈上新的台阶。

至今还记得 12 年前的放射科位于医院大门旁的榕树下，一栋两层的小平房，狭小的办公室，灯光晦暗，墙面斑驳、渗水严重，墙角青苔野蛮生长。放射科一台国产医用诊断 X 射线系统（DR）由 2003 年"非典"疫情期间政府资助，扛起服务临床的大旗，除此之外就是落后的 200 mA 普通 X 光机、面临淘汰的胃肠机、超期服役的二手单层 CT。那时候南宁市第四人民医院放射科的状况大概是大部分传染病专科医院的共同状况：落后的设备、不合理的人员梯队，缺乏完整的学科体系。

2011 年 3 月新落成的医技楼正式投入使用，新安装的国外进口 DR、16 排螺旋 CT 及 PACS 系统的同步使用给放射科的发展按下了加速键。随

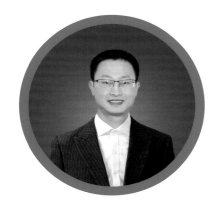

图 2-217　宋树林

着 GE 大型 C 臂、西门子 1.5T 核磁共振成像仪相继引入，影像学检查手段愈加丰富，给临床诊疗提供更多强有力的帮助与支持，也促进了南宁市第四人民医院（以下简称"南宁四院"）传染病放射学科建设的飞速发展。

不仅仅是设备的更新，医院领导班子更是注重人才的培养与梯队的建设。先是返聘原广西医科大学第一附属医院放射科退休老教授梁漱溟，继而聘请广西医科大学第一附属医院放射科两位在职教授作为我院的外聘专家，每周至放射科进行病例点评，传授放射科工作人员更多的临床影像知识。与此同时，医院更是通过外出进修、规培、读研、出国访问等政策激励同事们奋发向上。

我正是在此期间先后前往四川大学华西医院、华中科技大学第一附属医院、广西医科大学第一附属医院进修学习，并于 2018 年顺利取得硕士研究生学位，成为本院放射科的第一位硕士。习近平总书记说过"扶贫先扶志，扶贫必扶智"，不得不佩服医院领导高瞻远瞩的决策与狠抓实干的魄力，正是通过这些激励政策让我们不断拓宽视野，增长见识，充分认识到自身不足并不断奋进，由此促进了南宁四院传染病放射学科不断完善与发展。

随着设备不断完善，学科队伍不断壮大，放射科能够给予临床的帮助越来越多，在多学科病例讨论中开始

扮演着更为重要的角色。至今我还记得刚参加工作的时候，临床医师埋怨放射科诊断都是感染，如肺部感染、颅内感染，从来不提供任何更具指向性的诊断信息，给临床帮助十分有限。然而现在无论是机会性感染还是肿瘤性病变，放射科都能结合临床、影像进而提出指向性诊断意见，帮助临床早期诊断与治疗，成为临床医师值得信赖的伙伴。现在想起 10 余年前的前辈们在临床讨论、会诊时仅仅只能通过胸部 X 光胶片来参与，不自觉产生一种幸福感，更有一种责任感与使命感。幸福的是丰富的影像学检查手段让我们获得更多的信息，可以帮助临床更好地诊断；与之相对应的是精准影像、服务临床的责任感与使命感。

十年来四院放射科不仅通过自身的积极努力，更是邀请传染病学科奠基人——北京佑安医院李宏军教授、深圳市慢性病防治中心陆普选教授、上海市公共卫生临床中心施裕新教授等来给我们"传经送宝"。特别是李宏军教授多次针对传染病放射学学科建设进行经验分享，帮助我院搭建起传染病放射学科建设的框架。成为南宁四院传染病放射学学科建设的引路人。2019 年更是在南宁四院设立专家工作站。

如今，南宁四院放射学学科建设日趋完善，这是整个传染病放射学学科发展的缩影。上个周末与前辈聊天说起首届传染病艾滋病临床影像学会议在北京召开时参

会人数较少，授课内容亦不多。如今，以 2019 年在西安举行的国际艾滋病临床影像学会议暨第十届全国感染与传染病影像学新进展学术会议为例，1000 余名代表齐聚西安共襄盛举，11 个分会场，涵盖传染病放射学科的各个领域，既有蜚声国际学界的大腕倾力讲授国际前沿动态，又有国内精英翘楚剖析学界热点。越来越多的放射人员从事传染病放射学科的建设，共同推进传染病放射学科发展。

"面壁十年图破壁，难酬蹈海亦英雄。"无论是"非典"横行，还是"新冠"肆虐的时候，我们放射人都站在抗击疫情的前沿阵地，共同抵御病魔，捍卫生命健康，共同发展并传承传染病放射学。传染病放射学学科在李宏军教授等知名专家及团队的带领下经过 22 年的发展，目前已经逐步趋于完善并声名海内外，我们也在传染病诊疗领域做出放射人的贡献（部分南宁四院放射科建设影像资料见图 2-218~ 图 2-221）。

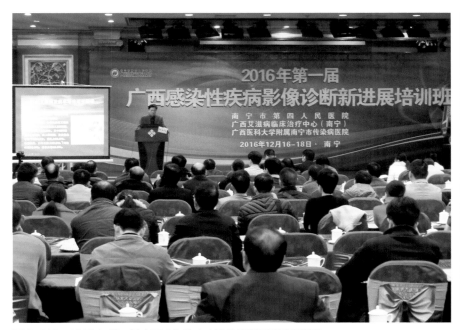

图 2-218　2016 年第一届广西感染性疾病影像诊断新进展培训班

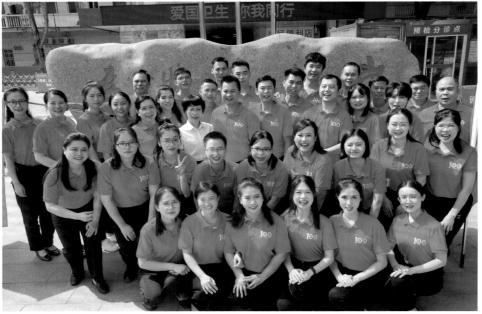

图 2-219　广西壮族自治区南宁市第四人民医院分队

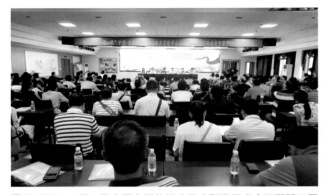

图 2-220　一带一路中国东盟传染病临床影像学术会议暨第三届广西感染影像学进展培训班

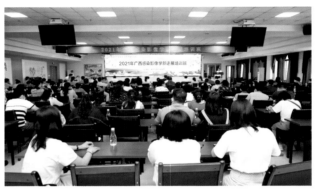

图 2-221　2021 年广西感染影像学新进展培训班

三十二、何玉麟:"小众"当出彩,砥砺更前行

　　何玉麟,南昌大学第一附属医院影像中心副主任,副教授,硕士生导师。现任中华医学会放射学分会传染病放射学专委会委员;北京影像诊疗技术创新联盟理事暨江西省传染病影像专委会主任委员;中国医师协会放射医师分会感染分会委员;江西省医学会放射学分会委员、传染病与感染学组组长。RID、《新发传染病电子杂志》、《济宁医学院学报》审稿专家。获省科技厅重点及

支撑项目等课题立项。以第一作者或通讯作者在SCI、国内核心等多本专业杂志上发表了论文 30余篇(图 4-222)。

　　2011 年中华医学会放射学分会年会在山东济南召开,会场上偶然的境遇,让我与陆普选教授相识,借此机会陆教授把我领入了传染与感染病影像的大门,在之后陆续的学术活动中我还得到李宏军教授、施裕新教授等多位国内传染与感染病影像专家的指点。2015 年我当选为中华医学会放射学分会传染病放射学专业委员会的青年委员,从此进入了传染与感染病影像大家庭,感

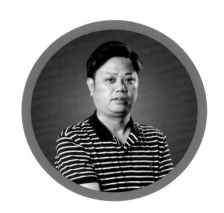

图 2-222　何玉麟

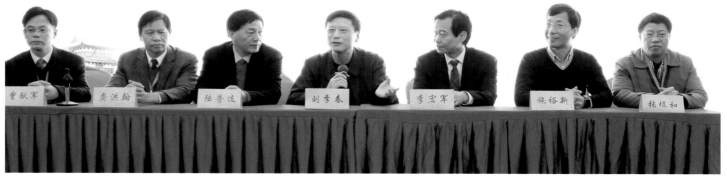

图 2-223　2017 年 11 月"肺部感染性影像诊断新进展学习班"会领导合影

到十分荣幸，我的导师龚洪翰教授更是给予我很大的鼓励和支持，"这是一个很有前景的学术团体，目前有些小众，发展壮大起来将是个热门"，老师的话让我下定决心潜心研究，要借助这个学术平台扎扎实实做些工作，把江西省内的传染与感染性疾病的影像学诊断工作带动起来。今天再回味当时龚老师的话，不得不佩服导师的睿智和远见。

为了更好地配合全国传染与感染病影像工作，2016年我向江西省放射学会提出成立感染与传染病学组的建议，并得以实现。很快成立了由全省 40 位志同道合的影像同行共同组成的学组，由我担任学组组长，为省内的传染与感染性疾病影像事业的发展构筑了平台。

为了响应国家"一带一路"的方针政策，学组积极配合传染病放射学专业委员会的文化扶贫工作，于2017 年 4 月在江西省赣州市举办了新发传染病临床影像诊断与鉴别诊断新进展学习班，同时在 2017 年 11月份在江西南昌举行了"肺部感染性影像诊断新进展学习班"的国家级继续教育项目（图 2-223）。

为了配合李宏军教授创办的北京影像诊疗技术创新联盟开展工作，2018 年江西省率先成立了该联盟下属的江西省传染病影像专业委员会，共有 47 人成为该专委会的委员和青年委员，成为首批成立省级传染病影像专委会的省份之一。

为了让全国更多的医务工作者了解和熟悉传染与

感染性疾病影像知识；传染病放射学专委会还举办了全国多个省市的传染病影像知识普及巡讲，2019 年 7 月全国巡讲江西抚州站如期举行，李宏军教授、陆普选教授、施裕新教授等多位全国知名大咖亲临抚州，为江西的同道们传经送宝。

加入传染与感染病影像学术团体已经 8 年，作为学会创办、发展壮大和走出国门、走向国际的见证者之一，我衷心祝愿我们的学术团体发展得越来越好！

三十三、李勇刚：机遇与挑战并存，传染病放射学从这里出发

李勇刚，男，47 岁，主任医师，教授，博士生导师，中共党员，现任苏州大学附属第一医院放射科副主任。华盛顿大学放射学系博士后，主要研究方向为感染影像及分子影像。被评为江苏省"333 高层次人才工程"第三层次培养对象、江苏省"六大人才高峰"培养对象、姑苏卫生重点人才；2020 年获得江苏省医师协会放射医师分会杰出青年放射医师奖。任中华医学会放射学分会分子影像学组委员；中华医学会消化病学分会消化影像协作组成员；江苏省医学会放射学分会委员；江苏省医师协会放射学分会委员；江苏省医学会放射学分会分子影像学组副组长；苏州市医学会放射学分会副主任委员。担任《放射学实践》青年编委；《新发传染病电子杂志》编委；*applied materials & surfaces*、《中华放射学杂志》、《磁共振成像》、《CT 理论与应用研究》审稿专家。作为项目负责人主持国家自然科学基金面上项目 2 项、省部级及市厅级等科研项目 4 项，以第一作者或通讯作者发表文章 60 余篇，其中被 SCI 收录文章 22 篇。获得省部级及市厅级科技进步奖 4 项（图 2-224）。

传染病是一个既古老又年轻的疾病，它跨越千年，贯穿了人类文明发展的全过程。自 1895 年伦琴发现 X 线开始，医学影像学的发展不过一百多年，尽管关于传染病影像学的研究一直未曾停止与中断，但它始终未能成为医学影像学领域一个独立的学科，未引起影像学界的广泛关注与重视。近年来，以首都医科大学附属北京佑安医院李宏军教授为首的中国学者正式提出了传染病放射学这一学科的定义、研究内容、目标与发展方向，中国传染病放射学同道们汇聚在这一面

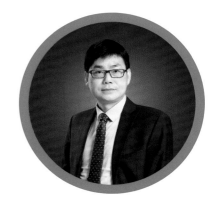

图 2-224　李勇刚

旗帜之下，团结一致，共同拼搏。几年之间，一系列有影响力的学术专著及共识指南等重要成果问世，引起国内外放射学界广泛关注。

新冠肺炎疫情刷新了人类对传染病的认识，传染病再次成为人类生存与发展的重要威胁，传染病放射学这一年轻的学科，作为传染病研究中的重要内容之一，也被推到了风口浪尖，面临着重大的机遇与挑战。从血吸虫到肺结核、从艾滋病到新冠肺炎，伴随着传染病疾病谱的变化，传染病放射学研究的方向也在不断转变。

我国传染病放射学相关的学术组织也纷纷成立，传染病放射学事业的发展步入了快车道。在中华医学会放射学分会几届领导的关心与大力支持下，2015 年，中华医学会放射学分会传染病放射学组在郑州召开了成立大会，我很荣幸作为学组青年委员参加了此次大会，从此与传染病放射学结下了不解之缘。随后几年，在李宏军、陆谱选、施裕新等几位教授领导下，又成立了中国研究型医院学会感染与炎症影像专业委员会等学术组织，一批有国际影响力的传染病影像学专著、传染病影像学共识与指南出版发布，*Radiology of infectious disease* 及《新发传染病电子杂志》相继创刊，传染病放射学英文网站及数据库建设也迅速推进，传染病放射学终于有了属于自己的学术阵地与平台。

近几年来，在以李宏军教授为引领的学会领导的强有力推动下，我国传染病放射学学术交流空前活跃，对外交流也日益增多，全国各地方省市纷纷成立传染病放射学分支学术机构，组成我国放射学界一支支蓬勃发展的生力军。在一次次会议的探讨与交流中，传染病影像学学科的内涵、边界、主要研究内容与方向也日渐清晰，一个崭新的学科呼之欲出。正如李宏军教授所讲的那样：为什么中国学者最有可能成为国际传染病放射学研究的引领者？一方面是因为传染病主要存在于发展中国家，而中国作为最大的发展中国家，传染病临床病例资源较丰富，研究基础较好；另一方面是因为近年来我国影像医学研究的水平与实力有了长足的进步，有能力、有条件引领传染病放射学研究的发展。历史的机遇就摆在眼前，我们能否抓住机遇，乘势而上，迅速抢占学术制高点并真正引领国际传染病放射学研究的发展方向，是当前我国传染病放射学研究者面临的重大挑战。伴随着传染病放射学这一新兴学科在全国的蓬勃发展，江苏的传染病影像同道也积极参与、相互学习、共同进步，推动了江苏传染病放射学事业的快速发展。在江苏影像学界卢光明、李澄、胡春洪等教授的大力支持下，在陆健教授与徐秋贞教授的直接领导与推动下，我们于2016 年成立了中国研究型医院学会感染与炎症影像专委会江苏科研协作组，江苏感染影像同人团结一致、互相支持，开展了一系列卓有成效的工作。

2020 年年底，经江苏省科学技术协会及江苏省研究型医院学会批准，江苏省研究型医院学会感染与炎症放射学专委会开始筹备成立，正式成立大会于 2021 年 6 月下旬召开，这使江苏感染影像学事业的发展迈上了一个新的台阶。正是因为加入了感染影像学研究的队伍，我对感染影像的认识也不断加深。感染与炎症，是我们医疗工作中每天都要面对的问题，既往我们对它常常是熟视无睹，这主要是由于其复杂性。通过多次参加感染影像学学术会议，聆听国内外专家的精彩演讲，我对感染影像研究的兴趣一点点被激发出来，开始尝试做一些感染影像相关的临床研究。从甲流到新冠肺炎、从血液病真菌感染到耐药菌肺部感染，我一步步往前走，每一个问题都来源于临床实践，每一点经验的总结都能更好地指导临床治疗，这种实用的研究所带来的成就感与幸福感是我以往所没有感受到的，它为我打开了一扇窗，从这里我看到了有意义的科研。"雄关漫道真如铁，而今迈步从头越"。抗击新冠肺炎疫情的战斗，使我们每一个感染影像人都经历了一次心灵的洗礼与锤炼，我们变得更加成熟而坚定。下一个新发传染病是什么？将在何时何地发生？我们不得而知，但是我们已经做好迎接一切挑战的心理准备。传染病放射学的春天已经到来，我们所需要做的，是张开双臂迎接一切挑战，在国际传染病放射学研究领域做出中国学者应有的贡献。

三十四、谢汝明：对传染病影像工作的一点思考

谢汝明，首都医科大学附属北京地坛医院放射科主任，医学硕士，主任医师。专业方向：胸部疾病影像诊断，从医 30 年来，以第一作者及通讯作者发表中文核心期刊 60 余篇，SCI 论文 9 篇；承担首都卫生发展专项研究 2 项。担任医学影像质量研究委员会副主任委员；中国防痨协会多学科诊疗专业分会副主任委员；中国性病艾滋病防治协会感染影像学分会常委；中国防痨协会临床专业分会常委；北京医学会放射学分会感染学组副组长；北京医学会放射学分会委员；《中国防痨杂志》《新发传染病电子杂志》编委（图 2-225）。

1991 年至 2014 年，我由大学毕业分配来到北京胸科医院工作，这期间一直与结核病及肺癌影像打交道。2014 年调到了北京地坛医院影像

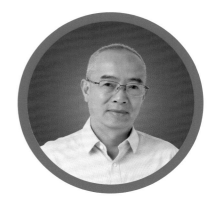

图 2-225 谢汝明

科工作后，从事肝病及艾滋病相关影像诊断工作，可以说传染病影像的诊断贯穿我整个职业生涯。传染病影像学诊断是传染病防治工作中的一个非常重要的环节。在20世纪90年代起，随着CT的广泛应用，对结核病影像学诊断起到了推动作用，与胸片相比，CT更能观察到病变的细节，减少了误诊误治，也减少了漏诊，为结核病的防治起到了关键的作用。随着CT的发展，高分辨CT的出现，如今CT不仅能提高肺结核病的诊断准确度，对菌阴肺结核及肺结核的活动性能够做出更准确的判断。2003年出现的SARS时，因很多医院尚不具备CT设备，仍然以胸部平片作为筛查及诊断的手段，对当时SARS的诊疗带来了很多的不便。随着时代的发展，CT的广泛应用，作为传染病影像学诊断的工作者，我们现在拥有了高端的CT及核磁，在传染病影像学诊断中更能发挥我们的作用。新冠肺炎疫情发生后，武汉大学中南医院张笑春主任就首先提出用CT筛查及诊断新冠肺炎，为武汉疫情的控制起到了非常关键的作用。新冠肺炎发生以来，CT对其的筛查和诊断充分说明我们影像人在传染病影像学诊断中的地位越来越重要。研究传染病影像不能仅仅局限于看影像。传染病与其他疾病一样不仅会引起正常器官组织的形态变化，还会导致人体器官功能的变化，所以时代对传染病影像工作者提出了更高的要求，需要我们影像人充分利用高端设备对传染病对人体造成损伤的功能成像进行研究，如艾滋病对人体脑功能的损伤等。在这方面，我国传染病放射学的开拓者和学科奠基者李宏军教授给我们做出了一个很好的榜样。

近20年来，新发传染病不断出现，出现周期越来越短。由传染病传播流行引发的突发公共卫生事件屡发不断，对经济社会建设和居民的生命安全产生了巨大的影响，极易发生社会危机。针对疫情传播流行的呼吸系统传染病为主的模式变化态势，必须强化传染病医院影像学科的应急诊断建设，充分研究应用人工智能在急性传染病影像预警方面的作用。在慢性非传染性疾病大幅上升的情况下，一个传染病患者可能同时患有多个系统的慢性疾病，这就要求传染病医院影像学科必须具备综合医院的影像业务能力，同时还能解决综合医院不能解决的传染病专科问题。在放射科建设上应按照传染病专科医院的建设规划做好通道的分隔分流，确保疫情发生时所有设备能分开使用、专机专用等。总之，传染病疾病模式的转变不仅对传染病的流行和医疗救治带来了前所未有的挑战，同时也对传染病医院影像科的建设发展带来了新的挑战。此外，传染病影像工作者也应该转变思维，加强学习，提高传染病发生的应变能力，只有这样才能在新发传染病来临之时从容应对，发挥作为传染病影像应有的作用。

三十五、李萍：一场回顾与展望的传染病放射学旅程

李萍，博士后，主任医师，教授，博士生导师。哈尔滨医科大学附属第二医院 PET/CT 中心主任，芝加哥大学访问学者，黑龙江省领军人才梯队后备带头人（图 2-226）。担任中华医学会放射学分会传染病学组委员；黑龙江省医学会放射学分会委员、胸组副主任委员；中国研究型医院学会感染与炎症放射学会专业委员会常委；黑龙江省核学会理事；黑龙江省医师协会核医学分会委员；*Journal of Infectious Disease* 编委等。主持国家自然科学基金等课题 8 项，发表论文 50 余篇，SCI 论文 8 篇，出版专著 10 本，包括参与主编卫生部统编视听教材 1 部。获天津市科技进步二等奖 1 项，黑龙江省教育研究成果一等奖 1 项。

2012 年年末回国后，听说曾在我科工作的研究生李莉加盟李宏军教授团队，就好奇传说中的李宏军教授究竟是"何方神圣"，竟有如此魅力吸引这样有能力的人才，而且用短短的 8 年时间就打造了自己独具特色的"传染影像帝国"。2013

在北京参加会议期间初次认识李教授就被他"只问耕耘，不问收获"的老黄牛精神打动，觉得他是个做大事儿的人，于是申请加入了传染病放射学这个大家庭。同时也结识了陆普选教授、施豫新教授等传染病放射学界的大咖们。

在李宏军教授的统筹下，一本本关于传染病放射学的中、英文书籍不断出版，我随后也有幸陆续参加了《寄生虫病影像学》《甲型 H1N1 流感影像学》书稿的编辑工作，以及《感染与炎症性疾病影像诊断》英文版书稿的编译工作。2015 年，我还非常荣幸成为李宏军教授创立的 *Radiology of Infectious Diseases* 的第一届编委，定期评审杂志的论文（图 2-227）。

在李宏军教授的带领下，我国传染病放射学诊断水平不断提高、人才队伍日益壮大，本人也陆续成为中华医学会放射学分会传染病学组、中国医师协会放射医师分会感染专业委员会、北京影像诊疗技术联盟等学会的委员。2019 年，我参与了本学组 8 项传染病影像学诊断标准制定。2020 年，新冠肺炎疫情发生，疫情改变了人们的生活模式和思维模式，我作为传染病放射学团队中一员，与全国传染病影像学专家一同率先在第一时间编写和向全球发布了《新型冠状病毒肺

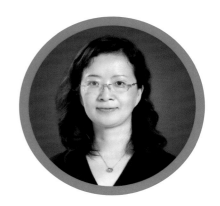

图 2-226　李萍

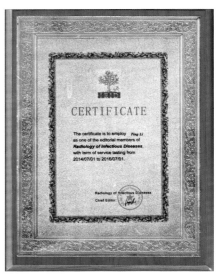

图 2-227　*Radiology of Infectious Diseases* 聘书

炎影像学辅助诊断指南》的中文版和英文版，对新冠肺炎的精准诊疗起到重要的循证作用。此外，我还参与编写了《感染与炎症放射学（心胸卷）》《肝病放射学》《实用传染病放射学词汇》等书籍。

相信在李宏军教授带领下，传染病放射学发展会越来越辉煌，踏上国际化学科建设新征程。

三十六、杨旭华：我的传染病放射学之旅

杨旭华，主任医师，硕士学位。先后在中国医学科学院肿瘤医院、首都医科大学附属北京友谊医院、首都医科大学附属北京佑安医院、首都医科大学附属北京胸科医院、黑龙江省传染病医院等多家医院学习。在结核病与肿瘤的诊断与鉴别诊断上经验较丰富，现致力于肺部感染性疾病及早期肝癌的诊断与鉴别诊断（图 2-228）。担任中国性病艾滋病防治协会感染（传染病）影像工作委员会第一届常务委员；北京影像诊疗技术创新联盟传染病影像专业委员会委员；黑龙江省中医药学会影像医学分会第一届委员；黑龙江医学会结核病学分会影像学组委员；牡丹江医学会影

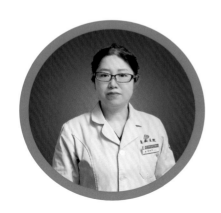

图 2-228　杨旭华

像专业委员会副主任委员；牡丹江医学会 CT 核磁专业委员会委员；牡丹江市医学会结核专业委员会委员；牡丹江市医学会结核专业委员会影像学组组长。

2011 年 11 月 11 日至 13 日，我参加了由河南省传染病医院主办的第四届全国艾滋病临床影像学术会议暨第二届全国感染及传染病影像学最新进展学术会议传染病影像大会，并且很荣幸地成为其中的一员。震撼于大会的隆重、主讲老师的能力之高，同时，更深深为李宏军教授对学术的钻研精神所折服！

在李宏军教授及我们黑龙江省刘白鹭老师的带领下，我有幸参与到《实用传染病影像学》的编写工作，后又参与到《寄生虫病影像学》《流行性感冒影像学》书稿的编写，这是迄今为止让我最有荣誉感的工作！

传染病影像具有多样性、复杂性，要想明确病原体十分困难，深耕这一领域的知识尤为重要，感染影像学会的主委、副主委等各位老师一直在带领我们奋力前行。刚刚过去的 2020 年是一个对每个人都意义不凡的一年，新型冠状病毒至今还没有彻底消除，2003 年 SARS 病毒及 2008

年的"非典"都不及这次疫情的猛烈和让人痛彻心扉。这两年的变故，让我们深切地领悟到传染病放射学的重要和任重道远。

很荣幸能加入到传染病放射学领域，感恩李宏军教授的引领，感恩刘白鹭教授的帮助，感恩学会所有老师的讲解及诸多努力，相信传染病放射学前行的路会越来越宽阔，我们的队伍会更加壮大、精进，我也会更加勤勉，使所学更加扎实，对疾病的影像学诊断及鉴别诊断更加精准，长进自己、益于他人。

三十七、廖美焱：传染病影像人的使命和担当

廖美焱，医学博士，一级主任医师、副教授，硕士生导师，武汉大学中南医院组织部部长。担任《武汉大学学报（医学版）》编委；中国研究型医院学会感染与炎症放射学专业委员会委员；湖北省放射医学质量控制中心专家组成员；武汉医学会第九、第十届放射学专业委员会副主任委员；湖北省医师协会放射医师分会第一届委员会常委委员；中国肺癌防治联盟医学影像专业委员会委

员；中国医师协会放射医师分会第四届委员会感染影像专业委员会委员。获湖北省科技进步二等奖 1 项（图 2-229）。

2020 年新冠肺炎疫情肆虐，我作为疫区的影像科医师，面对与日俱增的病例忧心忡忡。

针对疫情，国内传染病影像专家迅速行动，开展新冠肺炎影像研究，在新冠肺炎病毒检测能力不足的情况下，胸部 CT 影像是重要的诊断依据。身处疫情"暴风眼"中，中南医院医学影像科主任徐海波教授于 2020 年 1 月上旬即组织科室专家参加医院新冠肺炎诊断与防治指南编写。2020 年 1 月 25 日李宏军教授组织国内感染影像专家发起编写《新冠肺炎影像学诊断指南》，成立《2019-nCoV 影像学诊断指南》编写组，2020 年 2 月 25 日发表《新型冠状病毒感染的肺炎影像学诊断指南（2020 第一版）》，2020 年 3 月 2 日发表《新型冠状病毒肺炎影像诊断指南（2020 年第 2 版简版）》，2020 年 3 月 31 日发表《新型冠状病毒肺炎影像学辅助诊断指南》，2020 年 4 月 8 日发表 Imaging of Coronavirus Disease 2019: A Chinese Expert Consensus Statement，该指南得到了大量下载和引用，向

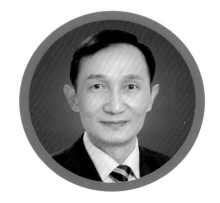

图 2-229　廖美焱

其他国家传递了中国抗疫经验，增强了抗击疫情胜利的信心。

在疫情尚限于武汉市之初，李宏军教授、刘晋新教授等国内多位专家多次打电话给我们，询问疫情情况，关心我们的工作生活情况，全力支持我们的战斗，让我们倍感组织的温暖和力量。李宏军教授特别指示我尽快开展新冠肺炎肺部病变穿刺活检，明确病变病理改变。他当时还准备亲自来武汉工作，后因北京疫情出现未能成行。2020 年 2 月 10 日至 18 日我们穿刺获取了 4 位新冠肺炎病例肺、肝脏、心脏、肌肉组织开展病理研究，2020 年 4 月 14 日在线发表 Pathological Study of the 2019 Novel Coronavirus Disease (COVID-19) through Postmortem Core Biopsies，这是一篇 ESI 热点和高被引 SCI 论文，被引超过 256 次。刘晋新教授主编、钟南山院士主审的专著《COVID-19 影像与临床诊断》纳入了新冠肺炎的病理改变，于 2020 年 5 月由清华大学出版社出版，充分体现了感染病专家们工作的速度、效率和责任心。

以李宏军教授为首的传染病影像专家，提前谋划布局，组建传染病影像团队，引领传染病影像的发展。在这次疫情大考中，他们充分体现了责任、担当和实力，彰显了伟大的抗疫精神：万众一心、同舟共济的守望相助精神；闻令而动、雷厉风行的英勇战斗精神，顾全大局、上下一心的"一盘棋"精神，舍生忘死、逆行而上的英雄主义精神，充满信心、敢于胜利的积极乐观精神。回望历史，总有一种精神，经千年颠沛而魂魄不散，经万种磨难而历久弥坚。"抗疫精神"是中华民族精神的剪影，它可歌可泣、可圈可点，也无坚不摧、无往不胜。

抗疫，我们一直在路上！

三十八、张娜：争做公卫先锋，尽显时代担当——我和成都公卫放射科共同成长

张娜，成都市公共卫生临床医疗中心放射科主任，从事传染病影像学 20 余年，擅长胸部影像学方向。担任中华医学会放射学分会传染病学组委员；中华医学会结核病学分会影像学组委员；中国防痨协会影像学组常委；中国性病艾滋病防治协会艾滋病影像学专业委员会常委，成都市医学会放射专委委员，新冠县级专家组成员。参与编撰《传染病影像学》《结核病影像学》《骨关节结核病学》《甲型 HLNL 流感影像学基础与临床》等专著 8 部（图 2-230）。

我从一个医学生到放射科医师，从事传染病影像工作已经 27 年了。在这 27 年里，我和成都市公共卫生临床医疗中心（以下简称成都公卫）这个有着 70 年历史的老牌传染病医院一起历经了一次次突发疫情的磨砺，跨越了众多传染病的重重阻碍，成都公卫放射科从无到有，从幼小萌生到茁壮成长，经历了无数蜕变，这期间有欢喜有眼泪，有迷茫也有荣光。

1994 年我毕业于川北医学院影像诊断专业，大多数同学都分派到了综合医院，学习成绩还不错的我却被分配到成都铁路局传染病医院放射科，既要面临传染病的挑战，还要面对社会上一些人异样的眼光。说实话，那时的我感到迷茫。科室只有一台国产 500 mA X 光机，能做什么？一次偶然的机会，我参加成都市月末防痨读片会，受到了段荫桥、严代全等老一辈传染病影像人的教诲，感动于他们几十年坚持防痨读片，虽然已白发苍苍却仍保持内心炙热的敬业精神，老一辈传染病影像人的引领深深打动了我的内心。

2003 年突如其来的一场"非典"疫情是对我这个年轻的传染病影像人第一次挑战，所在的医院成为定点医院，在没有指南和经验的情况下，顶着巨大的压力在抗击"非典"第一线，经过"非典"疫情的洗礼，锤炼了我作为传染病影像人不畏艰险的素质，并于同年加入中国共产党。

2006 年成都市整合了三家传染病医院并成立成都市公共卫生临床医疗中心（以下简称"成都公卫"），我从 2007 年开始担任成都公卫放射科主任，深深感受到肩上的责任和压力，成都公卫放射科的发展之路何在？我和放射科同人又一次陷入思索，"路漫漫其修远兮，吾将上下而求索"。

2008 年，我有幸加入第一届中国性病艾滋病防治协会艾滋病关怀与治疗工作委员会艾滋病影像临床影像学组，从此加入北京佑安医院放射科主任李宏军教授所领衔的中国传染病放射学这个光荣的团队（图 2-231、图 2-232）。

2009 年抗击甲型 H1N1 流感期间，在李宏军教授的带领下，我参与《甲型 H1N1 流感影像学：基础与临床》编撰，其后陆续参与《传染病影像学》等多部专著的编撰；2019 年参与侯代伦教授主编的《结核病影像学诊断基础》蓝本著作。此外，我作为该学科的带头人，参与四川省艾滋病培训班授课 20 余次，培养了一批四川省艾滋病影像诊断领域的骨干。兼任四川省质控中心专家、成都市医疗鉴定专家。参与国家级科研

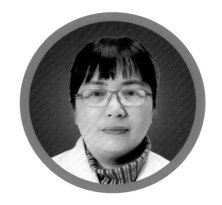

图 2-230　张娜

项目 8 项，主持省级科研项目 2 项，其中《结核性支气管狭窄的 CT 征象研究》获成都市科学技术进步三等奖。

在李宏军教授、施裕新教授、陆普选教授这三位中国传染放射学界领军人物的带领下，我们在"科、教、研"三方面均取得了飞跃。

成都公卫立足西部建设，响应党中央发起的打赢脱贫攻坚战的决定，弘扬我院在此次攻坚战第一线形成的可贵精神和优良作风，我科长期开展对老少边穷地区的业务帮扶工作，多批次选派诊断及技术组骨干人员先后前往西藏自治区、四川省甘孜、阿坝及凉山州等地区开展传染病放射学传帮带工作，使受援单位的业务水平得到了不断提升，工作受到少数民族同胞好评（图2-233）。

宝剑锋从磨砺出，成都公卫放射科经过这十年的默默耕耘，逐渐成长为一个有着抗击突发公共卫生事件丰富经验的优秀影像团队，自 2003 年以来，在抗击 SARS、甲型 H1N1 流感、H5N1/H7N9 禽流感等重大公共卫生应急事件中表现优异，传承着一代又一代公卫放射人无惧疫情，攻坚克难的优良精神，正是这种精神让成都公卫放射科在面临新冠肺炎疫情大考之时崭露头角。

2020 年 2 月 16 日我院收治首例新冠患者开始，结合科室实际情况，迅速制定出关于新冠肺炎的应急预案，成立院感、扫描技术、图像报告质量 3 个应急小组，细化医、技、护等工作流程。强化院感防护意识、加强二级防护训练。在新冠肺炎结构化报告方面做了一定的尝试，并将反复修订的规范在成都市放射专委会及全省同行中交流。

截至目前，我院完成确诊新冠肺炎影像报告审核55 000 余人次，审核筛查发热门诊报告 20 000 人次，指导完成全省首例新冠肺炎患者 CT 血管造影和穿刺活检术。我们积极探讨新冠肺炎疫情下放射科医生、技师、护士合作的新思路新方法；参加上百次的多学科诊疗，参与新冠肺炎疑难会诊数百例。在辛勤工作后，我取得了硕果累累：参与四川省放射医学质量控制中心关于新冠肺炎影像检查与诊断流程第 1 版和第 2 版的编写；与四川大学华西第二医院联合申报了市科技局新冠专项——多模态 MRI 影像技术评价新型冠状病毒心肌损伤的应用研究；参与工业和信息化部科技司开展的新冠肺炎 CT 影像人工智能辅助诊断专项公关；入选四川省新冠肺炎专家放射医学组成员；以第一作者在核心期刊发表新冠肺炎相关论著 8 篇、发表新冠肺炎相关 SCI文章 6 篇。

成都公卫放射科艰苦奋战，取得了抗击新冠肺炎阶段性胜利，获得成都市总工会颁发的工人先锋号（图2-234）。

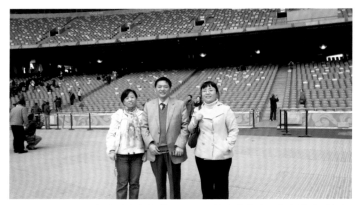

图 2-231　2009 年在北京参加第二届国际艾滋病临床影像学会议时与深圳东湖医院放射科主任陆普选教授等合影

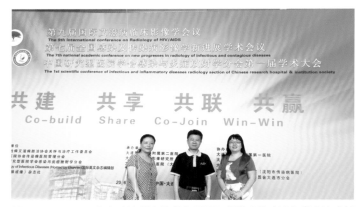

图 2-232　2016 年在大连举办的第九届国际艾滋病临床影像学会议成都公卫放射科部分参会人员合影

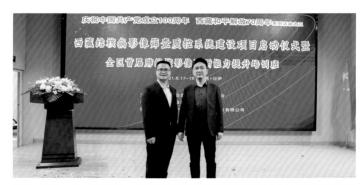

图 2-233　成都公卫技术骨干到西藏自治区开展传染病放射学传帮带工作（左起江敏　王新伟）

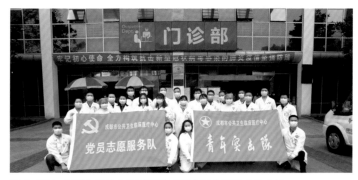

图 2-234　2020 年抗击新冠肺炎成都公卫放射科全体合影

　　疾风知劲草，岁寒显松柏。成都公卫放射人信念坚定、团结协作，勇于奉献和牺牲，用实际行动践行着白衣战士的使命和担当。为党和人民构筑一道"健康防火墙"贡献自己的力量。

三十九、侯代伦：与传染病放射学一起前行

侯代伦，主任医师，教授，博士生导师，首都医科大学附属北京胸科医院影像科主任（图2-235）。

近5年获批科研课题13项，荣获科技奖励2项；发表论文35篇，其中SCI收录10篇；主编《结核病影像学诊断基础》《胸部影像病例讨论实录》《结核病影像学》等著作；获得发明专利5项。现为《医学影像学杂志》《新发传染病电子杂志》常务编委，《中国防痨杂志》《中华结核和呼吸杂志》《中国中西医结合影像学杂志》编委。2017年获得杰出青年人才奖，2019年获批北京市运河人才发展支持计划领军人才，2020年"CT不同切面小关节面变化与腰椎结核椎体滑脱相关性及治疗价值探讨"获得国家科学技术进步奖二等奖。

担任中华医学会结核病学分会影像专业委员会主任委员；中华医学会结核病学分会第十八届委员会委员；北京医学会放射学分会委员兼感染组副组长；中国防痨协会影像学专业委员会秘书长；中国性病艾滋病防治协会艾滋病临床影像学组委员会常委；中国研究型医院学会感染与炎症放射学专业委员会委员。

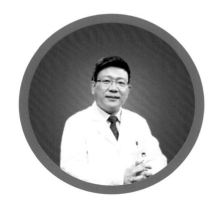

图2-235　侯代伦

十年来，我致力于"结核病与胸部肿瘤"相关学术会议、论坛等的筹办，为中国传染病放射学知识的传播贡献自己的绵薄之力。

在中华医学会结核病学分会、中华放射学分会感染学组的领导下，我承担中华医学会结核病学分会影像论坛5届，分别在厦门、太原、苏州、北京、成都举行，并做5次学术报告，报告题目分别为：在弥漫肺结节中结核病与肺癌鉴别诊断；肺影像征象的标注数据库建设在AI研究中的价值、肺癌人工智能（AI）研究进展；菌阳肺结核典型影像特征分析；结核病影像学诊断思路探讨。

依托首都医科大学附属北京胸科医院与北京结核病诊疗技术创新联盟，我还积极举办全国结核病与胸部肿瘤论坛，期间举办国家级继续医学教育项——结核病影像学诊断及检查方法规范化培训班，连续举办11届，其中9届为线下学习班，培训全国传染病相关医护人员2000余人，2020—2021年连续2届为线上培训班，累计线上学习人次达70 000余人。论坛从结核病、胸部肿瘤、胸部相关疾病影像诊断及MRI的应用进展等方面安排了内容丰富、精彩纷呈的学术讲座，为提高全国结核病与胸部肿瘤影像学诊断水平起到积极的推动作用，扩大了交流范围，为相关学

科医生提供了学习新知识及了解学科最新进展的机会，论坛的影响力不断扩大，有效地传播了结核病与胸部肿瘤影像学新知识。

　　我主编了结核病传染病 3 部著作。2013 年出版著作《结核病影像学诊断基础》，该书综合了 X 线、CT、超声、磁共振等现代化影像检查手段，重点对原来仅基于普通 X 线检查的结核病基本影像学表现进行了必要的补充和修正，重新诠释结核病的基本病理改变在现代影像学上的表现，为结核病的进一步深入研究打下基础，是一部年轻医师结核病基础教育的指导书，该书获得山东省医学科技三等奖。2017 年出版著作《胸部影像病例讨论实录》，该书弥补了以往影像病例讨论中常常忽略患者病史和初步治疗反馈在影像诊断中重要价值的缺陷，引入了循证医学的方法，多种思路解析病例，最后得出最接近正确诊断的意见。2019 年出版著作《结核病影像学》，该书综合 CT、MR、超声、核医学等影像学诊断技术的最新进展，以肺结核为重点，详细撰写了各种结核的基础病理改变在影像学上的表现，为结核病中不同影像学征象的诠释进行了必要的补充和完善，规范了这些征象的定义，该书为临床结核病诊疗和科研的深入提供了丰富的基础知识，对结核病影像学的普及和提高，以及相关科研工作的开展起到积极的作用。

　　面对突如其来的疫情，在李宏军教授的带领下，我参编了 2020 年第二版《新型冠状病毒肺炎影像诊断指南》，准确表述了新冠病毒肺炎不同的发病时期，以及在特殊人群中的影像表现，并制定诊断标准，为疫情的防控做出重要贡献。

　　2020 年 3 月，我与京津冀影像质量控制中心联合获得国家自然科学基金——基于 CT 信息利用几何拓扑及深度学习方法创建 COVID-19 肺炎进展与转归风险多维度预测模型，申请发明专利 5 项，已授权 2 项。

　　2021 年，我参编了《肺结核影像诊断标准》一书，该书详细明确原发性肺结核、血行播散性肺结核、继发性肺结核、气管支气管结核、结核性胸膜炎的影像表现、疑似病例、影像诊断病例、确诊病例诊断标准及影像学鉴别诊断，为肺结核的临床影像诊断和鉴别诊断提供了科学依据。

四十、邢健：感染影像放射学发展感悟

　　邢健，牡丹江医学院影像学院院长，牡丹江医学院附属红旗医院磁共振科主任，主任医师，二级教授，硕士研究生导师。牡丹江医学院影像诊断教研室、影像技术教研室主任。黑龙江省教学名师，黑龙江省卫生系统有突出贡献中青年专家。担任牡丹江市级领军人才梯度

影像医学与核医学学科带头人，中华医学会医学影像技术分会乳腺学组副组长，黑龙江省医学会放射诊断专业委员会委员，牡丹江市医学会CT、MR专业委员会主委。《中国临床医学影像杂志》第六届编委会编委，《中国医疗设备》编委。近年来主持省级、市及校级立项18项，发表论文20余篇，主编及参编教材9部（图2-236）。

从1895年伦琴发现X线到现在已经100多年了，这一百多年里，影像学的发展经历了由原来模拟成像到现在数字化成像的一个过程。1971—1972年，英国Hounsfield发明了CT并用于临床。在大型综合医院，CT的优势越来越来突出。影像越来越高的分辨率、越来越快的速度，使原来不可能做的检查成为可能。除了CT，还有一项越来越发挥作用的技术，那就是磁共振（MRI），1980年开始应用于临床。现代医学检测技术伴随整体医学的进步经历飞速发展，医学信息技术、影像组学与影像基因组学的快速进步预示着未来影像数据量将越来越大，医学影像诊断知识的更新也将越来越快，影像筛查、诊断及疗效评估决策一体化信息系统正在成为主要的发展趋势。

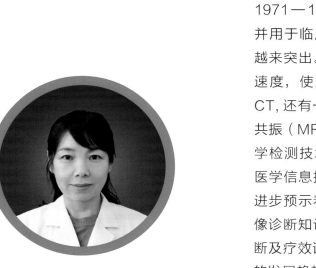

图2-236　邢健

殷忧启圣，多难兴邦。面对突如其来的新冠肺炎疫情，放射学检查及诊断是诊疗的重要一环，为进一步做好和规范新冠肺炎的诊断工作，保证医疗质量和医疗安全，由中华医学会放射学分会牵头组织分会全国委员、心胸学组部分委员和国内相关医院讨论编写《新型冠状病毒感染的肺炎的放射学诊断：中华医学会放射学分会专家推荐意见（第一版）》，旨在指导各级医疗机构的放射诊断工作。面对疫情蔓延，全国传染病学影像人积极投入到这场攻坚战之中，多位专家奔赴疫区，与各临床、医技科室通力协作，共同迎战新冠肺炎。影像学检查是诊断及评估病毒性肺炎的必要手段，发热患者几乎都要到放射科拍胸片或行胸部CT检查。为避免交叉感染，所有参与诊疗的专家都需要进行隔离观察，面对被病毒感染的风险、高强度的工作、闷热的防护服，影像人迎难而上、毫无退缩。这种顾全大局、敢于担当的奉献精神，正是战斗在一线的全体放射影像人的缩影，我们同样是最美的逆行者。我们今天之所以能够通过影像学对新冠肺炎做出准确的诊断，离不开我国传染病放射学的建立与发展。李宏军教授开拓了传染病放射学的新领域，首先完成了传染病放射学国际化学科体系和理论体系的建设。在传染病放射学学科的建立和发展过程中，李宏军教授和他的团队做出了重要贡献。

传染病放射学发展到今天需要与时俱进，从各个角度以新的方式，建立有效良性互动机制，采取医工结合，多学科融合，实现基于大数据、多源组学与 AI 的感染疾病影像学诊断技术研发与应用。影像组学及影像基因组学前沿技术的医工结合都将赋予传染病放射学新的责任和挑战。

四十一、刘文亚：不忘初心使命，造福牧区百姓——包虫病影像研究之路

刘文亚，主任医师，教授，博士研究生导师，享受国务院特殊津贴专家，自治区突出贡献专家。现任新疆医科大学第一附属医院影像中心主任；新疆维吾尔自治区医学影像研究所所长；新疆放射质控中心主任；新疆放射学会副主委；中华医学会放射学分会全国委员；中国医师协会放射医师分会全国委员；中国性病艾滋病防治协会感染影像工作委员会副主任委员；中国研究型医院学会肿瘤影像专委会常委；中国民族卫生协会放射

医学分会副会长。牵头国家自然科学基金项目 5 项，省部级课题 8 项，曾获国家科技进步二等奖 1 项，自治区科技进步二等奖 2 项、三等奖 3 项。主编著作 10 部，参编 17 部，发表论文 100 余篇，其中被 SCI 收录 21 篇（图 2-237）。

包虫病亦称"棘球蚴病"，一个对我国多数内地人来说有点陌生的词汇，在西北部却让许多农牧民闻之色变。这种由棘球绦虫寄生于人或动物体内引起的人畜共患的寄生虫病，在西北部农牧区被视为"虫癌"，因为它不仅导致农牧民因病致贫，因病返贫，也给畜牧业生产带来巨大损失。

（一）坚定目标不动摇，几十年耕耘结硕果

1979 年刘文亚教授作为文革后的第三届考生考入新疆医学院临床医疗系，5 年后以优异的成绩毕业留校工作至今。在 38 年的职业生涯中，刘文亚教授始终爱岗敬业，认真工作，不懈努力，不断与国内同行交流影像技术，提高自身的专业水平。从医伊始，她就亲眼目睹了就诊的牧民因罹患包虫病长期忍受痛苦，或失去生命的悲惨经历，也就是从那时起她暗下决心，一定要掌握世界顶级的包虫病影像诊断技术，攻克包虫病诊疗

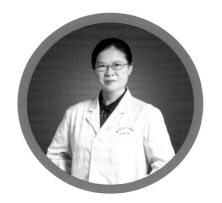

图 2-237 刘文亚

的难题，为牧民同胞们构筑起一道坚实的包虫病诊断生命防线。

三十余年的从医路程，三十余年如一日的不懈努力，刘文亚教授在包虫病影像研究领域进行了长期深入的研究。1990年在中华医学杂志上发表了她的研究生毕业论文《肝包虫病的CT诊断》，首次将包虫病的影像学表现介绍给全国的同行，此后的几十年里又陆续在中华放射学杂志和国外学术期刊上发表有关包虫病的研究论文60余篇。她主持了国家自然科学基金项目5项，其中包括面上项目2项，研究内容包括肝泡球蚴病灶边缘侵润带的影像与病理对照研究，为外科精准实施病灶完整切除以减少并发症和避免包虫复发提供影像依据；应用各种影像新技术开展肝泡球蚴自体肝移植手术前肝脏结构和功能的评价，为临床开展精准肝移植手术提供了关键性保障；在国际上率先运用基于超声、CT和MR的多模态影像评价肝泡球蚴病灶活性以评价抗包虫药物疗效和指导适时停药，使得农牧区和贫困家庭患者在药物治疗包虫过程中无须选择昂贵的PET检查随访疗效，并通过国际包虫病大会宣传和推广这种适合发展中地区和国家采用的"中国式方案"，并由此推动了WHO包虫病工作组展开多国之间的合作研究共同探索针对泡球蚴活性评价的"良方"；基于多模态影像技术实现包虫病表面抗原特异性显像的研究，探寻包虫

病的特异性示踪方法，为包虫病的特异性诊断和药物靶向治疗提供实验数据；应用人工智能和影像组学方法评价肝泡球蚴的生物学活性和病灶的侵袭性，不仅提升了包虫病的研究水平并且为今后实现包虫病的同质化诊断探索了新的方向。2013年，刘文亚教授作为第二完成人的项目《提高我国包虫病诊疗水平的临床应用与基础研究》获得国家科技进步二等奖；2016年刘文亚教授牵头的科研项目《肝泡球蚴边缘浸润带的影像与病理对照研究》获得自治区科技进步二等奖；2019年，刘文亚教授参加了国家卫生行业标准《包虫病的诊断》的制定工作；2021年，作为通讯作者和执笔人完成的《肝包虫病的影像诊断专家共识》发表在《中华放射学杂志》2021年第一期上，为普及和指导包虫病的诊断做出了重要的贡献（图2-238～图2-240）。

（二）培训辐射天山南北，内引外联学术交流

刘文亚教授多次带领新疆医科大学第一附属医院影像中心包虫病研究团队走遍新疆包虫病流行区的地州县级医疗机构，进行"属地培训、现场示教、互助实践"及影像技术培训和科普讲座，不仅提升了高发区医院医务人员对包虫病的诊断水平，促使属地领导重视影像科的作用，也提高了牧区人民知病防病抗病的能力和意识。刘文亚教授还数次受邀远赴四川、青海、西藏、宁

夏等包虫病高发且偏远地区进行学术讲座和培训，3 次应邀赴法国贝藏松大学开展包虫病经验交流，5 次参加包虫病国际会议交流，其中 2014 年在国际包虫病高峰论坛上做大会主题讲座，把中国的包虫病诊疗经验分享到全世界，提升了我国在包虫病影像诊断方面的学术地位和影响力，并促使 WHO 包虫病工作中直接领导下的新疆、青海、法国、德国的 4 家医院成立了包虫病多中心诊疗协作团队，共同分析病例、分享病例、收集病例、探讨科研、开展学术、发表论文、交流经验，在国际包虫病防控过程中发挥着不可忽视的作用。

自 2018 年担任中国医师协会感染学组副组长以来，刘文亚教授更是严格要求自己，始终积极参加学会组织的各类学术活动，担任学会主办的 *JIDR* 审稿专家。作为感染影像系列丛书腹盆分册的主编之一，刘文亚教授为编纂和发表这本书籍付出了不懈的努力。

潜心钻研学术的刘文亚教授也没忘记将理论研究成果运用到临床实际，作为新疆放射质控中心主任，她依托新疆 13 个放射质控分中心，通过技术推广、人才培养、论文交流等扩大包虫病诊疗规范化的范围，获得了良好的社会效益和经济效益，填补了多项空白，推动了行业技术进步，使包虫病的影像位于国内领先水平（图 2-241~ 图 2-244）。

（三）重视人才梯队培养，推升团队整体实力

作为影像中心主任和博士生导师，刘文亚教授非常重视青年医师专业能力的培养，投入经费购买了大量与影像学诊断有关的专业书籍，供青年医生、研究生和留学生在日常工作和学习中参考，她还每天坚持参加早读片及英语学习，保持与青年医生进行交流，将自己的诊断经验和学习方法手把手传授给大家。

此外，刘文亚教授还会定期聘请国内外著名的专家学者来影像中心进行讲课、会诊、协助疑难病例读片、规划课题等活动，并且有计划地派出人员进修，在过去的 5 年内，影像中心先后派送科室青年医师骨干 4 人赴美国参加 RSNA 交流，12 人次先后赴美国 MD 安德森肿瘤医院、法国贝桑松大学、法国第戎大学、德国海德堡大学等国际知名院所进行为期 3~6 个月的进修学习。通过"引进来，走出去"的战略，使大家不同程度地感受到了国外研究机构规范化的管理、完整数据库的建立，学习外国专家严谨务实的科研素质，不断提升青年医师的专业能力，拓宽了青年医生在包虫病影像研究视野，增强了他们面对科研的自信心，使其在日后的科研道路上前进的脚步更加坚定（图 2-245~ 图 2-248）。

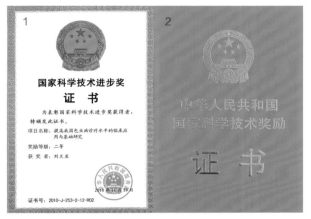

图 2-238　①获奖证书；②获奖证书封面

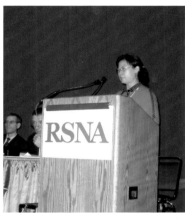

图 2-239　刘文亚教授在 2012 年 RSNA 上发言

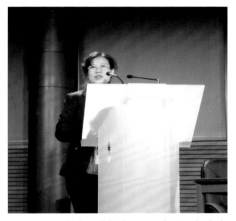

图 2-240　刘文亚教授在 2014 年国际包虫病峰会上发言

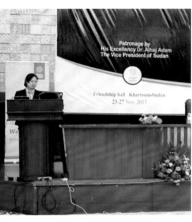

图 2-241　刘文亚教授在国际包虫病大会上发言

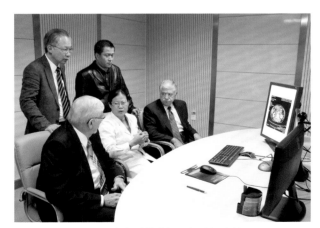

图 2-242　刘文亚教授与哈佛教授一起分析病例

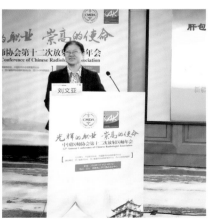

图 2-243　刘文亚教授在全国性大会上发言

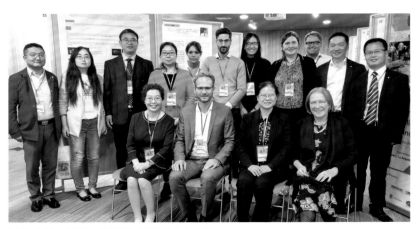

图 2-244　刘文亚教授参加国际多中心合作

同时，刘文亚教授还积极推选青年医师参加学会的各项学术活动，团队成员在专业学会中任职人数不断增加，扩大了本学科在专业领域里的参与度和话语权，提高了团队的知名度和影响力，并争取为新疆在医疗事业上辐射中亚地区做出更大贡献。

展望

择一事终一生，

攻克包虫诊断难关，

践行初心使命；

干一行爱一行，

关爱牧区百姓健康，

医者仁心仁术；

消灭包虫病之路漫长，

刘文亚教授和她的团队还在征途 ......

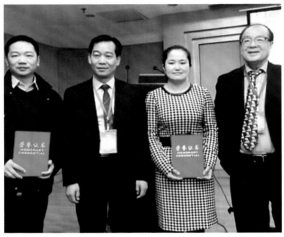

图 2-245　青年骨干医师在学会英语竞赛中获奖合影

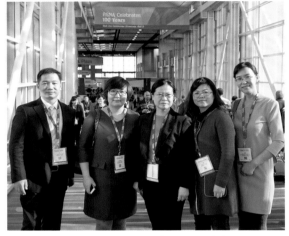

图 2-246　青年骨干参加 2014 年 RSNA 交流

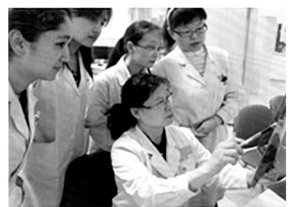

图 2-247　刘文亚教授在辅导研究生

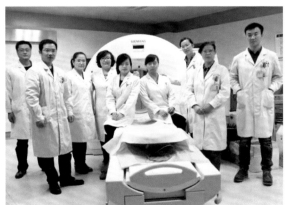

图 2-248　包虫病研究团队合影

四十二、程敬亮：见证传染病放射学的发展历程

程敬亮，教授，男，1964 年 8 月出生，河南省太康县人，中共党员。现任郑州大学第一附属医院副院长、磁共振科主任、医技医学部主任，河南省医学影像诊疗和研究中心主任、河南省磁共振功能成像与分子影像重点实验室主任，河南省脑功能检测与应用工程技术研究中心主任，河南省医学影像智慧诊疗工程研究中心主任，享受国务院特殊津贴专家。先后获得国家"百千万人才工程"有突出贡献中青年专家、河南省首届"中原千人计划"中原名医、河南省杰出专业技术人才、河南省优秀专家、全国优秀科技工作者、中国医师奖等荣誉称号。现为中国医师协会放射医师分会副会长，《中华放射学杂志》副总编辑，河南省医学会副会长，河南省医学会放射学分会主任委员，曾任中华医学会第十五届放射学分会副主任委员（图 2-249）。

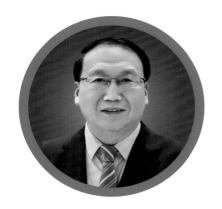

图 2-249　程敬亮

随着社会经济和科学技术的快速发展及人们生活方式的改变，传染病疾病谱发生了重大变化。新发、复发传染病不断发生，造成严重疫情流行。重大传染病（如 AIDS、TB、SARS、A/H1N1、COVID-19 等）及其相关并发症是患者致死的主要原因，是影响民生重大公共卫生问题和社会问题。医学影像学精确评估是实现重大传染病个体化精准诊疗的重要技术支撑。重大传染病诊疗规范检查方案、系统疾病谱系评价模式及精准分级诊疗方案的缺乏，给临床干预带来巨大困难。

针对上述临床急需和技术瓶颈问题，李宏军教授从海外学习回国牵头组织专家论证，创建了传染病放射学这一创新学科。2006 年年底在河南省南阳市组织的多学科课题论证会议见证了这个学科形成的最初艰难，2008 年 11 月 12 日第一届全国艾滋病影像学学术会议在北京大观园酒店召开，这标志着中国艾滋病（传染病）影像学事业发展掀开了新的一页。2015 年中华医学会放射学分会传染病影像专业委员会在郑州成立，由李宏军教授担任首届主任委员。随后李宏军教授联合陆普选教授等一大批有志为传染病影像学事业发展贡献的中坚力量，针对全球传染病放射学学科空白的问题，首次提出并完成了国际化传染病影像学学科体系建设目标，项目以重大传染病患者为研究对象，从创建重大传染病影像学技

术规范检查方案和理论体系综合评价模式及提升重大传染病相关的精准诊疗技术入手，着重精准攻关，通过揭示重大传染病发生机制，构建和制定了针对性影像检查，开创了传染病影像学的创新学科及系统的理论体系、技术规范、指南、标准及诊疗检测平台，填补了现代影像技术在传染病领域的国内外学术及应用空白，创研出重大传染病全流程人工智能信息技术等系列产品。大幅提高了中国传染病影像学的整体影像技术水平和精准影像诊断水平，填补了现代影像技术在传染病领域的国内外学术及系统应用的空白，提高了中国传染病影像学的整体影像技术水平和精准影像诊断水平。实现了"中国重大传染病诊疗方案"向"国际重大传染病诊疗方案"的推广。

在李宏军教授的带领下，经过 20 多年坚持不懈的努力，中国传染病放射学从无到有、从弱到强、从国内走向国际，赢得了世界的尊重。特别是在新冠肺炎疫情防控过程中，中国传染病影像学团队在全球率先制定出国人 CT 影像辅助诊断标准，以及新冠肺炎影像学检查方案与感染防控专家共识，率先研发新冠肺炎 CT 诊断定量软件等，创新点被写入国家卫健委在《新型冠状病毒感染的肺炎诊疗方案（试行第五版）》中，同时被写入北美放射学会 (RSNA) 定量成像生物标记物联盟 (QIBA) 制定的美国重大传染病定量诊断指南。充分彰显了中国传染病影像学学科适时发展进步的现实意义。

本书的出版记录了中国传染病放射学专家团队为此奉献的辛路历程。相信新时代传染放射人也必将推动中国传染病放射学向前发展，为我国传染病预防与控制做出更大的成绩。

四十三、高剑波：从传染病影像学研究历程中汲取智慧、力量和信心

高剑波，男，中共党员，郑州大学第一附属医院副院长、首席专家、主任医师、二级教授、博士生导师。中华医学会影像技术分会第七届、第八届副主任委员，中华医学会放射学分会腹部学组副组长，中国医师协会医学技师专业委员会副主任委员，中国医学装备协会放射治疗装备分会会长，河南省医学会影像技术分会主任委员。享受国务院特殊津贴专家，国家卫生计生突出贡献中青年专家，荣获河南省五一劳动奖章，"国之名医·卓越建树"、中原千人计划"中原名医"及河南省优秀专家等荣誉称号（图 2-250）。

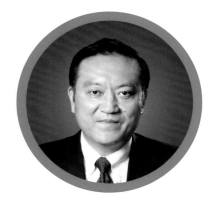

图 2-250　高剑波

与李宏军教授第一次见面已是二十年前的事了。当时他来我院开展科学研究，总是在我值班时进行艾滋病尸体 CT 检查，期间时常向我询问讨论感染炎症 CT 理论与实践方面的问题。现在回想起来，李宏军教授从事此项工作着实不易，需从数百公里外租车将艾滋病捐献者尸体运到我院做三维 CT 检查，天亮前还要返回做病理解剖。记得有一次我值夜班，我们正在进行艾滋病捐献者尸体的 CT 检查，突然急诊患者来了，于是我们匆忙将尸体转移到我的值班室，之后我们相视一笑，这其中的苦楚和快乐非常人所能理解。我们避开偏见，执着地坚持进行此项工作，基于共同的愿望——利用艾滋病 CT 检查与病理基础进行对照研究，分析艾滋病影像的演变特征，一定是一件非常有意义的事。前尘渐远，当时的细节已经模糊，但李宏军教授对艾滋病 CT 放射学研究的深入思考和执着的探索精神给我留下了深刻的印象（图 2-251）。

20 世纪末河南某地局部不幸成了艾滋病的簇状高发区，当时人们不甚清楚新发传染病——艾滋病的发病机制和防治规律，存在一定的恐艾心理。当时党和政府高度重视艾滋病防治工作，彼时卫生部与河南省政府、省卫生厅及时召开会议，我作为河南省艾滋病防治医技专家组组长，在河南省卫生厅医政处指导下，组织开展了艾滋病救治和机会性感染 CT 放射学的研究工作，深

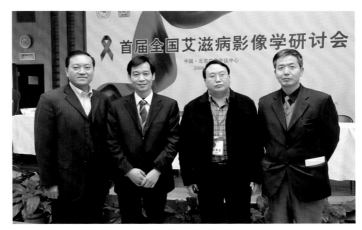

图 2-251　首届全国艾滋病影像学研讨会合影

入农村一线，穿梭于城乡之间，访谈、督导、培训和学术交流。鉴于既往对传染病做出的大量影像诊断临床和科研工作，我非常幸运的成为首批河南省医学科学院医学科技创新工程项目获得者。此后的一段时间内，我不定期召集科室骨干布置任务，在省市医疗机构密集组织以"艾滋病胸部机会性病变影像学研究"为主题的会议，团队成员快速响应、积极落实，期间得到了李宏军教授的精心指导和热情帮助，这为我和我的团队后来圆满完成政府和医院的任务奠定了坚实的基础。至今艾滋病 CT 放射学方向共培养了 5 届硕士研究生，发表了 12 篇科研论文，主编专著 2 部，多次在国内重要学术会议讲座普及教育，取得了较好的效果。鉴于成绩突

出，"艾滋病肺部机会性感染的影像学研究"2011 年获得河南省科学技术进步二等奖（图 2-252）。

　　疫情发生以来，我作为河南省新冠肺炎防控专家组成员，除了每天休息三四个小时外，还参加培训会议、现场或者省卫健委远程影像会诊 100 余次。自疫情开始至今，依然坚持开展专家门诊、会诊。坚持在本院放射科医务人员中开展新冠肺炎的诊疗和防控知识培训（包括远程培训）6 次，每次 10 ～ 60 人。组织医院医学影像专家编写三版不同类型患者检查流程。组织河南省医学会影像技术分会 60 位专家编写《新型冠状病毒肺炎 CT/DR 检查流程专家共识》第一版、第二版，其中第二版发表于《临床医学》杂志第二期。作为中华医学会影像技术分会副主任委员，参与编写《新型冠状病毒肺炎放射检查防控规范专家共识》和《新型冠状病毒（2019-nCoV）感染肺炎放射检查方案与感染防控专家共识》。于全国诺亚云课堂《新冠肺炎 CT 诊断与感控策略》直播讲座 60 分钟，591 人在线听课，30 余人提问。于河南广播电视台《健康大河南》，进行"新冠肺炎 CT 表现与检查流程"70 分钟讲座，5.3 万人在线听课，5 人提问。我亦主动请缨赴武汉，尽力做好武汉前线方舱医院 CT 技师吴强和影像诊断卢振威医师的后勤保障工作。

　　作为一名影像学专家，我积极组织 20 家医院开展

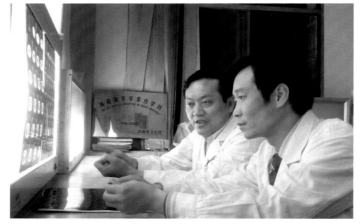

图 2-252　与李宏军教授工作合影

题为"新型冠状病毒肺炎 CT 诊治价值"的多中心研究，并充分利用人工智能技术、能量成像技术，以期实现新冠肺炎的早诊和早治，并指导研究生撰写多篇高质量科研论文，其中发表于《实用放射学杂志》和《郑州大学学报（医学版）》论文各 1 篇、RSNA 病例报告 1 篇、ER 和 IR 各 1 篇，以副主编参与撰写郑州大学出版社出版的《新型冠状病毒感染防控科普手册》专著 1 部。

　　疫情仍然严峻，防控至关重要。勇于担当、守土有责。我谨以实际行动彰显一名新时期党员干部"不忘初心、牢记使命"的情怀，诠释医务工作者在疫情防控斗争中的责任和担当。

四十四、崔光彬：同舟共济，继往开来

崔光彬，教授，博士研究生导师。现任空军军医大学第二附属医院放射科主任。

学术任职：教育部高等学校医学技术类专业教学指导委员会委员；中国医学影像技术研究会常务理事；中华医学会放射学分会磁共振学组委员；中国医师协会放射医师分会感染影像专业委员会副主任委员；全军放射医学专业委员会常委；陕西省医师协会放射治疗医师分会副主任委员；陕西省放射诊疗质控中心主任；陕西省功能影像与分子影像重点实验室主任等。主持国家"十二五"重点研发专项1项、国家自然科学基金项目3项、省部级重点课题及面上课题7项、全军后勤科研重大项目1项、校航空医学培育项目1项、陕西省产业创新链－社会发展领域课题1项。获得陕西省科学技术一等奖1项。发表科技论文100余篇，其中以第一或通讯作者发表SCI收录论文58篇（IF大于5.0以上11篇，总IF190.3）。获得国家发明专利4项、国家实用新型专利7项、软件著作权18项。获全国百名"住

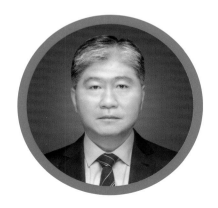

图 2-253 崔光彬

院医师心中的好老师"称号、陕西省"三秦人才津贴"、军队优秀专业技术人才岗位津贴、陕西省"优秀住培专业基地主任"称号、"西安之星"荣誉称号。担任《实用放射学杂志》主编、《现代医学影像学》杂志主编、European Radiology编委。培养硕士研究生29名，博士研究生3名。主译、副主译、副主编和参编专著10余部。参编"十二五""十三五""十四五"规划教材各1部（图 2-253）。

1. 志同道合的老相识

我和李宏军教授是老相识。初次共事，就被他严谨、务实的工作作风所吸引。我们两位志同道合的放射人，一拍即合，他邀请我加入了中国研究型医院学会感染与炎症放射专业委员会，我欣然接受。

2. 积极参加学会活动

加入学会后，我积极参加学会在大连、武汉、青岛、北京及上海举办的多次学术活动，并多次受邀参加大会专家讲座。在这个过程中，我深刻感受到在李宏军教授的带领下，学会汇聚了来自

全国各地的一大批知名专家及青年才俊，使得近年来中国传染病影像学得到了快速的发展，取得了巨大的成绩。尤其是在全球新冠疫情暴发后，李宏军教授组织专家编写了包括《新型冠状病毒肺炎辅助诊断指南》《冠状病毒家族肺炎病理与影像》等多部专著及指南，我参与其中，深感荣幸。

3. 成功举办第十二届国际艾滋病临床影像学会议暨第十届全国感染与传染病影像学新进展学术会议

在我的积极努力及李宏军教授的大力支持下，2019 年 12 月 13—15 日，我科成功举办了第十二届国际艾滋病临床影像学会议暨第十届全国感染与传染病影像学新进展学术会议。本次大会的主题为：共建、共享、共联、共赢。大会吸引了来自全国 28 个省及直辖市的 413 家单位、850 余名感染放射学专家和学者参会，征文 138 篇，盛况空前。大会设 1 个 800 人主会场，以及 12 个分会场。大会讲座内容丰富，涵盖艾滋病影像、法定传染病影像、神经系统感染与炎症，头颈、颜面部感染与炎症，心胸部感染与炎症、腹部感染与炎症，肌肉、骨骼感染与炎症，儿科感染与炎症、炎症相关肿瘤、影像护理、人工智能和功能影像、感染影

像质量控制等领域。

会后，李宏军教授对本届大会和我本人，给予了高度的评价。他认为，本次会议组织得力，讲座内容丰富多彩，为同道搭建了高质量、高规格的感染与炎症影像学学术交流平台，为全体参会同仁奉献了一场耳目一新的学术盛筵。承办及协办单位亦高度重视，此次会议的召开规模及创新举措，将积极推动我国传染病放射学学术会议的后续改革与创新发展。讲座源于临床、服务于临床、应用于临床，接地气、有新意，授课形式多样，病例讨论热烈。此次大会的胜利召开促进了参会专家学者们的相互了解、交流与合作，展现了感染与炎症疾病创新研究发展的学术成果，使之受益于更多的患者群体，并充分奠定了传染病放射学在中华医学会放射学分会的学术地位（图 2-254、图 2-255）。

4. 带动科室一批年轻人投身感染影像

让我倍感欣慰的是，加入感染影像大家庭，也带动了科室一批年轻人积极投入感染影像的队伍，这使得整个科室在感染性疾病的影像诊断方面有了很大的进步。如对肺曲霉菌感染、腺病毒肺炎、HIV 感染者肺孢子菌肺炎、隐球菌肺炎、H1N1 甲型流感病毒肺炎及新冠肺

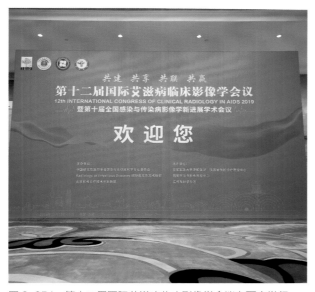

图 2-254 第十二届国际艾滋病临床影像学会议在西安举行

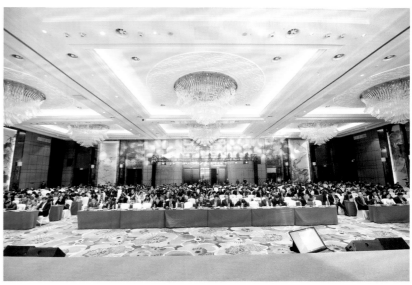

图 2-255 第十二届国际艾滋病临床影像学会议主会场

炎等特殊病原体感染方面，诊断能力均有了明显提高，也因此得到了我院临床医生的一致好评。科室李刚锋副教授，先后发表了多篇感染影像相关文章，并参与编写了李宏军教授主编的《感染影像诊断标准》中 H1N1 重症肺炎影像诊断标准分册。相信在李宏军教授的带领下，科室在感染影像领域一定会取得更大的成绩。

展望

在未来，我一定会一如既往地支持学会工作，支持中国感染影像事业的发展，并愿意继续为之付出努力。最后，衷心祝愿 Radiology of Infectious Diseases 及 Radiology Science 杂志越办越好，祝愿在李宏军教授的带领下，中国感染影像事业取得更加辉煌的成就。

四十五、龚良庚：两次疫情见证一个影像医师的成长

龚良庚，南昌大学第二附属医院影像中心主任，南昌大学联影智能医疗前沿技术研究中心主任。医学博士、教授、主任医师、博士生导师。江西省百千万人才工程人选，江西省卫生健康突出贡献中青年专家。担任江西省医学会放射学分会主任委员；国际心血管磁共振协会中国区委员会委员；国家心血管病专业质控中心专家委员会及心血管影像质控专家工作组委员；国际心血管CT协会中国区委员会委员；中华医学会放射学分会磁共振学组委员；中国研究型医院学会感染与炎症放射专业委员会常委；北京影像诊疗技术创新联盟传染病影像专委会常务委员；中国医师协会放射医师分会委员；中国医学救援协会影像分会常务理事。先后主持国家自然基金项目3项、省级重点项目5项。发表SCI收录及核心期刊论文80余篇（图2-256）。

我最早对传染病的概念，是因为大学中有一门《传染病学》的课程。虽然知道甲类传染病包括鼠疫和霍乱，也知晓病毒性肝炎等是乙类传染病，但那时的知识点还是局限在书本，所关注的也只是考试成绩。对于传染病的威慑力和对人类的影响，完全没有更多的概念，也缺乏更深的了解。然而这类并不熟悉的疾病，却成了我职业成长中的一个标签。这个历程要从重症急性呼吸综合征（SARS）说起。

2003年3月，我有幸来到华中科技大学同济医学院附属同济医院放射科，跟随王承缘教授和夏黎明教授学习磁共振诊断。我记得那个春天的武汉雨水特别多，一个月几乎没见到太阳。因为是我职业生涯中第一次外出学习，阴雨连绵并没有影响我的心情，因为同济医院的学习氛围和教授们的学术威望让我敬佩、让我仰视，彼时我的学术热情高涨，也因为此次学习经历，让我有幸成为了恩师夏黎明教授的学生。

不知从哪天开始，医院和街上多出了不少戴着口罩的医务人员和民众，板蓝根冲剂逐渐成为畅销产品。那时的网络还不发达，手机也不是用来上网的，因此得到的信息量并不多。早期民众除了不太敢去医院外，去其他场所并没有太多顾忌，生活轨迹也正常。我依然清晰记得在硚口区

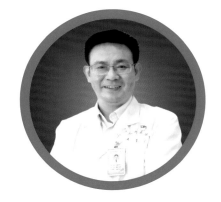

图 2-256　龚良庚

一个菜场的过道上，弥漫着豆皮的香味和"茶鸡蛋，一块钱三个"的叫卖声。但随着疫情的加重，使我对疫情的严重性开始有一些认识。尤其是3月25日，广东省的一名护士长因感染SARS离世，成为第一名殉职的医务人员。之后我们对下班后的生活开始谨慎起来，我和身边的同学（一起进修的人员）当时都是在磁共振室，虽然对于SARS的胸片和CT图像从未见过，但也开始有意识地在外出时戴上口罩。二点一线的生活依然如故。

4月底，北京小汤山医院建成并投入使用，这时的疫情形势严峻，根据医院的安排，我们进修学生全部回到原单位。根据南昌市当时的要求，我们返回南昌后需要隔离7天。后来随着我国对疫情的有效果控制，时至6月，这波疫情宣告结束。在这次疫情过程中，由于我的专业重点在磁共振，不怎么接触X线和CT，因此，与SARS似乎有些距离，也没有在一线"抗疫"，作为一个疫情边缘的"旁观者"，这是我第一次经历严重的传染病疫情。

2015年，在李宏军教授的邀请下，我荣幸地加入了中国性病艾滋病防治协会关怀与治疗工作委员会感染影像学分会，2016年又受邀加入了中国研究型医院学会感染与炎症放射学专业委员会，并于2016年底协助成立了江西省医学会放射学分会的感染与传染病学组，

真正开始了我在传染病影像学领域的工作，参与感染影像的临床工作逐渐增多，我也在艾滋病、神经梅毒、肺部感染性病变等领域开展了一些工作。2017年10月在江西省赣州市举办了感染学组的年会，江西省的传染病影像学发展也渐入佳境。

转眼到了2020年，一场突发的疫情悄然蔓延开来，一场没有硝烟的疫情阻击战在神州大地打响。作为江西省卫生健康委员会和我院指定的"疫情防控专家组"成员，我在大年初一（1月25日）的凌晨三点接到会诊通知，至此拉开了全天候的工作模式。"或许你还没睡，我已悄然早起，护航民众健康，谁都义不容辞，南昌早安！"，这正是我当时的所思与所想。1月27日，由我院副院长祝新根教授带队的江西省援助武汉的第一支医疗队出发，也拉开了江西省各界援助湖北/武汉的序幕。

疫情早期，根据要求每个确诊病例必须由省级专家组开会讨论并签名确认后，再由卫健委发布。专家组成员认真面对每一份病历，仔细判读每幅图像，以保证确诊病例的专业权威性。我们专家组先后多次参加由卫健委组织的、连线省内各级医院和湖北（随州）的远程医学会诊，及时为临床的诊治方案提供第一手的可靠依据（图2-257）。我们的省级专家组的工作，也获得了中央电视台的关注，央视一套的新闻联播中给予了报

道（图 2-258）。我深深感受到，影像科室是疫情防控的前沿阵地，而影像科的医师就是这个前沿阵地的"哨兵"。除了会诊，我每天都会坚守在临床诊断一线，对每个患者的影像资料进行仔细的审阅，把关每一份影像诊断报告，"专家＋哨兵"正是我每天的角色。

那个除夕夜，我院迅速组建了近 80 人的应征后备队伍，随时响应号召出征疫情中心。医院为随时准备出征的队员列出的物资清单中，精细到一片创可贴、一块眼镜布。科室三名同事的爱人出征湖北 / 武汉，科室在第一时间对留守职工的工作和生活进行了安排部署，减少他们的排班频次，给孩子小的留守家庭送去学习用品、玩具零食，尽最大可能减轻"逆行"勇士的后顾之忧。为迎接援助湖北 / 武汉的队员返岗，科室准备了精美的伴手礼，表达了我们对英雄们的敬意，也送达了我们的暖心问候（图 259、图 260）！

疫情之初，我们迅速成立科室"疫情防控工作小组"，并召开动员大会，开展院感防护知识培训，在最短的时间确定发热门诊影像检查流程。为了强化规范化意识，我科组织全员参加了多次防控知识考核，并对考核结果做了细致分析和工作再布置。作为江西省医学会

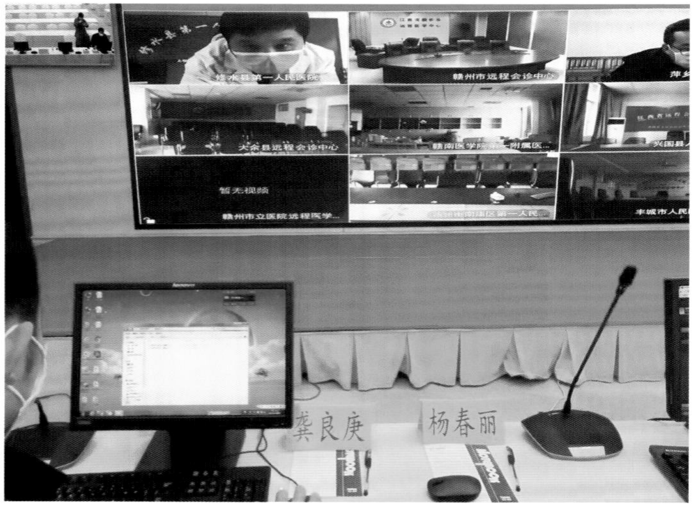

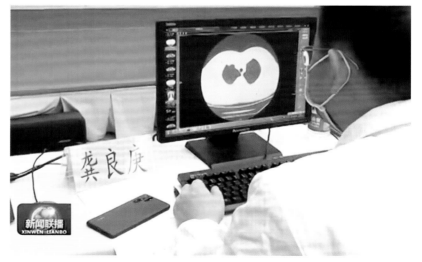

图 2-257　江西省疫情防控专家组先后开展与湖北随州及江西省各地市的线上查房、会诊工作，图为远程会诊会场。

图 2-258　江西省疫情防控专家组的工作受到央视关注并在一套新闻联播中报道。图为新闻联播截图画面。

放射学分会的主任委员，我于 2020 年 1 月 29 日，推动发布江西省影像学界第一版的"疫情背景下的影像防控规范"，为全省的影像工作者提供了可执行的模板。我们组建了"江西省新冠肺炎诊断交流讨论"微信群，同时开辟了"江西'新冠'影像云课堂"，邀请武汉市和上海市的专家对我省影像医务工作人员进行业务培训，促进了影像检查技术的规范化推广和诊断业务水平的提高，保障了各地市影像工作的顺利开展，提高了江西省影像专业医务人员的战斗力。此外，我受邀参与了《新型冠状病毒肺炎影像学诊断指南》的审校工作。

这次疫情与 2003 年的 SARS 疫情相比，传染性更强、传播性更广、潜伏期更长、防控难度更大。这次新冠肺炎疫情防控中，我全身心地投入防控工作，一来因为我肩上的担子重了，正如我的一篇文章"心系安全规范、肩挑责任担当"，我既是一名影像学专业人士，又是一位科室管理者；既要组织科室有序的工作，又要落实每位患者的影像学图像特征的甄别与诊断。

我经历的这两次疫情，无论是对疾病的认识，还是疫情防控中的参与度，我都有着完全不同的体验。两次相隔 17 年的传染病疫情，映射了一个影像医师的成长过程。从一个疫情的"旁观者"到一个疫情防控的"一线哨兵"，从一名青年医师成长为高年资的影像科大夫、科室管理者，在专业的成长过程中，我充分体会到了我

国传染病影像学的发展、成熟与突破。在我国传染病影像学开创人李宏军教授的亲历奋斗和高屋建瓴下，经过传染病影像学团队的共同努力，中国传染病影像学已经历了跨越式创新发展的历程，正引领着全球传染病影像学的发展。

"黑白影像、彩色人生"，中国的传染病影像学学者们，多了一份自信，也多了一份责任和担当。祝愿中国传染病影像学的同人们继续开拓进取，站在两个一百年的交汇点，借助"十四五"开局之年的东风，再创中国传染病影像学的新辉煌！

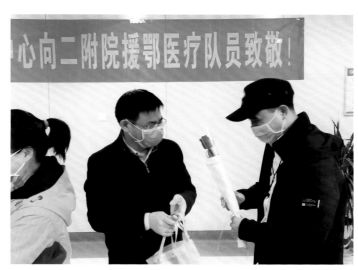

图 2-259　赠送伴手礼的现场

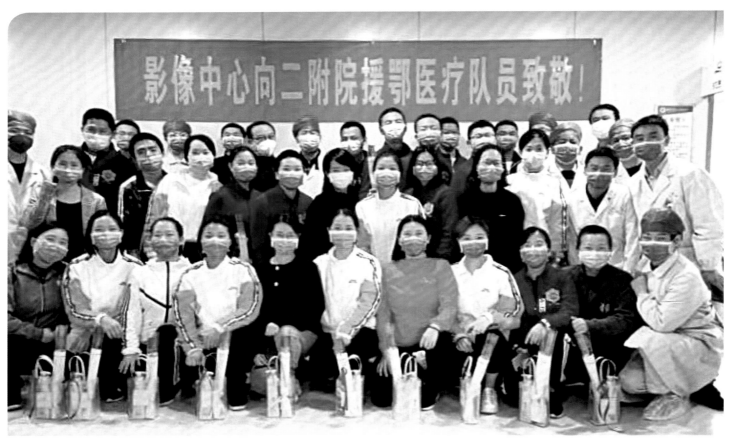

图 2-260　在援助湖北 / 武汉的队员返岗前，我们用精心准备的伴手礼，表达了我们对英雄们的敬意。

第五章　新冠肺炎疫情纪事

一、走在抗疫前线，用互联网影像学造福更多患者

2020 年 1 月 30 日，中国研究型医院学会感染与炎症放射学专业委员会、中国医师协会放射学分会感染影像专业委员会等多家单位联合发布了《新型冠状病毒肺炎影像学诊断指南（2020 第一版）》，该指南由国家感染疾病临床医学研究中心首席医学影像专家、法定传染病影像学和学科体系建设的开创者和奠基者、高博医疗集团顾问专家李宏军教授领衔，带领传染病影像专委会专家放弃春节休假，汇集来自全国 19 个省的 41 名影像学专家编写，又经过 15 位主任医师组成的质控组严格审核，达成共识后发布的，从疾病发现到指南颁布总用时不到 1 个月。为临床诊疗工作争取了宝贵的时间（图 2-261~ 图 2-264）。

指南发布的第 2 天便收到了临床医生的积极反馈，有些医生呼吁推荐 CT 影像上升为当时新冠肺炎（诊断）的主要依据。

专家表示，虽然核酸检测是最终确诊新冠肺炎的无创性检查，也是金标准。但是也有缺点：①核酸检测一般 24 小时出结果，如果是阴性患者，可能要重复采样，这样就会延长确诊时间，时间的延长会增加病毒的进一步播散；②虽然核酸检测阳性特异性高，阳性代表确诊，但是有一定假阴性率，主要是由于试剂盒研发时间短，采样人员短缺导致。

以上缺点难以应对大量密切接触者、家庭留观人员等。至于假阴性率到底多大，各家试剂盒不一样，也没有大数据支持，很难估计。

胸部 CT 检查作为呼吸系统疾病最重要的影像学检查手段，具有方便、快捷、直观的特点，CT 虽然不是诊断新冠肺炎的金标准，但可以快速成像，迅速获得结果，发现异常提前隔离，疫情当前，绝不能让带菌者进一步传播。

同时，CT 检查在基层医院易于普及，在新冠肺炎疫情形势严峻的时段，地区防控必须采取"不放过一个"的非常规手段，才能够有效减少交叉感染。

快速诊断、及时收治、新药研发、有效隔离、互联网医疗等诸多举措在这场没有硝烟的战役中各自发挥着重要作用。远程医疗在春节后发挥了极大的服务新冠肺

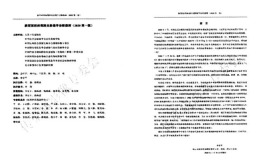

图 2-261 新型冠状病毒影像学诊断指南中文版

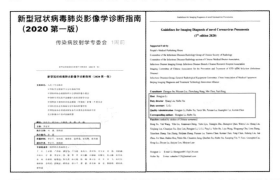

图 2-262 新型冠状病毒影像学诊断指南中文英文版被国内外网站转载

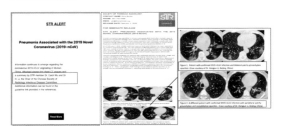

图 2-263 新型冠状病毒影像学诊断指南中文英文版被美国专业网站转载

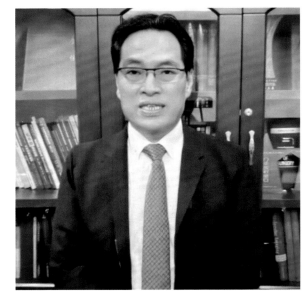

图 2-264 中华医学会放射学分会主任委员刘士远教授参与新冠肺炎影像学诊断指南的制定工作，给出宝贵的指导意见

炎之外新老患者的作用，快速体温检测、大数据防控、接诊问诊、机器人接待……毫无疑问，人工智能技术正逐渐成为人类的新一代守护者。

全球感染影像学学科开创者李宏军教授不仅在影像学领域走在全球前沿，在影像学与远程医疗大数据结合领域，更是先人一步。李宏军教授早在 2018 年 4 月便同高博医疗集团人工智能与大数据团队开展合作，独创性地将感染影像学引入血液病诊疗，为感染高发的血液病患者提供更精准的诊断和用药，并搭建了云医疗云影像平台服务更多医院与患者完成影像会诊专家手机端 IHE 建设，打通会诊服务，在新冠肺炎疫情下，为患者保驾护航。

二、并肩携手，抗击疫情，北京农工在行动

作为以医药卫生、人口资源和生态环境保护为主界别的民主党派——中国农工民主党（简称"农工党"），面对突如其来的疫情，北京市农工党党员同志纷纷行动起来，在抗疫战线奉献自己的力量。

（一）战斗在抗击疫情一线的佑安农工党党员

疫情爆发后，北京佑安医院被定为北京市级三家定点救治医院之一。北京佑安医院的农工党党员们也积极参与到这一重大疫情的防治中。

农工党党员李宏军是北京佑安医院放射科主任，他第一时间带领中华医学会放射学分会传染病学组等学会，组织来自全国 19 个省市自治区的 41 位临床一线专家，加班加点，及时推出《新型冠状病毒肺炎影像诊断指南》，为医学影像和临床专业医生的临床诊治提供了专业指导意见（图 2-265）。

农工党入党积极分子王冬梅，将 78 岁的老母亲独自留在家中，第一时间报名参加到新冠肺炎病房的一线工作。她说，虽然我现在还只是积极分子，但我时刻以一名农工党党员的标准要求自己，面对疫情，我必须冲在前面（图 2-266）。

农工党党员董培玲考虑到为减少门诊交叉感染，便

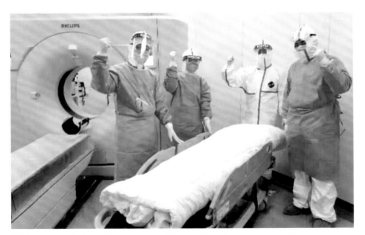

图 2-265　李宏军教授带领团队参与抗疫一线 CT 检查工作

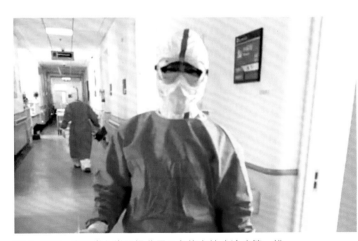

图 2-266　农工党入党积极分子王冬梅在抗疫诊疗第一线

于疫情控制，第一时间建议延长北京佑安医院慢性病门诊开药时间，院医保办报卫健委和医保局后得到快速审批，得到批示可延长开药 2 个月；在此基础上，她又建议延长出院患者带药时间，后经批示慢性病门诊可开药 3 个月，出院带药量可延长至 1 个月。这些建议既有利于疫情防控，又给患者带来了便利（图 2-267）。

（二）抗疫战线背后的英雄

有这么一群人，他们虽然没有亲临临床一线与病魔作斗争，但却是临床一线医护人员能够安心工作的坚强后盾和有力保障。农工党党员庞鹏、邢丽就是其中的一份子。

疫情发生后，随着大兴区确诊及疑似患者逐渐增多，为了控制疫情蔓延，大兴区委、区政府决定重启"传染病病房"。农工党党员庞鹏、邢丽所在的大兴区人民医院作为区域医疗中心，临危受命，抽调人员，组建了强有力的后勤保障团队入驻病区。

庞鹏在第一时间上交了请战书，申请到临床一线工作。经院研究，批准他入驻病区，辅助病区负责人进行日常管理工作，具体负责医、护、技与后勤保障团队之间的协调工作，成为了一名"准一线"工作人员。庞鹏在病区正式启用前，组织了多次针对病区工作人员及后勤保障人员的"院感防护知识""手卫生知识""防护服穿脱"等方面的培训。在病房正式投入使用后，他作为总协调人，负责统筹安排所有入驻人员的"吃穿住用"。

还有 1 年就可以退休的邢丽，本着对工作的高度责任感，毅然决然报名参加了这场抗击疫情的战斗。作为一名经验丰富的营养师，她负责病区医护人员的配餐工作，与此同时，还要负责入住患者的饮食搭配与发放。一天三顿饭，每顿饭近 80 人的餐食，巨大的劳动量，使她一天下来几乎没有空闲时间，但她从未敷衍了事，她用一丝不苟的工作热情，使医护人员和患者每日都能按时拿到营养搭配合理的餐食。三餐按时发放的同时，

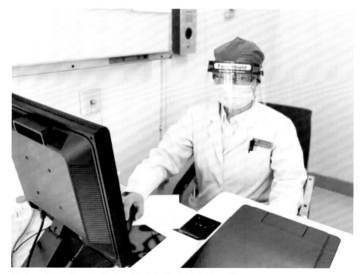

图 2-267　农工党党员董培玲在抗疫诊疗第一线

她还为临床一线的医护人员熬制了姜糖水，帮他们暖胃驱寒。

正是有了无数个"庞鹏""邢丽"所组成的后勤保障团队兢兢业业的付出，抗疫勇士们才能发挥出最强的战斗力，使他们在抗击疫情的战场上，所向披靡，攻无不克，战无不胜（图2-268）。

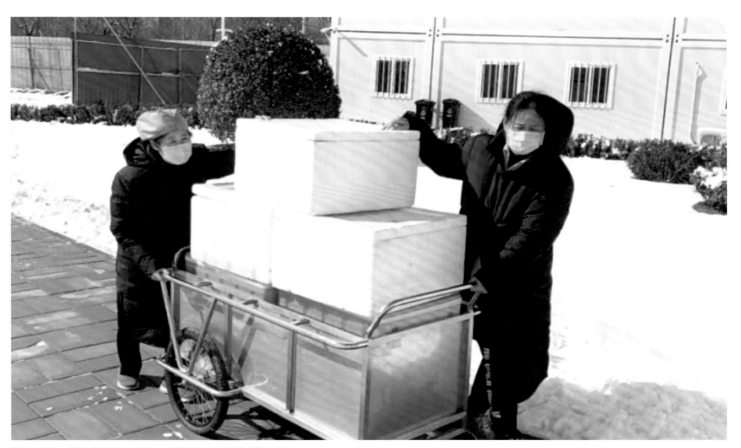

图 2-268　后勤人员为一线抗击疫情医务人员做好保障工作

三、防控传染，深睿医疗为传染病放射学抗击新冠肺炎疫情贡献智慧力量

为适应抗击新冠肺炎疫情的新形势、新动向，持续巩固加强来之不易的抗疫成果，并将经验用于构建应对临时、突发事件的中国特色传染病防控体系，促进学科建设和理论创新，运用前沿科技，增强我国防控体系的建设力量。中国研究型医院学会感染与炎症放射学专业委员会主办，深睿医疗承办的"疫情防控全球联动，国际化传染病放射学在行动"的线上论坛于 2020 年 4 月 18 日顺利召开。

本次线上论坛由大连医科大学附属第二医院放射科主任边杰教授担任大会主席，特邀国内国际顶尖感染影像学领域的专家，其中全国感染影像学主任委员、北京佑安医院医学影像科主任李宏军教授，武汉大学中南医院影像科主任徐海波教授，以及医疗人工智能领域企业代表深睿医疗高级产品经理郭婷婷为主讲嘉宾，从各自领域为大家总结并分享应对国际化传染病，放射学在疫情防控中起到的作用。同时，由大连医科大学附属第二

医院罗佳文教授主持现场互动和答疑，与参嘉宾呈现了一场干货满满的学术盛宴。观众遍及全国 10 个省区。

大连医科大学附属第二医院放射科主任边杰教授在致辞时特别强调，目前新型冠状病毒在全球大流行，全球近 220 万人感染，死亡人数超过 10 万人。在国内逐步复工复产的情况下，中国疫情处在"外防内控"阶段，定期召开学术会议的意义在于，分享影像学抗疫成果的同时，希望通过这些讲座提高业界对传染病放射学的重视，希望能为全球抗疫贡献更多的力量图（2-269）。

国内顶尖感染影像学领域专家首都医科大学附属北京佑安医院医学影像科主任李宏军教授在《新型冠状病毒肺炎影像学辅助诊断指南解读》中提到，基于中国经验编著的《COVID-19 影像诊断指南》已经被全球 252 家媒体转载，已经为全球战疫提供了基于实践的可参考的理论依据。总结分享中国放射学专家的经验，并代表中国放射学领域的专家为国际战疫做出贡献。影像学检查是疫情防控至关重要的一道防线，也是诊治疗愈不可或缺的参考指标。李宏军教授通过对新冠肺炎早期、中期、重症期和转归期 4 期的影像学患者病例演示，展示了不同病情阶段 CT 影像学的特征和变化，这为后续全

面、深入的研究新冠肺炎病毒奠定了基础（图2-270）。

李宏军教授高度评价了深睿医疗是一家有社会责任的企业，在疫情发生的第一时间，研发了应用于新冠肺炎影像筛查的AI智能系统，该系统可以精准筛查病灶，在病情发展的各个阶段为医生提供助力，为病情的进展提供科学智能的随访数据。北京佑安医院作为新冠疾病定点医院，在疫情初始阶段就与深睿医疗达成战略合作，运用前沿科技手段共同抗击新冠肺炎疫情。

武汉大学中南医院作为此次疫情的定点收治医院，影像科主任徐海波教授发表了《新型冠状病毒的CT作用及其表现》。他在报告中提到，受国内医疗保障体系之惠，CT作为主要的筛查和辅助诊断手段在这次抗击疫情中发挥了重要的作用。CT影像虽然不具有特异性，但它最主要的价值是可以帮助医生进行鉴别诊断，通过肺部动态影像跟踪，可以发现肺部早期病变、病情进程及治疗预后，能够为全面认识新冠疾病提供一个科研积累。当前疫情在国际大流行，中国作为抗疫先锋，愿意并且已经将国内抗疫的成功经验分享给正在遭受疫情的国家和地区（图2-271）。

作为国内参与战疫的前锋企业代表，深睿医疗高级产品经理郭婷婷发表题目为《人工智能及影像智能云在COVID-19诊断分析方面的应用》的主题演讲，着重提到深睿医疗新冠肺炎AI远程会诊系统在抗击疫情中发挥了非常重要作用，这款产品突破空间限制，为医疗资源匮乏的地区，搭建专家远程会诊平台，助力疫情防控。从疫情发生始至当前，深睿医疗已经向200多家医院部署了云平台，连接各大医院与援助医疗队，缓解了一线医院阅片压力。人工智能不仅仅局限于这次疫情，在未来医学各个层面上也将用科技的力量更好地服务于临床。应对后疫情时代，深睿医疗将继续对AI系统的功能进行拓展，为建设完善中国特色的传染病防控体系贡献科技力量（图2-272）。

中国的战疫，人工智能发挥了不容忽视的作用。科技的力量，无疑已经成为我们手中应对全人类灾难的有力武器。全球疫情形势艰巨，人工智能将继续发挥作用，为全球战疫贡献力量。战"疫"只是人工智能的一次实战练兵，未来人工智能将会被应用到医疗的更多领域，深睿医疗将积极发挥企业的社会责任，产出更多优质的科研成果，为中国公共卫生事业贡献"智慧"力量。

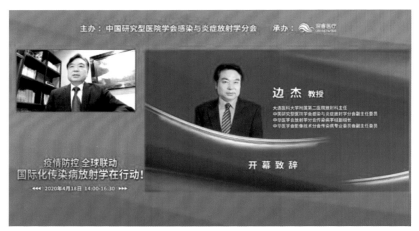

图 2-269　大连医科大学附属第二医院放射科主任边杰教授

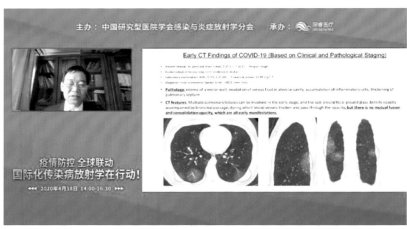

图 2-270　北京佑安医院医学影像科主任李宏军教授

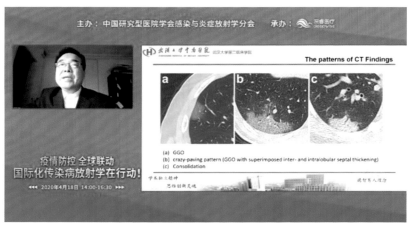

图 2-271　武汉大学中南医院影像科主任徐海波教授

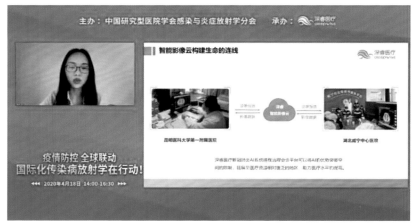

图 2-272　深睿医疗高级产品经理郭婷婷

四、《为你喝彩》：新冠遗体解剖寻病毒真相，开拓传染病放射学新领域

（一）疫情发生初期参与病理解剖寻病毒真相，多年临床经验练就"火眼金睛"高效率诊疗

新冠肺炎疫情全球蔓延，如何能观察到病变？怎样明确死亡原因？没搞清楚病理，就会被狡猾病毒的声东击西所牵制，从而贻误战机。因此，病理解剖对临床诊断和治疗有着非同寻常的意义。李宏军教授，现任首都医科大学附属北京佑安医院医学影像中心主任，中华医学会放射学分会传染病放射学专业委员会主任委员。疫情发生的第一时间，李宏军教授通过对患者遗体的解剖，让他从病理上对新型冠状病毒有了更新的认识。在此基础上，他建立了基于临床分期以病理为基础的新冠病毒肺炎影像学分级诊断模式，为医生科学判断肺炎严重程度提供了参考依据。2020 年 1 月 31 日凌晨，由他牵头主持编写的《新型冠状病毒肺炎影像学诊断指南》在国际上发布，短短 2 天时间内全世界阅读量达到 30 多万次，被国家卫健委列为新型冠状病毒感染的肺炎影像学诊断的重要指标。2020 年 3 月 25 日，李宏军教授通过网络授课，将这份指南分享至全球 80 多个

国家，这将对更多国家和地区共同抗击这场疫情起到参考作用（图 2-273~ 图 2-278）。

在新冠肺炎的诊疗过程中，胸部 CT 检查作为呼吸系统疾病最重要的影像学检查手段，能够快速成像，迅速获得结果，以发现异常提前隔离。李宏军教授，这位专长于传染病放射学的专家，结合多年来的临床经验，凭借在影像医学领域练就的一双"火眼金睛"，从接触病例到给出判断，仅用几十秒的时间！高效率识别病患，助力疫情诊疗。李宏军教授在实践方面经验颇丰，理论层面也从不懈怠。先后获得多项科技部重大研发专项首席科学家项目、多项国家自然科学基金重点项目支持和面上项目等资助，出版专著 48 部，其中中文专著 32 部，英文专著 16 部。理论就像武器，病房如同战场，因此李宏军教授对这次疫情格外重视。

（二）实用艾滋病影像学及传染病影像学开创者守护医者责任与科学家信仰

正如李宏军教授所说："影像学是病理的表现，病理是影像的基础"。1998 年，李宏军教授接诊到一位艾滋病患者，当时对于国内大多数基层医生来说，艾滋病还是个比较陌生的疾病。他尝试搜索相关资料，但是当时国内研究文献极少，而且缺乏规范治疗方案，这一结果让他大失所望。于是他暗下决心，要填补中国在艾

扫码看视频

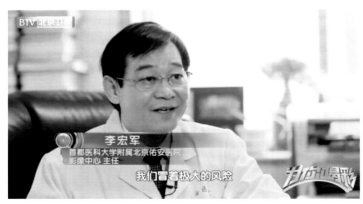

图 2-273　李宏军教授在抗击疫情期间接受北京卫视《为您喝彩》栏目的采访

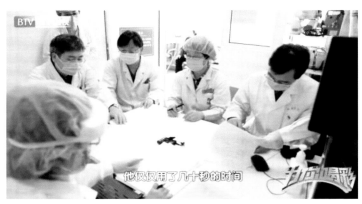

图 2-274　李宏军教授带领 MDT 团队进行会诊

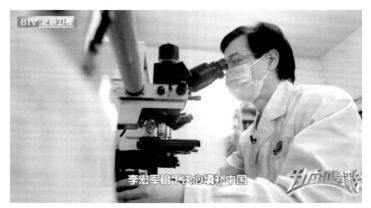

图 2-275　李宏军教授亲自操作尸检与病理检查解释新冠肺炎影像学表现的病理特征及演变规律

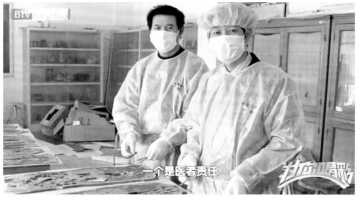

图 2-276　李宏军教授亲自操作尸检捐献者尸体

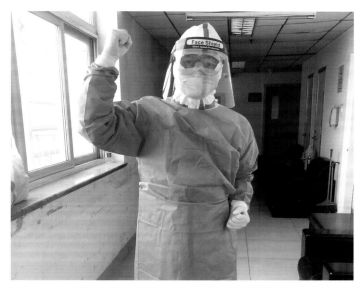

图 2-277　李宏军教授在对新冠肺炎死亡捐献者尸检操作前的准备工作

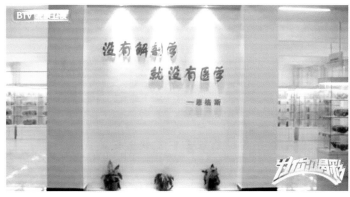

图 2-278　秉承没有解剖就没有医学的科学理念，始终坚持基于临床分期以病理为基础的影像学分级诊断模式开展临床诊疗和科研工作

滋病影像学这一研究领域的空白。这是挑战，更是机遇。从那时起，李宏军教授就全身心地投入到了这片全新的学术领域。

经过 5 年的艰苦努力，李宏军教授收集到 23 份不同疾病谱的病例，在总结疾病影像不同的表现和诊疗方法的基础上，于 2003 年率先发表了国内罕有的艾滋病影像学研究论文。2006 年李宏军教授从海外学成归来，他毅然回到之前工作的基层医院，专注于艾滋病影像学的科研工作。可在基层医院开展艾滋病影像学科研谈何容易！艾滋病影像学研究需要解剖艾滋病患者捐献的遗体。通过多年与患者的相处，李宏军的真心换来了患者们的感激和信任，很多患者主动提出愿意捐献遗体，这也让李宏军教授对于艾滋病影像学的研究能够更进一步。秉承着科学家的信念信仰，为守护这份医者责任，李宏军教授在医学研究的道路上从未停滞。

2007 年 10 月，李宏军教授作为海外特殊引进人才调入北京佑安医院，担任放射科主任。2008 年 11 月，首届全国艾滋病影像学研讨会在北京召开，标志着我国艾滋病影像学的诞生，同时填补了国内艾滋病影像学研究的空白。2012 年 1 月，由李宏军教授牵头完成的课题《艾滋病影像学与病理基础研究》获得中华医学科技奖二等奖。2012 年 3 月由李宏军教授主编的《实用艾滋病影像学》专著作为国家标准版本著作出版，以英文版在国际发行。在李宏军的努力下，北京佑安医院放射科已经从最初的 7 个人，发展到当前的 91 人，扩建成为医学影像中心，并且完成了传染病放射学学科国际化的建设，丰富和发展了传染病放射学的理论内涵。

所谓登高才能望远，科研犹如爬山，在李宏军教授看来，中国的医疗影像学不仅要占据山顶，他更希望在这座城市中能有更多的医学人才守住这个制高点，继续寻找更高的山峰。

五、整合优势资源，开拓 AI 力量

2020 年 5 月 24 日，首都医科大学附属北京佑安医院医学影像中心主任李宏军教授做客由人民网·人民健康主办的"健康中国人"系列圆桌论坛。在"聚焦智慧医院发展共享优质医疗"主题论坛上，李宏军教授提出，此次新冠肺炎疫情当中，人工智能在提高工作效率、避免医患交叉感染、提升疾病诊断正确效率 3 个方面发挥了积极作用。

李宏军教授介绍说，疫情初发期，北京佑安医院与中科院、北京大学基础研究实验室广泛联合，采取了临床实践和科学研究双轨并行的方式。在临床实践方面，医院收治了包括轻症、重症、危重症在内的 100 余例患者，日前已全部清零；在科学研究方面，2020 年 2 月初李宏军 3 次参与新冠肺炎遗体解剖，并于 2020 年 1 月 31 日在国际上发布了《新型冠状病毒肺炎影像学诊断指南》。短短 2 天时间内，该指南在全世界的阅读量就达到了 30 多万次，为更多国家和地区抗击疫情提供了参考。

在新冠肺炎的诊疗过程中，人工智能的作用十分亮眼。李宏军谈到，北京佑安医院与深睿医疗达成了合作，后者在此前解剖结果及《新型冠状病毒肺炎影像学诊断指南》的基础上，建立了人工智能的模型。"这个模型提高了我们的工作效率，避免因不必要接触导致的医患交叉感染，大大提升了疾病诊断正确效率。"

与此同时，李宏军教授也表示，在此次疫情当中，人工智能虽然发挥了不小的作用，但并没有形成整体优势。"人体每个疾病都很复杂，只靠单一的影像学诊断只是冰山一角。如果能融合临床数据、流行病学数据、影像数据等形成最后的人工智能结果，才更加客观、全面、准确，这对提高疾病的诊断正确效率、预测病人生命等方面也将发挥更积极的作用。"李宏教授军说道。

为此，李宏军教授倡议，尽可能把各个人工智能公司的资源与优势整合在一个平台上，使医疗方面的科技含量更加集中，形成拳头产品，在未来的疾病预防和控制方面起到引领和带头作用。

六、北京佑安医院在北京市抗击新冠肺炎疫情表彰大会上荣获多项荣誉称号

2020 年 9 月 29 日上午，北京市抗击新冠肺炎疫情表彰大会如期举行（图 2-279）。会议宣读了北京市委、市政府关于表彰"北京市抗击新冠肺炎疫情先进个人和先进集体"的决定，北京市委关于表彰"北京市优秀共产党员、优秀基层党组织"的决定。北京市领导为受表彰人员代表颁奖。

在北京市抗击新冠肺炎疫情表彰大会上，首都医科大学附属北京佑安医院李秀惠等 16 人荣获"北京市抗击新冠肺炎疫情先进个人"荣誉称号，其中黄晶、谷艳梅 2 人同时荣获"北京市优秀共产党员"称号；中西医联合党支部、临床检验中心荣获"北京市抗击新冠肺炎

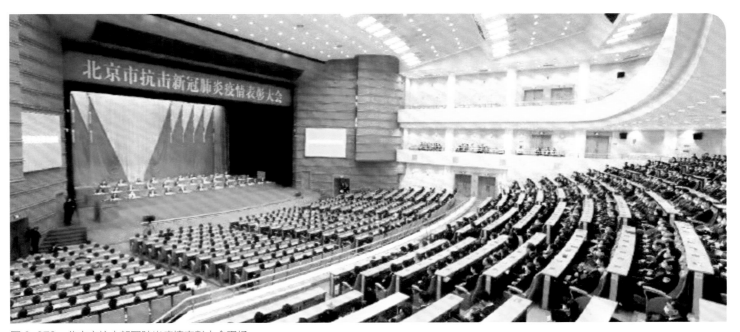

图 2-279　北京市抗击新冠肺炎疫情表彰大会现场

疫情先进集体"称号,"中西医联合党支部同时荣获北京市先进基层党组织"称号。北京佑安医院荣获"全国

抗疫先进集体"的负责人和"全国抗疫先进个人"代表一同参会(图 2-280、图 2-281)。

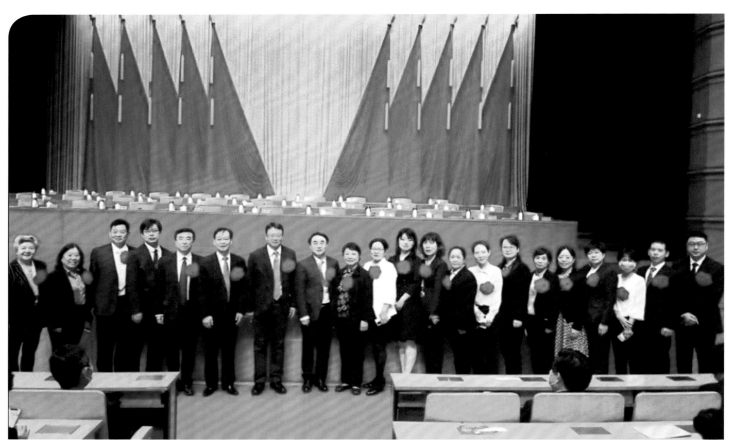

图 2-280 "北京抗击新冠肺炎疫情先进个人"代表合影

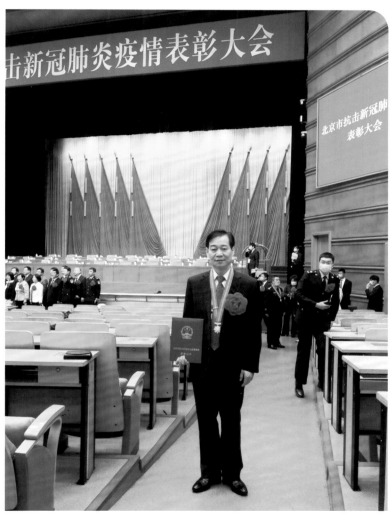

图 2-281　李宏军教授作为"北京市抗击新冠肺炎疫情先进个人"代表接受颁奖

这份荣誉是全体佑安人在党的领导下，面对疫情义无反顾，携手奋进，笃定前行，直面病毒，救死扶伤的真实写照。北京佑安医院党委号召全体佑安人向受表彰人员学习，继续发扬佑安精神，守初心，担使命，团结协作，携手奋进，救死扶伤，书写新时代佑安崭新篇章，为人民筑起健康防线。

七、科技支撑，北京佑安医院李宏军教授率先制定发布国际版《新型冠状病毒肺炎影像学诊断指南》

2020 年，面对突如其来的新冠肺炎疫情，广大医务人员白衣为甲逆行出征，舍生忘死挽救生命，是最美天使，是新时代最可爱的人。北京佑安医院作为北京市救治新冠肺炎定点收治医院，始终遵循人民至上、生命至上的崇高理念，在市卫生健康委和市医管中心的领导下，北京佑安医院党委靠前指挥，医护人员初心不改、使命不忘，用爱和坚守换来了 100 多例新冠肺炎患者的康复。谱写出了感人至深、催人奋进的生命之歌。

　　新冠肺炎疫情发生以来，李宏军教授全力奋战，为打赢疫情防控阻击战提供了强有力的科技支撑。作为肩负科研教学任务的临床一线医生，李宏军教授第一时间走在一线抗击疫情，回应社会发展需要，回应国家战略需求，回归学术初心，敢于坐冷板凳，把科学研究和高质量论文写在祖国大地上，并向全世界分享了抗击疫情的经验，为抗击疫情做出了巨大贡献（图 2-282~图 2-284 ）。

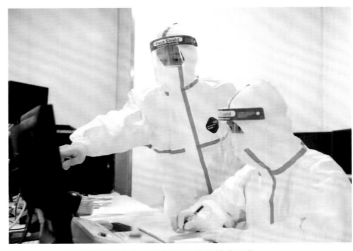

图 2-282　李宏军教授亲自一线指导影像学检查工作

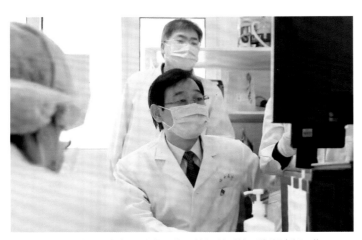

图 2-283　李宏军教授每天亲临一线严格把关质控影像学诊断工作

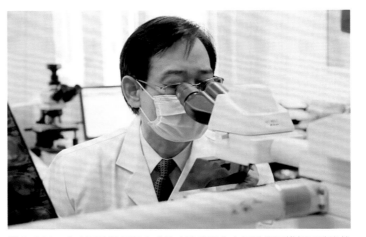

图 2-284　李宏军教授每天完成临床诊疗工作之后进行深耕新冠肺炎的科学研究工作

北京佑安医院放射科在李宏军主任的带领下，全力抗疫，保证新冠患者 24 小时随时可做 CT 检查，共做新冠确诊患者和新冠筛查者 CT 检查万余人次，开展新冠线上讲座 30 余场。李宏军教授作为市级专家，支援大兴区新冠肺炎患者诊疗工作，和大兴区同人们并肩作战，圆满完成 2 周援助任务；率先主持制定发布并出版国际第一部《新型冠状病毒肺炎影像学诊断指南》，全球 80 多个国家、5428 位专家在线学习，全球 252 家媒体直播或报道，展现出巨大的国际影响力。

八、关于表彰"农工党抗击新冠肺炎疫情先进个人、先进集体"的决定

农工党各省、自治区、直辖市委员会：

新冠肺炎疫情发生后，以习近平同志为核心的中共中央高度重视，坚持人民至上、生命至上，沉着有力应对各种风险挑战，团结带领全国各族人民进行了一场惊心动魄的抗击疫情伟大斗争，疫情防控取得重大战略成果，统筹疫情防控和经济社会发展取得举世瞩目的显著成就。农工党作为中国特色社会主义参政党，在抗击疫情这一关键时期坚定不移同中国共产党想在一起、站在一起、干在一起，坚决贯彻习近平总书记重要指示批示

精神和中共中央决策部署，凝心聚力，发挥优势，以实际行动践行合作初心，以履职尽责展现担当作为，在抗疫大考中交出了合格答卷。

在这场严峻斗争中，农工党各级组织和广大党员按照中共中央、国务院抗疫工作要求，响应农工党中央积极参与抗疫的号召，迅速行动。紧密围绕疫情防控，建诤言，献良策。挺身而出、逆行出征，英勇奋战在疫情防控和医疗救治的最前线。立足本职岗位，积极参与线上义诊、科研攻关、社区一线防控、志愿者服务等工作。秉承一方有难八方支援精神，积极开展爱心捐赠。凝聚和传播抗疫正能量，积极开展抗击疫情主题宣传等。这些优异表现和感人事迹，生动地展现了农工党人爱国、革命、奉献的优良传统，诠释了新时代的大爱精神和家国情怀。

为弘扬伟大抗疫精神，激励农工党党员履职尽责、干事创业的责任感使命感荣誉感，大力继承和发扬农工党爱国、革命、奉献的光荣传统，广泛凝聚人心、凝聚共识、凝聚智慧、凝聚力量，农工党中央决定，授予丁洁等 799 名同志"农工党抗击新冠肺炎疫情先进个人"称号，追授梅仲明同志"农工党抗击新冠肺炎疫情先进个人"称号，授予农工党华中科技大学同济医院支部等 150 个集体"农工党抗击新冠肺炎疫情先进集体"称号。希望受表彰的个人和集体珍惜荣誉、再接再厉，充

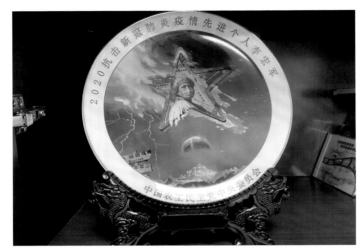

图 2-285　中国农工民主党中央委员会授予李宏军"抗击新冠肺炎疫情先进个人"称号

分发挥模范带头作用，为中国共产党领导的多党合作事业再立新功（图 2-285）。

农工党各级组织和广大党员要坚持以"新时代中国特色社会主义思想"为指导，认真学习贯彻中共十九大和十九届二中、三中、四中、五中全会精神，以受表彰的先进个人和先进集体为榜样，不断增强"四个意识"、坚定"四个自信"、做到"两个维护"，更加紧密地团结在以习近平同志为核心的党中央周围，不忘合作初心，继续携手前进，为开启全面建设社会主义现代

化国家新征程、实现中华民族伟大复兴的中国梦而不懈奋斗！

中国农工民主党中央委员会

2020 年 12 月 23 日

九、传承创新，北京佑安医院当选为全国卫生健康技术推广传承应用项目放射学专业委员会主任委员单位

2021 年 7 月 17 日，全国卫生健康技术推广传承应用项目放射学专业委员会成立会议在北京召开。与会同时，北京佑安医院当选为全国卫生健康技术推广传承应用项目放射学专业委员会主任委员单位，李宏军教授当选为主任委员。副主任委员分别是郑州大学第一附属医院高剑波教授、苏州大学附属第一医院胡春洪教授、重庆医科大学附属第一医院罗天友教授、上海交通大学医学院附属仁济医院许建荣教授。这是我国在西医领域第一个被国家卫健委批准为全国卫生健康技术推广传承项目（图 2-286、图 2-287）。

会议由全国卫生健康技术推广传承应用项目放射学专业委员会秘书长袁慧书教授主持（图 2-288）。北京

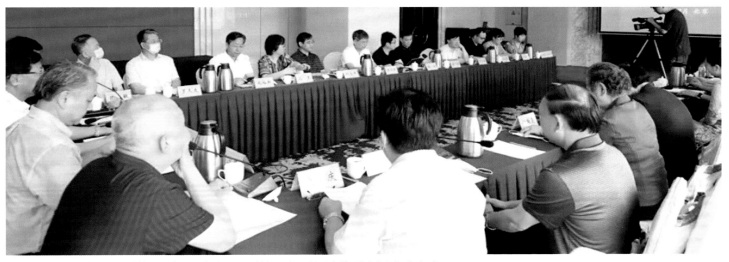

图 2-286　我国在西医领域第一个全国推广传承项目获得国家卫健委审批通过成立仪式（1）

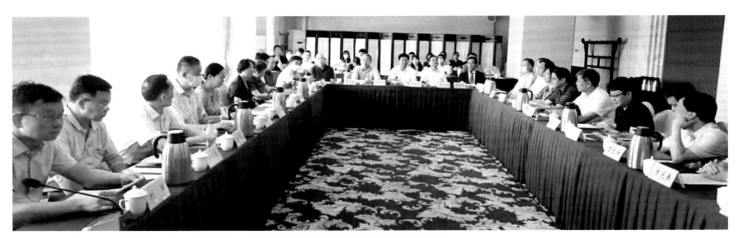

图 2-287　我国在西医领域第一个全国推广传承项目获得国家卫健委审批通过成立仪式（2）

佑安医院院长马迎民教授致欢迎辞（图 2-289）。国家卫健委全国卫生健康技术推广传承应用项目办公室副主任吴玉普对以李宏军教授为首的学术团队在过去十多年里对传染病放射学学科发展所做出的突出成就给予高度评价，对专委会今后的发展提出了更高的要求和殷切期望。吴玉普教授宣读《关于同意成立"全国卫生健康技术推广传承应用项目放射学专业委员会"的批复》，指出这是国家第一个西医传承项目的批复，希望传染病放射学传承项目能为其他专业提供示范性借鉴范本（图 2-290）。中国科学院院士、首都医科大学副校长王松灵教授针对李宏军教授所做的创新性工作业绩给予高度评价和赞誉，并指出传染病放射学是首都医科大学的特色亚学科，要着力推动和促进其发展，在国际上发出首都医科大学的学术最强音，掌握该领域的话语权，取得更加辉煌的成绩（图 2-291）。首都医科大学副校长吉训明教授从科研角度指出传染病放射学是医学影像学不可分割的一部分，在科技部及国家自然科学基金重点项目等 20 余项资助和团队努力下，创新性地形成了特色的国际化亚学科体系，包括系统创新理论体系、科学研究、学术交流、人才培养、创刊国际英文杂志、专病大数据库建立、双语网站及多语言分析加 5G 网络远程会诊系统建设，目前主导和引领着该领域国际学术交流和发展（图 2-292）。中华医学会放射学分会副主任委员

陈敏教授从专业角度给予充分的肯定和认可，指出传染病放射学丰富和发展了医学影像学的理论体系，在抗击新冠肺炎疫情期间发挥重要的作用（图 2-293）。北京大学医学部"桃李奖"获得者、放射学界资深专家谢敬霞教授在致辞中指出，祝贺全国卫生健康技术推广传承应用项目传染病影像学诊断技术开班暨放射学专业委员会成立（图 2-294）。

传染病放射学是由李宏军教授为首发起的专业团队经过 23 年的努力发展并日渐成熟起来的新学科，并经过长期的努力和坚持做出了突出贡献：率先倡导开创了全球传染病放射学的创新学科及系统创新理论体系、技术规范、指南、标准、学科体系及诊疗检测平台，拓展开创了感染与炎症放射学、炎症相关肿瘤放射学的系统创新理论及创新学科体系。突破了现代影像学技术在传染病领域的国内外学术及应用空白，推动了我国乃至国际传染病防控诊疗技术的发展。团队长期致力于"中国标准"向"国际标准"的推广应用。

传承项目在国家卫生健康委流动人口服务中心指导下，由项目联合办公室组织实施（图 2-295~图 2-301）。项目遵循医学理论和发展规律，坚持继承和创新相结合，保持和发挥我国医学特色和优势，依托全国众多著名卫生健康领域专家学者力量，面向基层卫生健康工作者开展卫生健康技术推广传承，加快推动卫

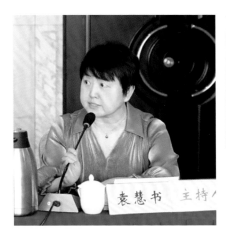

图 2-288 全国卫生健康技术推广传承应用项目放射学专业委员会秘书长袁慧书教授主持会议

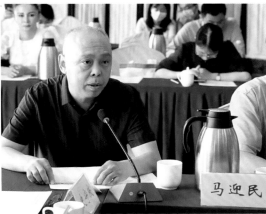

图 2-289 首都医科大学附属北京佑安医院院长马迎民教授致欢迎辞

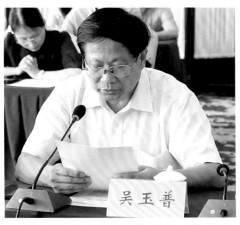

2-290 国家卫健委全国卫生健康技术推广传承应用项目办公室副主任吴玉普致辞

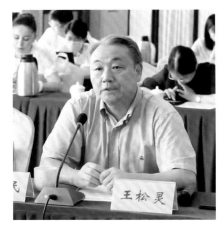

图 2-291 中国科学院院士、首都医科大学副校长王松灵教授致辞

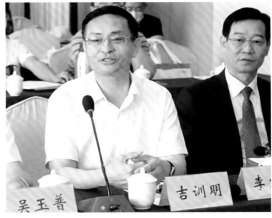

图 2-292 首都医科大学副校长吉训明教授致辞

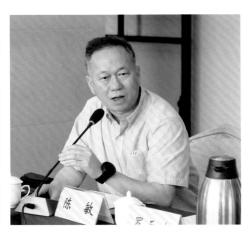

图 2-293 中华医学会放射学分会副主任委员陈敏教授致辞

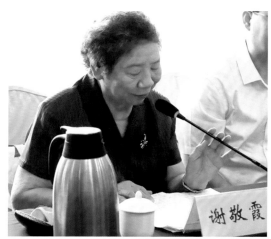

图 2-294 我国放射学界资深专家谢敬霞教授见证"传染病放射学诊断技术"获批国家推广传承项目并深切给予肯定和寄语

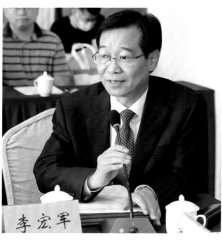

图 2-295 李宏军教授当选为全国卫生健康技术推广传承应用项目放射学专业委员会主任委员、"传染病放射学诊断技术"传承人

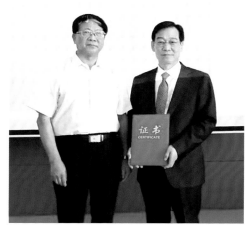

图 2-296 吴玉普副主任为李宏军教授颁发主任委员证书和传承人证书

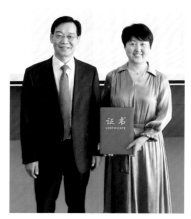

图 2-297 李宏军主任委员为袁慧淑教授颁发秘书长证书

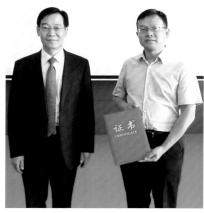

图 2-298 李宏军主任委员为刘军教授颁发副秘书长证书

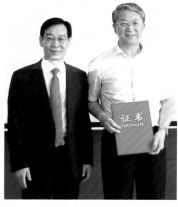

图 2-299 李宏军主任委员为罗天友教授颁发副主任委员证书

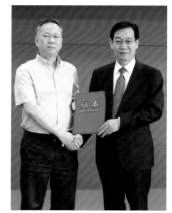

图 2-300 李宏军主任委员为陈敏教授颁发名誉主任委员证书

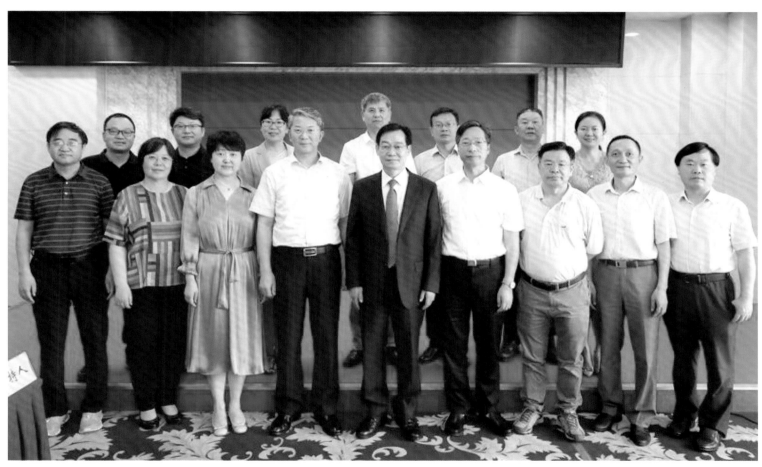

图 2-301　全国卫生健康技术推广传承项目放射学专业委员会成员合影

生健康技术在基层的应用。项目分批次、分层次确定卫生健康技术推广传承人和师承人，整理并推广传承人的学术思想、临床经验，探索技术传承推广的有效方法和创新模式，系统性地将传承人的学术思想、临床经验向师承人传授，并逐步将其成果分享至国家卫生健康技术推广应用信息服务平台，供广大卫生健康工作者和群众共享，以实现推广卫生健康技术，提高基层卫生健康服务能力的目标（图 2-302）。

北京佑安医院副院长向海平、副院长蔡超，北京中医药大学东直门医院蒋根娣教授，全国卫生健康技术推广传承项目传承事务部（西医）负责人史守庆，《磁共振成像》杂志社社长贺光军等到会祝贺。

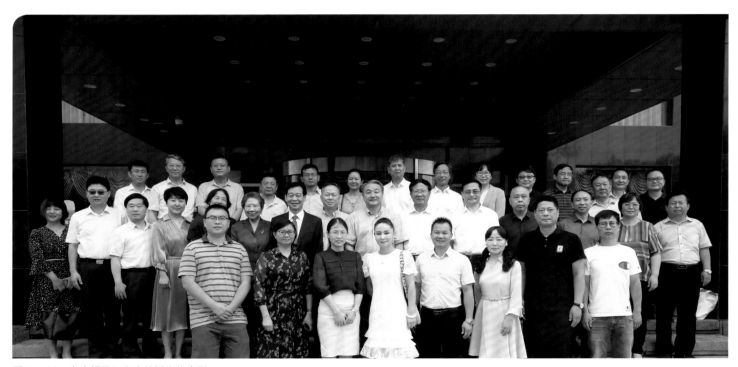

图 2-302　参会领导及专家教授集体合影

十、北京佑安医院李宏军教授"传染病影像学诊断技术"传承项目首期接收 7 省 9 学员

2021 年 7 月 17 日，全国卫生健康技术推广传承应用项目"传染病影像学诊断技术"在北京隆重开班。该技术的传承人为首都医科大学附属北京佑安医院李宏军教授。

传染病影像学是基于法定传染病诊断的基础上建立起来的创新学科，是研究不同病原体所致的病理生理变化所对应的影像学特征及其演变规律的科学。通过对传染病尤其是新发传染病的影像诊断，达到早期发现，精准诊断，及时治疗，提高治愈率，降低死亡率的目的。

该项目传承人李宏军教授是海外归国的高层次卫生人才、传染病医学影像学倡导者和开创者、享受国务院政府特殊津贴专家，2020 年被评为"北京市抗疫先进个人"、"北京市优秀共产党员"。李宏军教授团队经 23 年研究和实践开创了全球传染病影像学的理论体系和国际化学科建设体系。该项目面向基层，推广传承，学制一年期，期间一对一辅导，保障传授课程质量要求。课程主要传授传染病影像学诊断技术、临床科研模型设计、研究文章撰写及学科建设经验分享等相关内容。

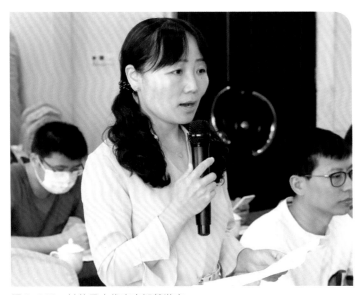

图 2-303 被传承人代表李智慧发言

第一期共接收来自全国 7 个省市自治区的 9 名学员（图 2-303、图 2-304）。本次面授共 21 学时，剩余学时将在未来一年内线上完成，课程结束进行考核，考核合格者由卫健委颁发传承项目结业证书。本期面授教员由首都医科大学附属北京佑安医院李宏军教授、首都医科大学宣武医院卢洁教授、上海市公共卫生临床中心施裕新教授、深圳市慢性病防治中心陆普选教授、首都医科大学附属北京地坛医院谢汝明教授、首都医科大学附属北京胸科医院吕平欣教授、首都医科大学附属北京

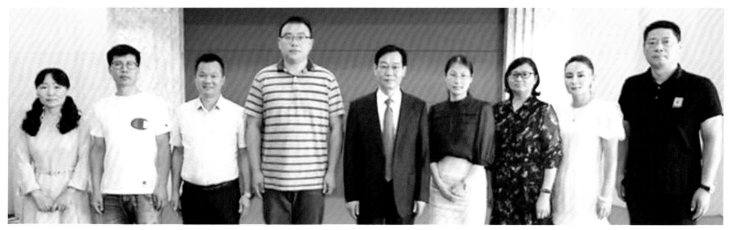

图 2-304　传承人李宏军教授与被传承人合影

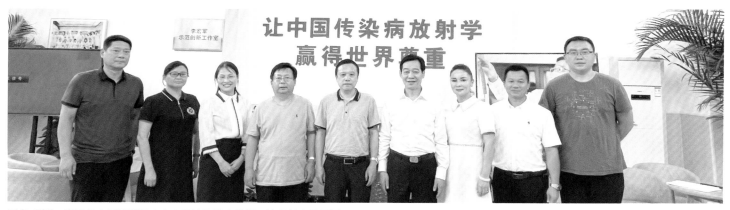

图 2-305　肖子华主任等领导亲自查看被传承人的学习情况并寄予厚望

儿童医院彭芸教授、首都医科大学附属北京地坛医院陈步东教授、新疆医科大学第一附属医院刘文亚教授、清华大学第一附属医院刘晶哲教授、《磁共振成像》杂志社贺光军社长、北京佑安医院宋文艳教授等进行了线上线下授课。

全国卫生健康技术推广传承应用项目办公室主任肖子华主任莅临传承项目，并与学员亲切交流听取不同反馈意见，有利于该项目的健康发展（图 2-305）。

第六章　国内外知名专家教授高度评价中国传染病放射学团队

1. 深圳市慢性病防治中心医学影像科主任陆普选教授的赞誉

中国传染病放射学专家团队在李宏军教授的带领下，历经 23 年（1998—2021）的坚持不懈、执着耕耘，率先倡导并开创了国际传染病放射学的创新学科及系统创新理论体系、技术规范、学科体系及诊疗检测平台，推动了我国传染病防控诊疗技术的发展。尤其在新型冠状病毒疫情肆虐人类，蔓延全球时，中国传染病放射学团队第一时间首当其冲，以医者仁心，责任担当，养质有素的传染病放射学团队为全球传染病防控贡献了我们中国医学专家的智慧，引领中国传染病放射学从国内走向了国际前沿。因而受到了国内外包括诺贝尔生理与医学奖得主 Barry J Marshall 教授、国家最高科学技术奖获得者侯云德院士、"共和国勋章"获得者钟南山院士、NIH 主任助理 John Gallin 教授、国际磁共振学会主席 Garry Gold 教授，以及廖万清院士和全国医学放射学著名专家高度评价和肯定。期望传染病放射学团队继续砥砺前行，为抗击新发突发传染病做出积极贡献！

2. 中华医学会放射学会主任委员徐克教授的赞誉

在 2016 年中华放射学术大会上，中华医学会放射学会主任委员徐克教授赞扬李宏军教授脚踏实地，不辞艰辛地将传染病放射学做到从无到有，从有到优，从国内到国际，填补了国内国际空白，并提出传染病放射学作为一个迅速发展的新生学科，在李宏军教授的带领下本着"团结协作、走向国际"的理念必将大有作为，领航国际。徐克教授还提到，早在 2015 年 11 月 7 日在第八届国际艾滋病放射学术会议开幕式上宣布，经过中华医学会放射学分会常委会讨论，答辩一致通过同意中华医学会放射学分会传染病放射学专业委员会正式成立。至此，传染病放射学的定义在国内外学术领域震撼发声，标志着传染病放射学学科的发展进入一个新的历史阶段。传染病放射学的定义是由不同病原体导致机体所发生的相关性疾病，基于临床分期与病原病理为基础的放射学特征和规律的学科。这一定义迅速引发了国内外的关注，而这一定义的倡导者和确定者，正是首都医科大学医学影像与核医学系副主任，首都医科大学附属北京佑安医院放射科主任李宏军教授。

3. 国际磁共振学会主席 Garry Gold 教授的评价

在 2016 年 10 月 10 日应李宏军教授邀请来到首都医科大学附属北京佑安医院进行学术交流访问，就人才培养及科研合作等事宜达成一致，Garry Gold 教授将李宏军教授建立的国际传染病放射学专业委员会对于医学影像学的贡献评价为 "No one is better,the work of Dr .Hongjun Li and his colleagues at the Beijing Youan Hospital is an example of a body of work that leads the world in the field of radiology of infections diseases(北京佑安医院放射科国际化学科建设团队开创了世界先河，学术成就整体达到国际水平，主导引领着国际传染病影像学的发展)"。图 2-306、图 2-307 为国内著名影像专家与 Garry Grold 教授合影。

4. 中华医学会放射学分会第十三届委员会主任委员冯晓源教授和下任主委徐克教授的共同心声

中华医学会第二十一次全国放射学学术大会感染学组会议于 2014 年 10 月 19 日在哈尔滨国际会议中心召开，该会场由北京佑安医院医学影像中心李宏军教授主持。会议主题探讨了传染病与感染病放射学的研究现状及进展，同时提到了当前埃博拉病毒肆虐全球，号召

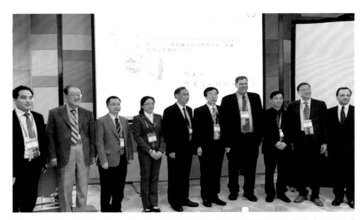

图 2-306　2016 年 10 月 10 日徐克教授等国内著名影像专家与国际磁共振学会主席 Garry Gold 教授合影

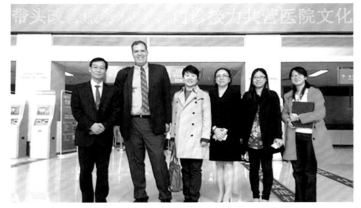

图 2-307　2016 年 10 月 10 日国际磁共振学会主席 Garry Gold 教授（左 2）来到北京佑安医院进行学术交流，与李宏军教授（左 1）、袁慧书教授（右 1）等专家合影

全球传染病学专家联合起来，共同对抗疫情。大会得到了中华医学会放射学分会第十三届委员会主任委员冯晓源教授、新当选的下任主任委员徐克教授的大力支持，并亲临会场发表热情洋溢的致辞。冯晓源教授对李宏军教授多年来专注于传染病放射学的研究，为社会经济的发展做出了杰出的贡献高度赞赏，希望李宏军教授继续努力，为社会与人类做出更大的奉献（图 2-308、图 2-309）。新当选的中华医学会放射学分会第十四届委员会主任委员徐克教授亲临感染影像学组会场在听完李宏军的学术汇报后，现场即兴演讲十几分钟。徐克教授说，李宏军教授的工作可以概括为两句话：第一是从

宏观到微观，大到学科建设长远规划，小到实验室一只猴子的饲养、一个解剖实验，一个实验数据的整理，无所不为；第二是顶天立地，无论做什么事情，都有一颗成功的决心与信心。他非常感谢李宏军教授为传染病影像学所做的贡献。该会场其他议题还有陆普选教授的"H7N9 影像学特征与病毒数量之间的相关性研究"；施裕新教授的"艾滋病相关真菌感染与病理对照研究"；王良教授的"前列腺感染的多模态影像学特征"；刘文亚教授的"肝泡状蚴病影像学诊断再探索"；刘白鹭教授的"布氏杆菌病影像学特征"；马大庆教授的"医院感染影像学相关问题"；张玉忠教授的"艾滋病相关肺

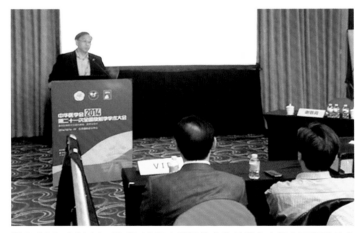

图 2-308　2014 年 10 月 19 日中华医学会放射学分会第十三届委员会主任委员冯晓源教授对传染病影像学团队为社会做出的贡献高度赞赏

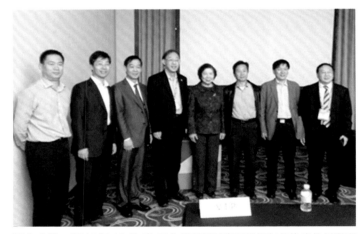

图 2-309　2014 年 10 月 19 日主任委员冯晓源教授与传染病放射学团队主要骨干合影

结核的影像学特征及解读"；张岩岩教授的"乙肝背景肝细胞癌多步演变 MR 特征与解剖、病理对照研究"。作为特邀点评专家到会场的还有放射学老前辈谢敬霞教授、张挽时教授、曲辉教授、周诚教授，以及杨立教授、贾文霄教授、程敬亮教授等，参会专家与听众共同探讨了传染病与感染影像学现状、进展及未来发展趋势，这是传染病与感染影像学的一次盛会，也是感染影像学发展的一个新起点。

5. 侯云德院士对李宏军教授及其带领的传染病放射学团队高度评价

中国工程院院士、原副院长，国家传染病防治重大专项技术总设计师，2017 年国家最高科学技术奖获得者侯云德院士，于 2019 年 1 月 9 日为李宏军教授为首的中国传染病放射学团队题词（图 2-310）。

侯云德院士认为，传染病放射学团队是该领域先驱团队、拓荒团队和创新团队；评价李宏军教授是传染病放射学的开创者，科技创新的践行者，并在卫生健康事业发展 70 年巡礼——重大传染病防治主题宣传专栏中撰文指出：

李宏军教授、陆普选教授是中国乃至于世界传染病及新发传染病影像学领域的引领者，他们首次提出并确定传染病放射学定义，开创了传染病作为独立患者群体的医学影像学系统理论体系及指南，使中国传染病放

射学从小到大，从国内走向国际，真正让中国传染病放射学赢得世界的尊重。他们在世界著名的 Springer 出版社主编出版英文专著 16 部，国外上网后下载率空前。其中 *Diagnostic Imaging of Emerging Infectious Diseases*、*Radiology of Infectious Diseases* 及 *Radiology of HIV/ AIDS* 3 部著作分别获得 2017 年国家版权输出重点奖励和普通奖励。这是对新发传染病及传染病影像学领域研究成果的高度肯定和激励。他们创办主编的 *Radiology of Infectious Diseases* 和《新发传染病电子杂志》为新发传染病防控及传染病影像学搭建了一个新平台。

6. 李宏军教授和陆普教授等出版的 10 余部传染病放射学专著受到国内外高度赞扬（图 2-311~图 2-318）

侯云德院士于 2019 年 8 月 22 日上午人民卫生出版社与 Springer Nature 公司在北京国际书展期间举行中国原创医学著作合作出版编辑室第二轮签字仪式暨双方合作图书签约仪式和发布仪式上讲话，高度评价李宏军教授和陆普选教授 10 余部英文专著在 Springer 出版发行，受到了国际的广泛关注。

各位领导、各位专家、女士们先生们大家上午好！

很荣幸应邀参加人民卫生出版社与 Springer Nature 公司联合举行中国原创医学著作合作出版签字仪式暨图书签约和发布仪式。作为从事传染病防控及病

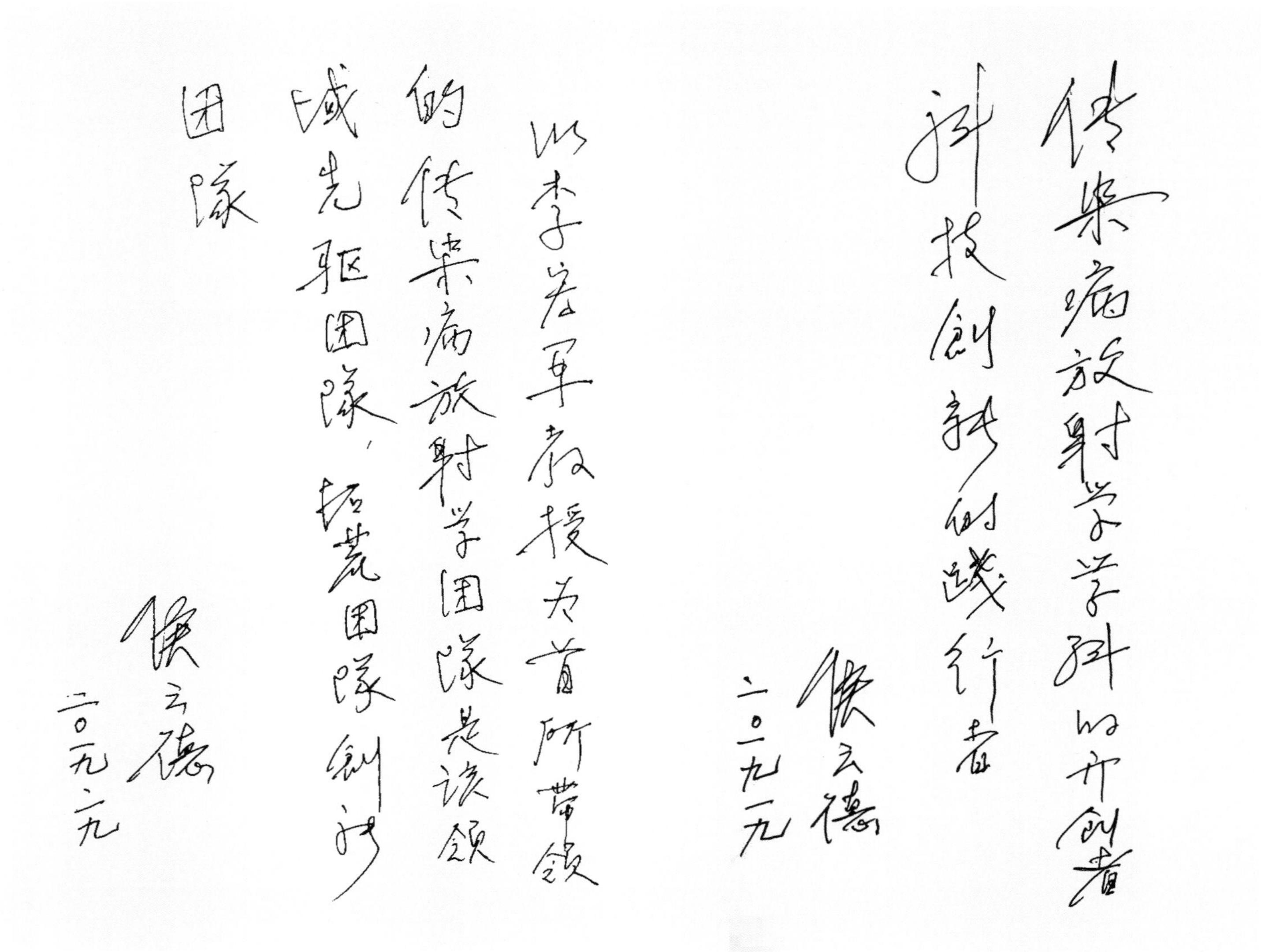
传染病放射学学科的开创者
科技创新的践行者
侯云德
二〇一九一九

以李宏军教授为首所带领的传染病放射学团队是该领域先驱团队、拓荒团队、创新团队
侯云德
二〇一九、一九

图 2-310　侯云德院士为中国传染病放射学团队及李宏军教授亲笔题词

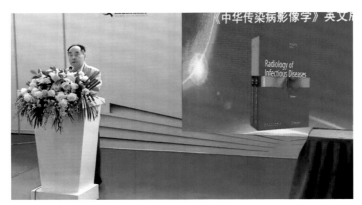

图 2-311　侯云德院士在 2019 年 8 月 22 日上午人民卫生出版社与 Springer Nature 公司双方合作图书签约仪式和发布仪式上讲话

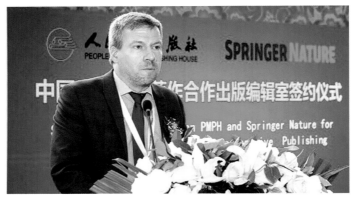

图 2-312　Springer 公司图书总经理 Niels Peter Thomas 于 2019 年 8 月 22 日上午在英文图书签约仪式和发布仪式上讲话

毒研究的一员"老兵"，我感触良多，除了亲身经历了新发传染病包括 SARS、H1N1 流感、人感染 H7N9 禽流感的防控工作，中国较早倡导了传染病的防控必须实行："早隔离、早诊断、早治疗"的三早方针。特别是中国政府及国家卫健委领导、高度重视重大传染病防控，更是从大处着眼、全局着想，全力推动我国新发传染病防控策略的有效实施、着力开展了传染病相关的基础与临床重大项目的攻关研究。许多关键性技术取得了突破性进展，为我国重大传染病的防诊治做出了巨大贡献！

在这里我必须要提到李宏军教授和陆普选教授，他们是我国传染病及新发传染孜孜不倦的探索者、传染病放射学的引领者，几十年如一日地奋战在抗击传染病的第一线，致力于传染病放射学基础与临床研究，取得了不可小觑的非凡成就，使中国的传染病放射学从弱到强，从国内走向国际，得到了世界的赞誉。他们在 Springer 出版的多部英文专著，在国内外引起了巨大反响，下载量空前。2017 年李宏军教授和陆普选教授有 3 本英文专著荣获国家版权输出奖励！他们创办主编的传染病相关中英文杂志为中国和世界搭建了一个新的科研学术交流平台。为推动传染病及新发传染病临床影像学的发展发挥积极作用。

今天我特别高兴，能在这里见证人民卫生出版社与 Springer Nature 公司联合举行"中国原创医学著作合

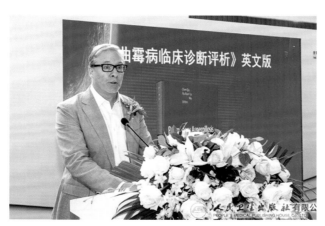

图 2-313　Springer 公司副总裁 Bill Tuker 先生在双方举行的合作出版图书发布仪式上讲话

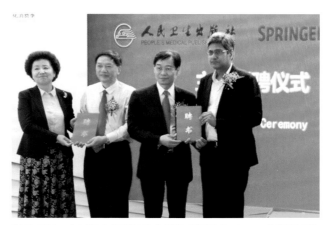

图 2-314　人民卫生出版社姬放副总编辑和 Springer 公司图书总监 Naren Aggarwal 先生为李宏军和陆普选两位主编颁发聘书

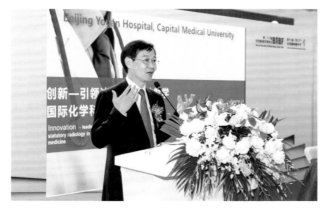

图 2-315　李宏军教授在人民卫生出版社与 Springer Nature 公司双方合作出版李宏军教授和陆普选教授主编的英文图书签约仪式和发布仪式上讲话并做报告，题目为《创新—引领国际传染病放射学学科新征程》

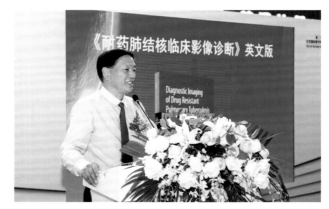

图 2-316　陆普选教授在人民卫生出版社与 Springer Nature 公司双方合作出版李宏军教授和陆普选教授主编的英文图书签约仪式和发布仪式上讲话

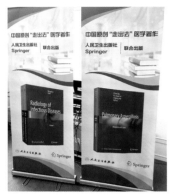
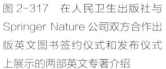

图 2-317 在人民卫生出版社与
Springer Nature 公司双方合作出
版英文图书签约仪式和发布仪式
上展示的两部英文专著介绍

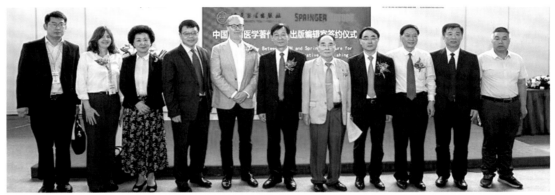

图 2-318 人民卫生出版社与 Springer Nature 公司双方领导院士佳宾及主编等合影

作出版签字仪式暨图书签约和发布仪式"。祝贺李宏军教授取得巨大成功，期望高质量的著作早日面世！也祝贺邱晨教授、陆普选教授新作出版！谢谢！

公司图书总经理 Niels Peter Thomas 于 2019年 8 月 22 日上午，在人民卫生出版社与 Springer Nature 公司双方合作出版李宏军教授和陆普选教授主编的英文图书签约仪式和发布仪式上讲话。

Niels Peter Thomas 先生表示，Springer 珍惜与人民卫生出版社 20 多年的友谊和合作。双方合作的多本图书，如 *Diagnostic Imaging of Emerging Infectious Diseases* 于 2015 年 Springer 上线出版，入围中国"经

典中国国际出版工程"等项目。未来，双方将充分发挥各自优势，互惠共利，出版更多精品专著和原创医学作品英文版，向国际读者介绍和宣传中国的医学成果。

Springer 公司副总裁 Bill Tuker 先生在双方举行的合作出版图书发布仪式上讲话：

人民卫生出版社总编辑杜贤和我对 Springer 公司与人民卫生出版社合作出版的《中华传染病影像学》英文版和《肺曲霉病临床诊治评析》英文版专著高度关注。我们双方充分肯定这两本图书的学术价值，并一致认为这两本图书为世界同行贡献了中国智慧和中国科研成果。*Tuberculosis Control in Migrating Population*、

Avian Influenza in Human 和 *Diagnostic Imaging of Drug Resistant TB* 等书稿也将陆续推出，我们将竭尽全力、按时呈现高质量书稿，奉献精品图书，服务于世界！

7. 国外众多知名学者高度评价李宏军教授及其团队的研究成果

华盛顿大学公共卫生专家 Masahiro Narita 教授为 *Radiology of HIV/AIDS* 撰写书评发表在 *Clinical Infectious Diseases*，高度评价李宏军教授及其团队系列成果发布的及时性，临床应用的迫切性，并向全球呼吁推广应用（图 2-319）。

2017 年 11 月 15 日弗吉尼亚大学医学影像和公共卫生科学 Bruce J Hillman 教授来信赞誉李宏军教授为"传染病放射学之父"（图 2-320）。

2016 年 4 月，Arpan Banerjee 博士在 RAD 中评价 *Radiology of Infectious Diseases* 的及时出版为感染病领域做出重要贡献，编写如此精细的学术作品很值得祝贺。2016 年 3 月，John Paul Haas 在 Doody's Health Sciences Book Reviews 中评价 *Radiology of Infectious Diseases* 是一本标志性放射学著作，重点阐述感染放射学特征包括寄生虫、细菌、病毒等内容，可以迅速查阅相关内容帮助临床诊疗。

2018 年 9 月 11 日，NIH 主任助理 John collin 博士赞誉：李宏军教授在传染病放射学技术领域的技术研发、出版物、教育和临床实践方面有重大贡献，已经成为传染病放射学的先驱和世界著名科学家和实践者。

2009 年 NIH 临床中心主任 John Collin 博士应北京佑安医院李宁院长邀请来院学术交流访问，其间参观了李宏军实验室，对于李宏军建立艾滋病三维断层生物样本库给予高度赞誉（图 2-321）。2019 年 John Collin 博士应李宏军教授邀请再次来院学术访问（图 2-322）。

2005 年诺贝尔生理或医学奖得主、西澳大利亚大学病理系教授 Barry J Marshall 充分肯定陆普选教授从事的新发传染病临床影像工作及创办主编的新发传染病电子杂志，赞扬陆普选教授为新发传染病防控搭建了一个先进的科学平台，通过对新发传染病的交流与合作，一定能更好地面对未来新发传染病的挑战，大大提高对新发传染病的防控能力及诊治水平。

"Dear Prof. Puxuan Lu and all other professors who participated in the 2018 Clinical and Medical Imaging of Vital Emerging Infectious Diseases Summit Forum，

This is Dr. Barry J. Marshall. I wish I could make it to the Summit Forum, but unfortunately, I have a very important meeting in the university on July 14th. So I am

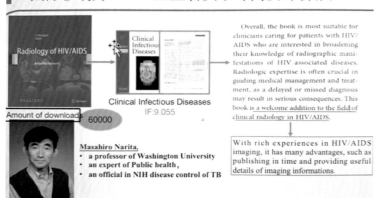

图 2-319　Masahiro Narita 教授为 *Radiology of HIV/AIDS* 撰写书评

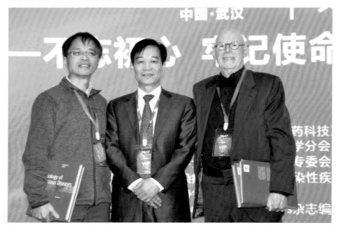

图 2-320　2017 年弗吉尼亚大学医学影像和公共卫生科学教授 Bruce J Hillman 教授（图右 1）应邀来华参加国际传染病放射学会议

recording this video to express my congratulations and best wishes to the Summit Forum.

Emerging infectious diseases is one of the challenging public health issues among the world which will not only cause immediate harm on people's health, but also determine the living quality of the population in the future. The scientific contribution and medical achievement from Chinese medical centers will definitely make some changes. And more importantly, combining the new scientific technology with unique Chinese healthcare

policies, I believe they will be special effects which will promote economic development and maintain social stability.

I am really happy to see so many professionals gathering in the Summit Forum, sharing the ideas and giving the scientific reports. Without doubt, this experience will benefit everyone here. The communication and cooperation will fundamentally improve the prevention strategies and treatment quality making China better prepared for the upcoming challenges of emerging infectious diseases.

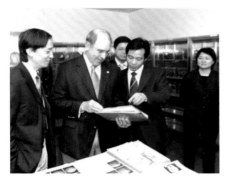

图 2-321　2009 年 Joho Collin 博士首次
到北京佑安医院进行学术交流访问

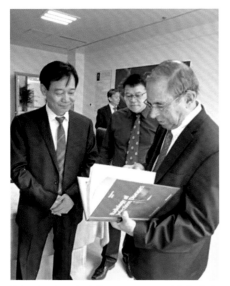

图 2-322　2019 年 John Collin 博士应李
宏军教授邀请再次来院进行学术访问

Since the first Electronic Journal of Emerging Infectious Diseases published in China in 2016, the researchers have spoken highly of it because it succeeded in narrowing down the research gaps in this field. Two paralleling marketing, digital and traditional, significantly increase the population who can access to and learn those scientific knowledge.

As the Honorary Editor of Electronic Journal of Emerging Infectious Diseases, I was happy that I had the opportunity to write the introduction. As far as I am concerned, through our combined efforts, we can continue along the path we established to bring the Journal to the forefront." （图 2-323）

8. 国内知名学者对中国传染病放射学团队取得的成绩表示肯定

国家勋章获得者钟南山院士在 2018 年 7 月 14 日重大新发传染病临床影像高峰论坛暨新发传染病电子杂志首届编委会上发表讲话，认为此次重大新发传染病临床与影像高峰论坛暨新发染病电子杂志首届编委会议对国内外的新发传

染病的多学科研究及防控具有重大意义，陆普选主任创办主编的新发传染病电子杂志能为新发传染病的防治和新技术的交流发挥积极作用（图 2-324）。

2018 年 12 月 7 日至 9 日，第十一届国际艾滋病临床影像学会议、第九届全国感染与传染病影像学新进展学术会议暨第三届全国感染和炎症影像学术大会在上海举行，中国工程院原副院长侯云德院士在开幕式致辞。侯院士对中国传染病放射学团队取得国内外瞩目的成绩感到欣慰，并表示学科的蓬勃发展提升了中国传染病放射学的整体水平，同时走向了国际，赢得了世界的尊重（图 2-325）。

中国工程院资深院士廖万清教授在此次会议开幕式致辞。廖院士表示，多次参加中国传染病及感染性疾病影像学相关会议，对李宏军教授、陆普选教授的团队取得重大成绩表示最热烈的祝贺，同时也希望传染病及感染性疾病影像学团队继续大踏步前行，在党和政府的指导下，着力提高基层乡村传染病的防控和诊治水平，战胜包括"超级真菌"在内的各种新发传染病及感染性疾病，为人类健康做出新贡献（图 2-326）。

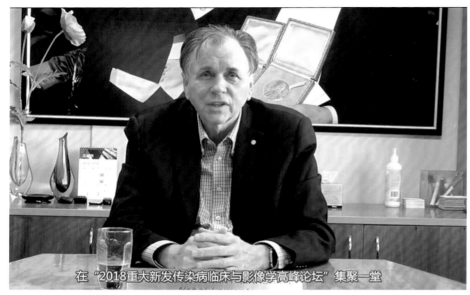

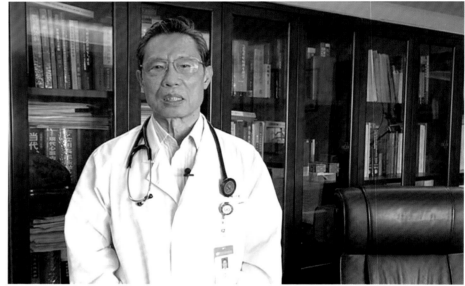

图 2-323　诺贝尔生理或医学奖得主、西澳大利亚大学病理系 Barry J Marshall 教授于 2018 年 7 月 14 日发表视频讲话

图 2-324　2018 年 7 月 14 日钟南山院士在重大新发传染病临床影像高峰论坛暨新发传染病电子杂志首届编委会上发表视频讲话

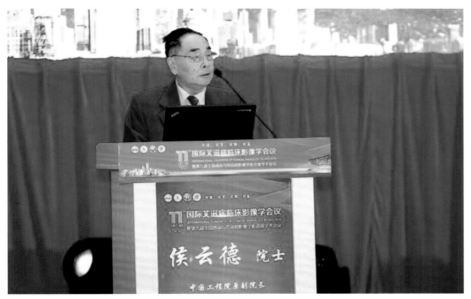

图 2-325　2018 年 12 月 8 日侯云德院士在第十一届国际艾滋病临床影像学会议、第九届全国感染与传染病影像学新进展学术会议暨第三届全国感染和炎症影像学术大会开幕式上发表讲话

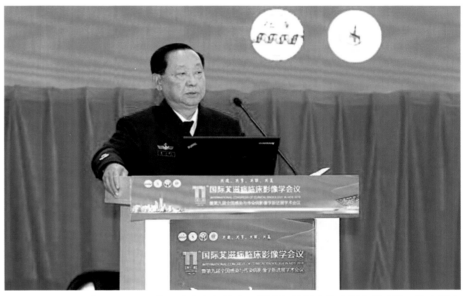

图 2-326　2018 年 12 月 8 日廖万清院士在第十一届国际艾滋病临床影像学会议、第九届全国感染与传染病影像学新进展学术会议暨第三届全国感染和炎症影像学术大会开幕式上发表讲话

第七章　走向国际

（一）搭建感染与炎症放射学走向国际的桥梁——国际会议风采

李宏军教授于 2014 年 3 月 31 日与世界著名出版商爱思维尔（Elsevier）平台签订合作协议，并于同年 8 月 2 日正式创刊主编 *Radiology of Infectious Diseases*（*RID*），成为国内发行、国外上线的传染病放射学领域唯一的国际英文杂志。这一杂志的创刊发行填补了国内外感染放射学杂志的空白。同时，为国际感染放射学专业搭建了一个学术交流的平台，也为国家公共卫生防控专业知识检索、交流提供了便捷的专业路径。英文杂志办刊的宗旨是为广大影像医学与核医学领域医务工作者及学生提供一个发布和交流新知识新技术的平台，重点聚焦感染病和传染病的诊断成像（包括 39 种传染病，如病毒性肝炎、艾滋病、肺结核等重大传染病，以及热带疾病和寄生虫病），同时也包括感染与炎症、传染病影像诊断及新技术应用，影像组学及人工智能领域。另外，《感染疾病放射学杂志（英文）》于 2018 年获得国家新闻出版署正式批准，由国家卫生健康委员会主管，人民卫生出版社与首都医科大学附属北京佑安医院共同主办并由人民卫生出版社出版，于 2020 年正式签署合作协议。

RID 编委会成员主要来自中国、美国、印度、北美、朝鲜等国家，共计 110 余人，其中国际编委 19 人。主编为李宏军教授，共同主编为中国科学院田捷教授，荣誉主编为首都医科大学马迎民教授、戴建平教授、耶鲁大学医学院 Vineet Bhandari 教授、南加州大学 Chi-Shing Zee 教授、安贝德卡大学 Madhav Hedge 教授、纽约州立大学石溪分校 Mingqian Huang 教授、新疆医科大学刘文亚教授、汕头大学医学院第一附属医院吴仁华教授、华中科技大学同济医学院王良教授、中南大学伍建林教授及贵州医科大学附属医院高波教授。杂志编委会成员均在国内外有较大影响力，成员中 H-index 最高达到 56，这也充分保障了杂志的审稿质量及出版文章的学术参考价值。

创刊以来，杂志的国际影响力逐年攀升，迄今为止，已经连续出版 7 卷 4 期，共计发表 216 篇文章，其中学术论著占比 50.5%，综述占比 15.3%，个案报道占比 22.2%，其他类型文章占比 12%。刊发文章被国际上多种杂志引用，累计引用次数达 247 次，其中不乏一些比较有影响力的期刊，例如，

Cheng 等发表的文章 *Neuroimaging of HFMD infected by EV71* 被 文 章 "Understanding Enterovirus 71 Neuropathogenesis and Its Impact on Other Neurotropic Enteroviruses" 引用。国际下载量也达到了 40.913 万次，其中下载量比较高的国家主要分布在北美、东亚、南亚、西欧等国家。凭借着优质的学术质量，杂志先后被收录到 EMBase、DOAJ 数据库及中国知网、万方数据库等。另外，2020 年杂志所发表的所有新冠肺炎相关文章均被 PubMed 数据库收录。其中 EMBase 数据库为全球权威的生物医学与药理学文摘数据库，能够真正满足生物医学领域的用户对信息全面性的需求；DOAJ 数据库是与 PubMed、SCI、Scopus 和 EI 齐名的世界五大文献检索系统之一，该系统收录期刊的文章都是经过同行评议或严格评审，文章质量高，与期刊发行同步；中国知网是世界上全文信息量规模最大的 "CNKI 数字图书馆"；万方数据库是涵盖期刊、会议纪要、论文、学术成果、学术会议论文的大型网络数据库，与中国知网齐名。杂志之所以能取得一定的成绩，与杂志自身定位及强大的编委和作者团队是分不开的。

1. 杂志的发展与主编、编委会的队伍及编辑部的努力分不开

对于学术期刊而言，主编的作用至关重要，可以说是期刊的灵魂。作为 *RID* 的创始主编，李宏军教授在完成临床及科研工作的同时，倾注了大量的心血和关注度，从选择编委会成员到每一位编委会成员的职责分配；从审核编委会的邀请函到每一位编委会成员的地址确认；从撰写期刊文章的约稿信到收集并准备相关约稿专家的通信地址，再到督促约稿信的发送；从投稿期刊的筛查与审核，再到每一篇文章的润色；从期刊评审的质量到出刊的速度；从期刊的封面设计、版式、编辑规范再到讨论期刊网站的建设，从每一次国内外学术交流会议对杂志的宣传到每一年期刊年会对杂志发展的总结，李宏军主编都亲力亲为，以促进期刊的长足发展。同时，一支强大的编委会队伍也在李主编的推荐下应运而生，编委会大部分成员在国内外一流大学附属医院或者科研机构工作，约稿对象也面向全世界，从而保证了约稿的数量及质量。主编的品格也决定了办刊风格，什么样的主编就能带出什么样的编辑队伍，编辑部积极响应李主编的号召，在最大程度上做好编辑工作，将有品质的学术大餐送到每一位读者面前。

2. 诊断标准连载，发挥重要的指导作用

受国家卫健委相关部门的委托，中国传染病影像学相关专业委员会专家团队承担了传染病影像学诊断标准的制定，包括医学影像学、统计学、循证医学、文献检索、病理学、超声影像学、检验学、护理学及临床医学等 100 余名相关专家参标准的制定工作。经过专家们 2 年多的反复讨论和广泛征审各相关专业专家们的修改意见，通过循证医学的 Meta 分析培训班（烟台）及 5 次传染病影像诊断标准审核会议（呼和浩特、武汉、保定、大连、上海）；首批 8 项传染病影像学诊断标准制定已经完成并陆续在期刊发布；第一批制定的 8 项传染病影像学诊断标准，主要规范肺结核、艾滋病及病毒性肝炎 3 个威胁人类健康的重大传染病影像检查技术及影像学诊断要点。8 项传染病影像学诊断标准分别为肺结核影像学诊断标准、艾滋病相关肺结核病的影像学诊断标准、NTM 肺病的影像学诊断标准、艾滋病相关脑淋巴瘤的影像学诊断标准、艾滋病相关耶氏肺孢子菌肺炎的影像学诊断标准、艾滋病相关脑弓形虫病的影像学诊断标准、HBV 相关早期肝细胞癌 (eHCC) 影像学诊断标准及肝包虫病的影像学诊断标准，分别对推荐成像方法及影像学表现、影像学诊断标准、影像学鉴别诊断和诊断标准流程等传染病影像学诊断的关键问题给出全面、详细的阐述，对指导和规范肺结核等影像学诊断，提高广大医务工作者影像学诊断水平及诊断准确率发挥了积极作用。

3. 杂志在抗击新冠肺炎疫情中发挥了积极宣传作用

新冠肺炎疫情肆虐人类，在以习近平同志为核心的党中央的坚强领导下，全国一盘棋，与时间赛跑，与病魔较量。广大医务工作者请战出征，奔赴疫区战场，打响了一场科学阻击战。为了尽快积累临床的一手资料，为前线医务工作者提供有效的防控经验，杂志开通投稿绿色通道，所投文章在同行评审通过后迅速上线，且审稿、版面费用全免。杂志编委会成员在肩负临床抗疫重任的基础上积极参与到新冠肺炎相关文章的投审稿过程中，第一时间积累资料、分析宣传，成为疫情防控及杂志的发展的中坚力量。另外，2020 年杂志所发表的所有新冠肺炎相关文章均被 PubMed 数据库收录，下载引用量也非常高，在世界范围内起到了重要的学术交流与传播作用。

为了进一步扩大期刊的影响力，杂志也做出了新的发展规划：① 分析杂志已具备进入 ESCI 的条件与优势（已被 DOAJ、EMBase 数据库收录，2020 年新冠肺炎相关文章被 PubMed 收录）；② 研究 10 种同一类型的期刊，制定指标；③ 做一对一大量征稿，分析现在的来稿录用率和稿件来源，把来稿录用率降到 20% 左右；④ 确认 SI 计划，做 SI 的约稿，发展和 SI 匹配的审稿人，持续给编委下达任务；⑤ 发展新的编委，增加编委活跃度，分配并跟进编委任务。希望通过编委会和优秀作者群的共同努力，使杂志能有更加长足的发展。

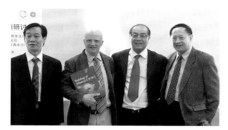

图 2-327 李宏军教授与参会专家合影

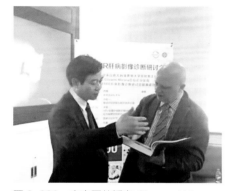

图 2-328 李宏军教授向 Giovanni Morana
教授介绍著作

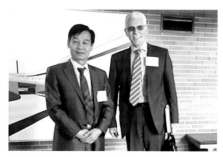

图 2-329 李宏军教授与参会专家合影

（二）中意 MR 肝病影像诊断研讨会在首都医科大学附属北京佑安医院成功举办

2015 年 4 月 20 日，中意 MR 肝病影像诊断研讨会在首都医科大学附属北京佑安医院举办，李宏军教授主持研讨会，意大利维罗纳大学放射系主任 Giovanni Morana 博士做了精彩的专题讲座（图 2-327、图 2-328）。

（三）李宏军教授应北美放射学会（RSNA）邀请参加全球放射学杂志主编论坛

2016 年 8 月 23 日，李宏军教授作为首都医科大学附属北京佑安医院主办的 *Radiology of Infectious Diseases* 主编，应北美放射学会的邀请参加了 2016 年全球放射学杂志重要成员会议，本次会议共邀请 53 位国际著名的放射学杂志主编。会议上李宏军教授代表中国放射学界发表了对放射学杂志在未来办刊及原始资料共享等方面的意见，会议采纳了李宏军教授的部分建议。这也是北京佑安医院首次参与国际全球放射学的高端峰会，为了解世界放射学的核心层思想，指定发展战略，发出中国放射学专家的声音具有重要

意义，也对提高北京佑安医院的国际知名度具有重大历史意义（图 2-329、图 2-330）。

（四）国际医学磁共振协会主席 Garry Gold 教授应邀来到北京佑安医院访问交流

2016 年 10 月 10 日，国际医学磁共振学会(ISMRM) 主席、斯坦福大学放射科主任 Garry Gold 教授应李宏军教授邀请来到北京佑安医院进行学术交流与访问，同时李宁教授、北京大学第三医院放射科的袁慧书教授和陈慧英医生也出席了此次会议（图 2-331）。

交流会上，李宁教授首先对 Garry Gold 教授、袁慧书教授以及陈慧莹医生的到来表示热烈的欢迎，并简要介绍了北京佑安医院的发展历程和特色，期望以此为契机，与斯坦福大学有更深入的交流及长期合作。Garry Gold 教授介绍了斯坦福大学的影像科学科建设、科研基金种类及自己的团队等方面的情况，同时表示希望今后与北京佑安医院能有所合作。随后，李宁教授、李宏军教授及袁慧书教授与 Garry Gold 教授就疾病的影像诊断分期分级诊疗与基因诊断的结合及多学科诊疗展开讨论，期望在疾病的早期精准诊疗方面能有突破性进展。袁慧书教授介绍了北京

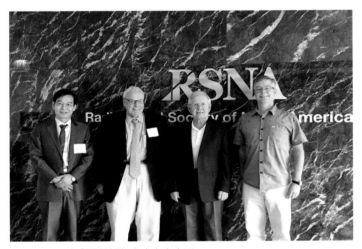

图 2-330　李宏军教授与参会专家合影

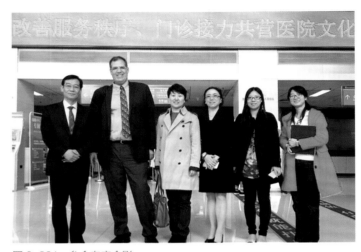

图 2-331　参会专家合影

大学第三医院的放射科概况。陈慧英医生汇报了腰椎脂肪含量纵向分布的定量研究。首都医科大学附属北京佑安医院的放射科赵晶医生、李瑞利医生分别对 SIV 感染恒河猴模型的大脑局部一致性分析、常规 MRI 表现正常的 AIDS 患者脑白质弥散张量成像 TBSS 分析等课题的研究工作进行了交流。最后，首都医科大学附属北京佑安医院放射科主任李宏军教授对中国传染病影像学学科建设、工作团队、现有成果及未来发展前景作了详细介绍。会后，参会人员集体参观肝脏病理标本室及艾滋病三维断层标本陈列室。

本次学术交流不仅使中国传染病放射学走向世界，同时也让世界更了解中国传染病放射学。

（五）李宏军教授应邀参加 2018 年北美放射学年会

2018 年 8 月 11 日，李宏军教授应北美放射学会（Radiological Society of North America，RSNA）邀请参加了 2018 年 RSNA 举办的全球放射学国际英文杂志主编论坛，该会议在 RSNA 总部举行，参加者是来自全球各国的著名放射学家及放射学杂志主编，研讨放射学的最新动态及未来发展方向（图 2-332~ 图 2-334）。

作为中国传染病放射学的开创者及国际化传染病放

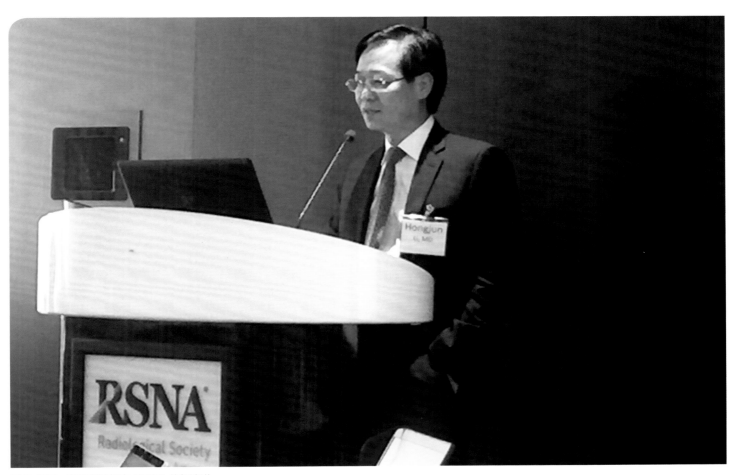

图 2-322　李宏军教授在 RSNA 总部演讲

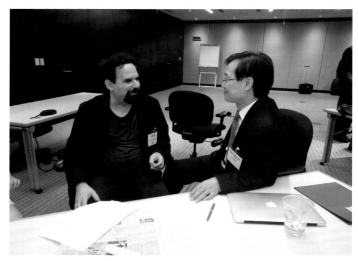

图 2-333 李宏军教授与 *JMRI* 主编 Mark 讨论

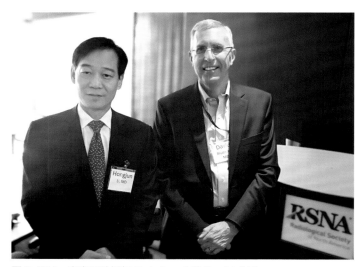

图 2-334 李宏军教授与 *Radiology* 主编 David 合影

射学学科的开创者和国际化建设奠基者，首都医科大学附属北京佑安医院李宏军教授作题目为 Radiological Development on Infections in China and A New Journal 的演讲，详细介绍了国家法定传染病作为一个独立患者群体（39 种）的传染病其放射学的研究进展及国际化学科建设情况，重点讲解了 *Radiology of Infectious Diseases* 的创建现状及国际影响力，代表团队向国际专家对该刊的高度关注表示感谢；同时强调了传染病放射学对传统的系统放射学学科建设的补充和完善的重要性，参会专家一致认为中国放射学专家对传染

病放射学理论体系形成的研究成就及其国际化学科建设的飞速发展对国际放射学科发展做出了历史性贡献，并对此表示高度认可及敬佩。

同时李宏军教授与重点专家进行了深度的合作与学术交流，实现了国际化的"共建、共享、共联、共赢"的目标。李宏军教授代表中国研究型医院学会感染与炎症放射学专业委员会及第 11 届国际感染放射学学术会议会务组发出邀请，特别邀请了 *Radiology* 及 *JMRI*、*JACR* 主编（国际著名放射学家）参加 2018 年 12 月在上海举办的第 11 届国际感染疾病放射学学术会议，他们欣然应允，并表示非常愿意在该领域加强学术合作与交流。

2018 年 8 月 14 日，应美国国立卫生研究院（National Institutes of Health，NIH）邀请，李宏军教授进行 Establishment and Recognition of Global Discipline for Radiological Precision Medicine in Chinese Infection Diseases-From Understanding to Pracice 讲座，对中国感染与炎症疾病放射学发展现状及与科学研究重点方向进行讲述。作为第 180 位被 NIH 邀请的全球著名学者，李宏军教授重点介绍了 20 年来中国感染放射学团队在艾滋病放射学及 HBV 感染相关肝癌放射学等传染病放射学方面从无到有、从点到面、从基础到临床的研究成果。

作为中国研究型医院感染与炎症放射学委员会主任委员，李宏军教授赠送给 NIH 图书馆一套其主编的经典学学术专著，是由 *Springer* 出版的英文原版著作 *Radiology of HIV/AIDS*、*Radiology of Infectious Diseases*；由 NIH 国家医学信息中心处长 George 代接收，转与 NIH 图书馆收藏（图 2-335）。李宏军教授向 NIH 和临床中心 Thoma 和 Folio 科学家发出学术互访邀请，建立了长期的年度互访机制。同时达成传染病放射学研究成果的临床转化与交流合作项目。会后在 Stefan Jaeger 博士和 Folio 教授陪同下，李宏

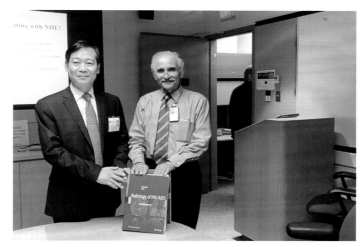

图 2-335　李宏军教授赠予 NIH 图书馆感染影像系列图书

军教授参观了 NIH 的 PubMed/MEDLINE 数据库及 NIH 的临床医疗中心，双方表示在传染病放射学领域加强合作与交流及完善学术互访机制。NIH/NLM 提出与李宏军教授在传染疾病放射学中应用 AI 系统加以合作，并希望李宏军教授助其在中国传染病放射学领域开展应用并推广，提高工作效率实现其预测及精确诊断，使该领域的病人群体受益。陪同人员中的全球医生组织领导表示李宏军教授领衔的中国感染与传染病放射学团队等在该领域深耕细作，搭建国际远程医疗咨询高端平台，把我国具有丰富临床经验和技术优势的感染传染性疾病临床影像诊断通过咨询平台对全世界开放和共享，

让我国的研究成果扩大受众面，受益全球的患者群体；特别是支持国家"一带一路"区域及非洲等发展中国家在感染与传染性疾病影像诊断学学科建设和临床应用方面，通过互联网＋远程医疗平台，提供精准诊断和指导治疗。

2018 年 8 月 15 日李宏军教授参观了霍普金斯大学附属医院，并与霍普金斯大学 MRI 功能成像实验室吴丹教授、张炜教授及分子探针合成技术宋晓磊教授进行了深入的交谈，同时对李宏军教授所做的 HIV-HAND 数据及研究的相关领域进行讨论，对研究方向、共同兴趣点达成了跨学科的合作共识。

此次应邀学术出访，李宏军教授在全球医学专业最高学术殿堂发表和展示了中国放射学家的自信和勇敢，发出了中国放射学家的声音，为掌握该领域的学术制高点、话语权深深地迈出了第一步，相信在李宏军教授的带领下，中国感染与炎症放射学诊断技术成果普及更大的受众面，受益全人类。用李宏军教授的话说："如果你愿意拥抱世界，世界因你而存在，如果你愿意与世界分享，世界将与你共舞。知识无国界，知识属于全人类。"

（六）创新——引领传染病影像学国际化学科建设新征程

2019 年 8 月 3 日，李宏军教授应邀参加了 2019 年芝加哥的 RSNA 主编论坛，该会议在 RSNA 总部办公室举行，今年已经是李宏军教授参加会议的第四个年头，来自全球 30 余个国家的放射学杂志主编及专家进行深度交流，讨论了目前放射学现状及研究发展前沿问题；国际同行充分肯定了中国放射学专家在传染病影像学国际英文期刊创建方面所作出的创新贡献。通过李宏军教授的不懈努力，原则上同意计划在 2020 年的 RSNA 会上争取感染影像分会场的筹备工作，全世界各国感染与炎症影像学专家及学者将在这个创新学科领域聚焦、分享研究成果，这也是全球感染影像学者们的共同心声。会后李宏军教授邀请 *JMRI* 主编 Mark 来中国西安参加第 12 届国际感染放射学学术大会（图 2-336）。

2019 年 8 月 5 日，应 NIH 邀请，李宏军教授做了题为 HIV-ralated Pulmonary Infectious Diseases and Related Imaging Diagnosis 报告，对 HIV 相关肺部感染的影像学表现及病理对照进行了详实地讲解，提出了基于临床分期以病理为基础的艾滋病肺部感染影像学无创分级诊断创新思维模式；再次强调了艾滋病影像学的概念。同时李宏军教授对于自己主要的研究方向及工作重点进行了讲述，并希望在诸多研究方向上拥有高质量的合作。这是继 2018 年之后第二次被 NIH 邀请参会，李宏军教授再次感受到感染影像学技术在全球

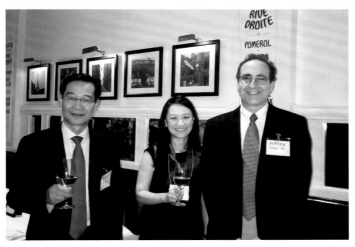

图 2-336　李宏军教授与 *Radiographic* 主编及安德森肿瘤医院吴博士合影

医学诊疗及保障人类健康方面的重要性及学科建设的急迫性。会后李宏军教授以中国研究型医院学会感染与炎症放射学专委会主任委员名义，签名赠送 NIH 临床医学中心影像科主任 Folio 教授一套英文原版著作 *Radiology of Infection Diseases*，并向 Folio 教授发出邀请参加第 12 届国际艾滋病临床放射学暨感染与炎症放射学大会。得知李宏军教授来 NIH 讲学，原 *JACR* 主编 Bruce 先生（国际著名放射学家）及 NIH 传染病中心影像科 Lee 教授带领团队亲自到会场聆听李宏军教授的讲座，并在交谈中碰撞出许多共同的科研观点及理念。当天下午，李宏军教授不顾旅途的疲劳，又与

NIH 的癌症中心张彦天教授一起交流和探讨国际合作项目。希望能与国际医学科研机构联手合作，开启中国感染影像学在国际科研平台的新篇章（图 2-337~ 图 2-340）。

8 月 6 号，李宏军教授受辛辛那提儿童医院卢龙教授邀请，分别在辛辛那提儿童医院科研楼及影像科做了两场报告，同时与辛辛那提医学信息研究中心及儿童医院放射科、感染科专家学者共同探讨感染性疾病的临床影像学诊断及研究焦点，特别是 HIV 的诊疗及科研研究进展，并与卢龙教授及其团队共同探讨了人工智能及在肿瘤、感染等疾病影像学中的研究热点和方向。李宏军教授医工结合，与国际及国内人工智能专家一起，首次把 AI 技术运用于传染病的诊疗过程当中，目前已经研发出基于临床分期以病理为基础的肺结核智能筛查与诊断系统，试用于临床并被 60 余家医院所接受、运用，现今反馈良好。这项技术的前期研究成果得到了重大研发计划的支持，被中国科学技术协会推荐为 2019 年中国科技前沿创新研究成果推广项目，其对于全球传染病的防控具有重要的价值和运用前景（图 2-341~ 图 2-344）。

此次应邀学术出访，在全球医学专业最高的学术殿堂，李宏军教授再次强调了中国放射学专家在全球首次发布了传染病影像学的定义，并运用现代影像学技术首

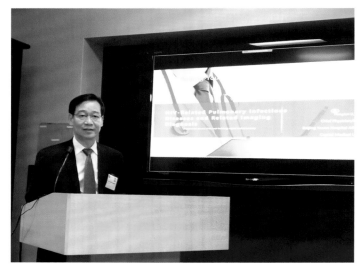

图 2-337 李宏军教授在 NIH 中心授课

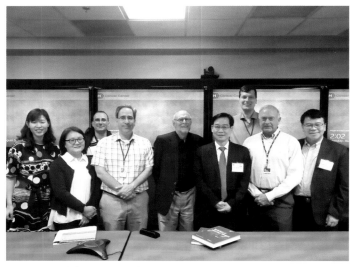

图 2-338 李宏军教授团队与 NIH 医学信息中心及影像科人员合影

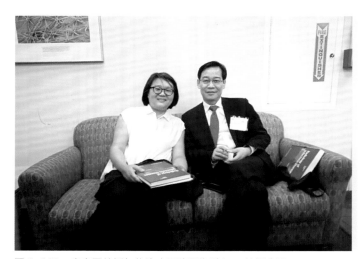

图 2-339 李宏军教授与传染病医院影像科 Lee 教授合影

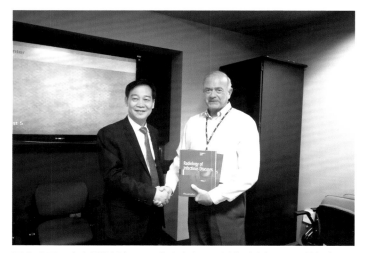

图 2-340 李宏军教授与 NIH 临床中心 CT 影像科主任 Folio 教授合影

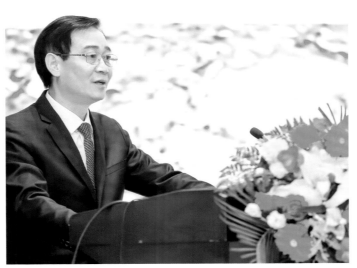

图 2-341　李宏军教授在辛辛那提儿童医院做学术报告

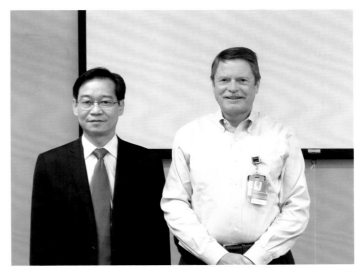

图 2-342　李宏军教授与辛辛那提儿童医院感染科主任 Paul 合影

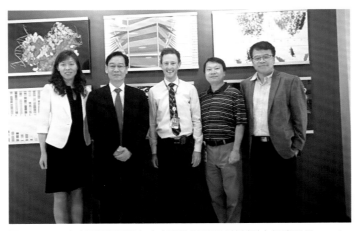

图 2-343　李宏军教授团队与辛辛那提儿童医院放射科主任助理 Alexander
教授合影

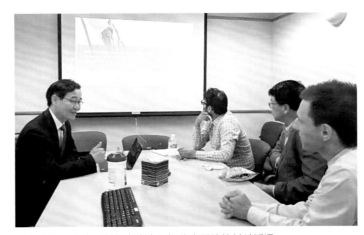

图 2-344　李宏军教授在辛辛那提儿童医院放射科授课

次创建了传染病这个拥有独立患者群体的学科建设体系，包括系统理论体系、检测平台、指南及标准，证明了中国放射学家的自信和勇气。根据 *Springer*，目前研究成果已在国际医学领域产生巨大学术影响力（关注度 TOP 前 50），为掌握该领域的学术制高点、话语权前进了一大步，相信在李宏军教授的带领下，中国感染与炎症放射学诊断技术成果将普及更多的人群，受益全人类，传染病影像学国际化学科建设踏上了新征程。

（七）强强联手——人民卫生出版社与北京佑安医院共同主办《感染疾病放射学杂志（英文版）》

2020 年 1 月 17 日，人民卫生出版社和北京佑安医院共同主办《感染疾病放射学杂志（英文版）》的签字仪式在人卫大厦举行（图 2-345、图 2-346）。

首都医科大学附属北京佑安医院党委书记郑东翔，党委副书记、院长金荣华等院领导及《感染疾病放射学杂志（英文版）》创刊人、主编李宏军教授出席签约仪式，共同见证首都医科大学附属北京佑安医院 2020 年坚实迈向国际化研究型医院重大措施的第一步。

人民卫生出版社与首都医科大学附属北京佑安医院共同主办的《感染疾病放射学杂志（英文版）》，创刊于 2014 年 9 月，前期是由国际法定传染病放射学标准学科体系奠基者及开创者李宏军教授牵头申请，隶属

于国际知名学术出版平台 Elsevier 旗下，杂志命名为 *Radiology of Infectious Diseases*。现已得到中国共产党中央委员会宣传部批准，由国家卫生健康委主管，人民卫生出版社与北京佑安医院联手主办，共同打造我国本土的国际优秀领军英文核心期刊，时时把握感染疾病放射学的全球学术脉搏，更加强有力地引领国际感染放射学的学术发展。

Radiology of Infectious Diseases 是国际感染疾病领域唯一关于放射学的英文期刊，填补了国内外感染与传染病放射学期刊的空白。于 2014 年 9 月份创刊以来，杂志已发表文章 179 篇，引用次数达 187 次，IF 1.045*（根据国际上通行的期刊评价指标测算），目前已被 DOAJ、EMBase、Science Direct 等多个优质数据库收录，相信在不远的将来，第一个放射学本土创新学科交叉融合的 SCI 期刊即将诞生在首都医科大学附属北京佑安医院。

签约仪式上，人民卫生出版社有限公司总编辑杜贤首先致辞，他回顾了 2003 年 SARS 期间与首都医科大学附属北京佑安医院全体专家合作编纂的《实用 SARS 学》，推动了全国 SARS 的防治。基于首都医科大学附属北京佑安医院的专科专业性质，为了扩大原创学术出版的传播，杜贤总编辑等领导高度重视并提出要加深彼此间的全面战略合作及实施执行力。

首都医科大学附属北京佑安医院党委副书记、院长

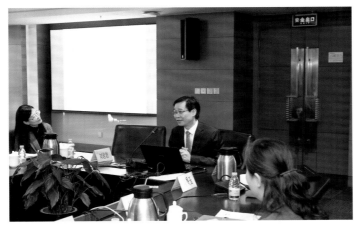

图 2-345　李宏军教授在会上讲话

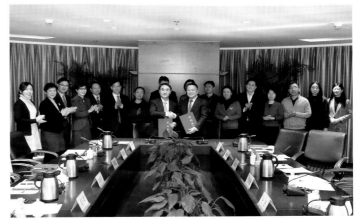

图 2-346　签字仪式留影

金荣华向大家介绍并阐述了北京佑安医院的特色及佑安联盟的建立和发展。同时强调，作为主办单位，院方会履行职责，加强互动，目标一致，促进该杂志的国际传播及国际影响力。院内党委书记郑东翔指出将党建与业务相融合，在新平台开展更高层次、更广泛的合作。李宏军教授作为主编重点阐述了在主管单位及主办单位领导的重视和支持下，期刊的现状及未来发展规划，并提出近期内将依照国际标准要求重组高质量编委会，实现创办本土国际化创新学科交叉融合的领军核心 SCI 期刊的目标。

人民卫生出版社与北京佑安医院的强强联手，将加速 *Radiology of Infectious Diseases* 跻身国内外优质期刊行列的进程。

（八）我们在"医"起——Springer Nature 图书章节精选及医师采访

2020 年 8 月 19 日是第三个中国医师节，*Springer Nature* 始终关注并支持中国在公共卫生领域的研究。在今年这个特殊的时刻，我们很荣幸与您分享中国医师在公共卫生领域研究成果和期刊编辑及中国医师独家访谈。

中国医师以占世界卫生总支出 1% 的比例，为世界 22% 的人口提供了基本医疗卫生服务。这就是中国医师的无私奉献和对人类的巨大贡献。应该把最艳丽的康乃馨献给他们。中国医师节的设立，正是中华文明社会进步的体现。

3 第三篇 未来篇

一、传染病放射学未来发展道路

继续发挥中国传染病放射学各专业委员会的人才优势和临床资源优势，着力提高基层卫生机构及医院影像学检查、诊断及鉴别诊断水平。《中华人民共和国乡村振兴促进法》于 2021 年 6 月 1 日起开始施行，基层卫生事业的发展是国家乡村振兴战略的重要内容，尤其要加大对革命老区、民族地区、边疆地区实施乡村振兴战略的支持力度，同时围绕《"健康中国 2030"规划纲要》的要求，充分发挥大型医院的专业特长和放射科人才优势，联合多方资源支持，因地制宜地开展基层传染病放射学的培训、教学、疑难病例讨论、影像学技术操作规范指导等主要内容。为建设健康中国、保障人民群众身心健康，提升基层医院综合诊治水平做出积极贡献。

在国家卫健委健康技术传承联合办公室领导下，利用国家卫健委全国放射学专业委员会平台及健康技术传承导师遴选工作平台，分期分批招收有志于在感染与传染病放射学领域内学术发展的青年人才进行一对一的培养和训练，进一步挖掘和完善传染病放射学的系统理论发展，实现对国际化现代传染病医学放射学技术的传承与发展，更好地服务于临床诊疗工作。

加强医工结合，多学科交叉融合。从研究生培养抓起，将医学生与工科学生混合培养，加快实现现代医学影像学技术的创新发展与临床转化。传染病放射学与数学、信息技术、生物医学工程、基因组学等学科的交叉，将打破学科壁垒，实现优质资源共享、融合发展。基于此，所培养的医工结合团队将有力承担国家重大传染病放射学课题研究，成为该领域的学术与社会发展需要可以依靠的重要学术团队。列述重点的研究方向，组织专业团队及研究生针对临床问题凝练出科学问题，提出科学假设，运用科学方法进行临床和基础研究。

重视和促进人才梯队及国际化复合性技术人才队伍的培养和建设。青年人才是事业发展的希望和未来，一流人才是发展的根本，建设一流创新学科必须有一流的人才梯队。这个梯队就像是金字塔，最上面的是学术大师，中间是领军专家，而青年才俊是基础。平台和资源要给青年人才更多的发展条件和更强大的支撑，让更多的青年人才能够"涌现"出来。

充分利用现有的"两刊一网"，为全国传染病尤其是新发传染病的防控知识、诊治新技术的传播与交流搭建先进平台。李宏军教授和陆普选教授创办主编的国际英文期刊 *Radiology of Infectious Diseases*、《新发传染病电子杂志》及传染病放射学网站对新发传染病防控及传染病影像学发展具有独特的优势。这一科学平台为提高中国传染病防控及诊治水平，为中国传染病放射学走向国际发挥积极的作用。

依靠团队继续完善和发展法定传染病影像信息学国际化创新学科建设体系；致力于传染病影像学系统创新理论体系、技术规范、指南、标准学科体系及诊疗检测平台的国际推广及应用，受益国内外更多的患者群体。而团队的每一位专家都将成为这个国际化创新学科的践行者和见证者。

学科发展的诸多思考：①疾病以防为主，防治结合；②医学生与工学博士结合培养（MD+PHD）；③学科融合诊疗一体化模式 & 人工智能辅助诊疗模式；④线下与 5G 远程诊疗互补模式；⑤医工结合，学科融合，多学科交叉，临床转化；⑥跨地区合作——实现区域带动；⑦政府间合作——实现优势互补。

信息时代的到来：未来的世界是一个人文的世界、开放的世界、合作的世界、共赢的世界、共同分享的世界，要以积极向上，敢于挑战未来的姿态来捕捉和拥抱这个机遇与挑战共存的信息时代的到来！

综上所述，从 2008 年全国艾滋病影像学筹备会议到 2009 年第一届中国性病艾滋病防治协会艾滋病临床影像学组成立，只有 33 名委员，而到 2015 年中华医学会放射学分会传染病放射学专家委员会成立，2021 年 7 月 17 日全国卫生健康技术推广传承应用项目——第一个西医传承项目"传染病放射学"获批启动及全国卫生健康技术推广传承应用项目放射学专业委员会成立，截至 2021 年 8 月，在国家级学会或协会已经建立了 8 个专委会，已有委员 1055 名。传染病放射学从无到有，从小到大，从弱变强，从国内走向国际，星星之火，已经燎原，每一步的艰辛探索，创新路上的精益求精，都奠定了传染病放射学不断攀登高峰的基础。在未来的发展道路上，更需要与时俱进，医工结合，学科融合，建立有效的良性互动机制，丰富和发展学科建设的基本要素。

二、传染病放射学学科建设成果

学科定位： 以传染病放射学诊断、感染与炎症放射学诊断、炎症相关肿瘤放射学诊断为主要研究方向，基于影像学与多源异构数据和信息技术结合，建立传染及感染疾病的早期诊断、疗效评价等整合诊疗模式。

学科队伍： 在李宏军教授带领下，先后成立中国性病艾滋病防治协会艾滋病影像学专业委员会、中华医学会放射学分会传染病放射学专业委员会、中国医师协会放射医师分会感染影像专业委员会、中国研究型医院学会感染与炎症放射学专业委员会、中国医院协会传染病医院管理分会传染病影像管理学组、中国医学装备协会普通放射学分会传染病影像学组、北京影像学诊疗技术

创新联盟。国家卫健委全国卫生健康技术推广传承应用项目放射学专业委员会，现有委员 1055 名，同时部分省市先后成立了省级传染病放射学专业委员会。

科学研究： 率先倡导并开创了全球传染病影像学的创新学科及系统创新理论体系、技术规范、指南、标准、学科体系及诊疗检测平台，拓展并开创了感染与炎症放射学、炎症相关肿瘤放射学的系统创新理论及创新学科体系。突破了现代影像学技术在传染病领域的国内外学术及应用空白，推动了我国乃至国际传染病防控诊疗技术的发展。近年来，仅李宏军教授就获批科技部重大研发项目首席及国际合作重点研发专项首席科学家 2 项、获批自然科学基金项目 6 项。其中获批国家自然科学基金重点项目 1 项、面上项目 3 项及北京自然科学基金项目 2 项，扬帆计划（重点传染病放射学）项目、北京重大科技研发计划项目等 20 余项。发表核心及英文论文 200 余篇。获中华医学科技奖等省部级奖项 9 项，国家发明专利 2 项，知识产权及软件著作权登记等

23 项。主编专著 48 部、教材 7 部（包括传染病放射学研究生和本科生教材、感染与炎症放射学住院医师规培教材）、指南 2 部、标准 8 部；主编英文版专业原著 16 部，被国际著名的 Springer Nature&PMPH 系列出版发行，代表性著作 *Radiology of Infectious Diseases* 和 *Radiology of Influenza A（HIV/AIDS）* 于 2014 年和 2015 年双双获得年度"输出版优秀图书奖"、2017 年双双获得国家新闻出版广电总局版权输出"普遍奖励"。医工结合及多学科交叉融合转化产品 4 套（肺结核一体化管理系统及多语言用户信息管理系统及 5G+ 互联网数字医疗新模式系统）。

人才培养：加强年轻人培养，成立了北京影像学诊疗技术创新联盟及中国研究型医院学会感染与炎症放射学专业委员会及青年委员会，组织 100 余名全国青年骨干，开展科研培训、英文演讲，加强国内外交流与合作，提升科研人才的基本技能，培养了一批传染病放射学中青年专家团队。

学科基地：依托北京影像诊疗技术创新联盟平台，搭建全国 4 所传染及感染影像培训基地，加强基础医院培训，提高诊断水平，开阔视野。南宁、徐州、苏州等地方政府柔性人才引进，建立了李宏军创新工作室。获批国际化传染病放射学创新工作室。

拥有完整的专业委员会学科管理体系。2019 年成立了全国传染病影像工作协调发展委员会，下设 9 个工作委员会：科学研究工作委员会，国际学术交流工作委员会，国内学术交流工作委员会，标准制定工作委员会，组织管理工作委员会，青年培养工作委员会，科普与宣传、微信号及网络工作委员会，期刊、教材建设工作委员会，以及继续教育工作委员会。

传染病放射学团队秉承李宏军教授提出的"共建、共享、共联、共赢"宗旨，相信在李宏军教授带领下，将走向基层，走向全国，走向国际，为传染病放射学学科发展，服务公共卫生事业铸就新辉煌。

北京影像诊疗技术创新联盟会员名单汇总表 - 个人会员

边　杰	曾献军	陈安民	陈　惟	陈晓曦	成官迅	崔光彬	崔彤哲	单　飞	丁　黔
丁莹莹	董素贞	杜桂枝	郭会利	郭凌飞	何玉麟	侯代伦	纪凤颖	纪建松	姜忠强
金　科	雷　益	李德春	李宏军	李　莉	李　萍	廖美焱	林剑军	刘鸿圣	刘晶哲
刘　强	刘小艳	刘新疆	卢亦波	陆普选	吕圣秀	吕晓波	吕玉波	梅海炳	苗俊英
潘垚天	彭　松	乔国庆	乔中伟	任美吉	库启录	施裕新	时高峰	苏晓艳	孙国平
孙静涛	谭筱林	王　辉	王静石	王　骏	王仁贵	王姝慧	王小义	王晓华	王亚丽
魏　军	吴　丹	夏　军	谢海柱	谢周华	徐　敏	许传军	许建荣	杨洁敏	杨　瑞
杨　涛	杨豫新	叶　雯	易永祥	殷　洁	殷小平	游幼匡	于进超	郁万江	张高峰
张国福	张　建	张　勤	张体江	张　同	张文奇	张小安	张笑春	张欣贤	赵　鑫
郑清水	郑晓风	周　芳	周　杰	周　军	周　燚				

全国卫生健康技术推广传承应用项目放射学专业委员会

中国性病艾滋病防治协会关怀与治疗工作委员会
艾滋病临床影像学组第一届委员会名单

组　　长：李宏军

副　组　长：陆普选　刘晋新　赵清霞

委　　员：张玉忠　鲁植艳　施裕新　张惠茅　刘　筠　宋留存　杨　州　杨一青　黄　葵
马　威　黄绍标　梁连春　赵大伟　戴　洁等共 28 名委员

中国性病艾滋病防治协会感染影像工作委员会

名誉主任委员：程敬亮　张志勇

主 任 委 员：李宏军

副主任委员：施裕新　陆普选　刘晋新　鲁植艳　赵清霞　卢亦波

秘 书 长：单 飞

常 务 委 员：李 莉　张笑春　杨豫新　谢汝明　李 萍　陆 健　农恒荣　杨 瑞　杨 州
张瑞平　王 红　劳 群　吕圣秀　王小义　杨军妍　吴金平　徐和平　杨旭华
邢卫红　宋留存　黄 葵　许传军　张 娜　张 同　张玉忠　杨 健　崔光彬
石彦斌

委 员：王晓妮　张玉琴　吕新胜　朱朝辉　马艳丽　肖 榕　潘咏梅　郭兴华　黄依莲
张卓彦　朱文科　徐 晔　陈雅红　李跃明　陈 洋　张 涛　毛金忠　冯 峰
何玉麟　龚良庚　彭吉东　罗 琳　柴 军　林令博　孙 勇　陈祖华　黄进帮
周 芳　赵月娟　侯勤明　夏 爽　姚建军　徐 辉　陈天武　罗春强　李桂英
杨 涛　唐永华　刘含秋　张占卿　那 民　李雪芹　童 娟　张体江　张树明
邵鸿生　康 庄　王 俭　季文斌　陈光祥　郭应林　王梓鹏　吴吉丽　平水静
李 纬　苏雪娟　殷 洁　王立非　任美吉

中国性病艾滋病防治协会艾滋病影像学专业委员会

中国研究型医院学会感染与炎症放射学专业委员会委员

陈　洋　　李　钧　　刘　洁　　陆维祺　　王　悍　　张　蕾　　袁　敏　　柳　林　　乔中伟
修建军　　阮师漫　　李振芝　　郭守刚　　刘新疆　　张笑春　　王　巍　　钱丽霞

青 年 委 员：任美吉　　张　琦　　吴兴旺　　李　永　　高　飞　　于德新　　董　鹏　　吕玉波　　牛庆亮
刘学军　　王维青　　毛　宁　　王亚丽　　邢卫红　　马庆龙　　王　赢　　夏婉君　　李润华
赵香田　　赵玲玲　　刘　勇　　张　勇　　单　飞　　李勇刚　　朱建伟　　张　涛　　涂建飞
杨伟斌　　郑建军　　张玉琴　　胡利荣　　赵振华　　俞　顺　　威　晋　　关计添　　周雁玲
何来昌　　左敏静　　何玉麟　　杨晓光　　徐丽莹　　黄　璐　　胡琼洁　　申旭东　　汤翔宇
陈　欣　　邬小平　　刘　军　　毛志群　　杨　双　　唐　伟　　李　睿　　李　杭　　曾文兵
李春华　　蔡金华　　谢　斌　　刘建莉　　赵建洪　　孙艳秋　　栗海龙　　姚春慧　　王　伟
姜春晖　　张述平　　童　娟　　刘　衡　　刘新峰　　陈晓曦　　王丽君　　罗佳文　　张　清
沙　琳　　范维鹏　　韩耀华　　刘　洋　　孔博玉　　李为民　　张　晨　　陈建强　　李治群
李志伟　　何万林　　徐中佑　　李　曼　　何　刊　　张　明　　丁金立　　冯　峰　　周　晖
李刚锋　　罗　丰　　孙建男

中国医师协会放射医师分会感染影像专业委员会

主 任 委 员：李宏军

副主任委员：许建荣　刘文亚　崔光彬　施裕新

委　　　员：董建军　方向明　关计添　何玉麟　纪凤颖　刘　强　刘新疆　吕玉波　肖恩华
殷小平　尹训涛　李景雷　杨　超　齐志刚　任　莹　张瑞平　廖美焱　张立娜
吴重重　李　莉　陈步东　靳海英　韩　彤　王仁贵　张玉忠　徐　晔　刘含秋
卢亦波　郑晓风　刘晶哲　张　蕾　彭如臣　李跃明　吴晓华　董军强　尚鸣异
鲜军舫　张岩

中国医学装备协会普通放射装备专业委员会
传染病学组人员

组　　　　长：李宏军

副　组　长：曲金荣　时高峰　李德春　张　同　陈天武　王　青

委　　　　员：殷小平　张善国　王　琦　韩　彤　任庆云　翁淑萍　成启华　罗佳文　李　莉
张晓琴　杨　涛　刘远明　杨中校　张　琰　刘　涛　李　勇　王建新　赵金龙
刘英峰　朴　文　宋春华　武　粟　卢亦波　刘玉海　孟　姮　樊树峰　韩仁会
乔　英　张亚林　彭泰松　郭　兴　周　青　梁家明　钱伟军　崔庆周　黄国权
邢卫红　李若旭　张绍金　王继鲁　马献武　于明川　白　伟　申艳光　吴洋齐
于海涛　任美吉　郑志硕　贺露露

中国医院协会传染病医院分会传染病影像学组人员名单

组　　　长：李宏军

副 组 长：施裕新　刘晋新　卢亦波　吕圣秀　王小义　宋留存　邢卫红　杨豫新

委　　　员：赵月霞　单　飞　董　力　董艳平　杜　超　范华君　冯少阳　关春爽　郭丽英
郭　青　黄德扬　黄贤平　金玉丽　靳炳琢　李春华　李春晖　李红广　李　莉
李　翔　李雪芹　李　岩　林　军　林令博　林　展　刘东锋　刘洪海　刘艳玮
刘永梅　刘玉海　毛金忠　那　民　农恒荣　潘咏梅　任美吉　尚祥武　石彦斌
宋树林　王磊石　王立非　王伟理　王小玲　王晓妮　王　跃　魏　涛　吴　彬
吴金平　谢元林　许传军　杨军妍　杨旭华　袁　敏　张　晖　张烈光　张璐西
张　娜　张　蔚　郑　芳　钟　万　朱文科　邹显志　毕　燕　陈祖华　代　健
狄文才　冯　峰　付守忠　郭应林　韩建新　胡瑞峰　胡善朋　黄启标　黄依莲
姜丽丽　孔丽丽　李红磊　李巍伟　李祥峰　李　岩　李玉波　林　伟　刘含秋
刘　洪　刘景哲　刘　伟　刘新疆　陆　健　平水静　亓　鹏　唐永华　田　芹
汪　洁　王立强　王维青　文新年　吴吉丽　伍国伟　谢文英　熊景良　杨秀梅
于进超　喻晓宏　张　洁　张　涛　张世荣　张晓萍　赵月娟　丹增平措

中国医院协会传染病医院管理分会
感染性疾病影像学管理学组名单

组　　　长：李宏军

副　组　长：施裕新　赵斗贵　农恒荣　朱文科　赵清霞

秘　书　长：宋留存　朱西琪

委　　　员：陈丽群　陈裕范　郭丽英　杜德兵　胡瑞峰　郭正义　李宝法　李春晖　李红广
　　　　　　李跃军　林　展　胡志明　刘朝阳　刘春堂　刘艳玮　刘玉海　卢亦波　陆　健
　　　　　　林志光　那　民　尚祥武　孙　燕　毛金忠　王建生　王小玲　王小义　王艳波
　　　　　　王　跃　王　玮　王振青　吴　彬　王志松　许承志　杨军妍　詹　毅　吴金平
　　　　　　赵念博　钟　万　张东超　周巧龙　华　君

中华医学会第十四届放射学分会
传染病放射学专业委员会名单

主 任 委 员：李宏军

副主任委员：施裕新　陆普选

委　　　员：王　红　刘　斌　王晓华　高　艳　王建卫　陈　雷　李飒英　王　刚　覃　杰
　　　　　　刘晋新　汪丽娅　廖锦元　童　娟　陈　洋　梁志会　曲金荣　张惠娟　刘白鹭
　　　　　　纪凤颖　鲁植艳　刘进康　陈　亮　徐秋贞　王敏君　任　莹　边　杰　李佩玲
　　　　　　罗　琳　蔡　磊　孙艳秋　刘　强　乔　英　张劲松　许建荣　白红利　王　颖
　　　　　　周　燊　孙　勇　俞哲锋　李咏梅　杨　州

秘　　　书：任美吉

青 年 委 员：张立娜　徐　成　何玉麟　张晓东　吕传剑　候勤明　吴吉丽　陈疆红　郑海荣
　　　　　　李勇刚　候代伦　陈天武　杨延辉　李　萍　李　莉　赵香田　刘　靖　黄　刚
　　　　　　涂建飞　蒋　奕　米海峰　张岩岩　黄　华　唐永华　李　叶　戴卓智　彭　婕
　　　　　　聂　芳　孙　博　曹新山　朱向玉　储志刚　冯　峰　彭德昌　邹立秋　袁　敏
　　　　　　殷小平　屈艳娟　毛　宁　卢亦波　钱丽霞

中华医学会第十五届放射学分会传染病学组人员名单

顾　　　问：刘白鹭　杨　州

名誉副组长：陆普选

组　　　长：李宏军

副　组　长：施裕新　边　杰　许建荣　刘　强　刘晋新

委　　　员：陈　雷　王　刚　童　娟　陈　洋　张惠娟　纪凤颖　鲁植艳　陈　亮　徐秋贞
　　　　　　任　莹　李佩玲　罗　琳　蔡　磊　史燕杰　张劲松　王　颖　周　燊　孙　勇
　　　　　　刘　刚　楼海燕　劳　群　谢海柱　陈步东　李　萍　李　莉　赵香田　刘　靖
　　　　　　何玉麟　殷小平　张　旻　徐和平　刘晶哲　曾宪强　张　娜　吕圣秀　时高峰
　　　　　　杨豫新　张　华　卢亦波　王建卫　汪丽娅　宋　兰　杨延辉

秘　　　书：任美吉

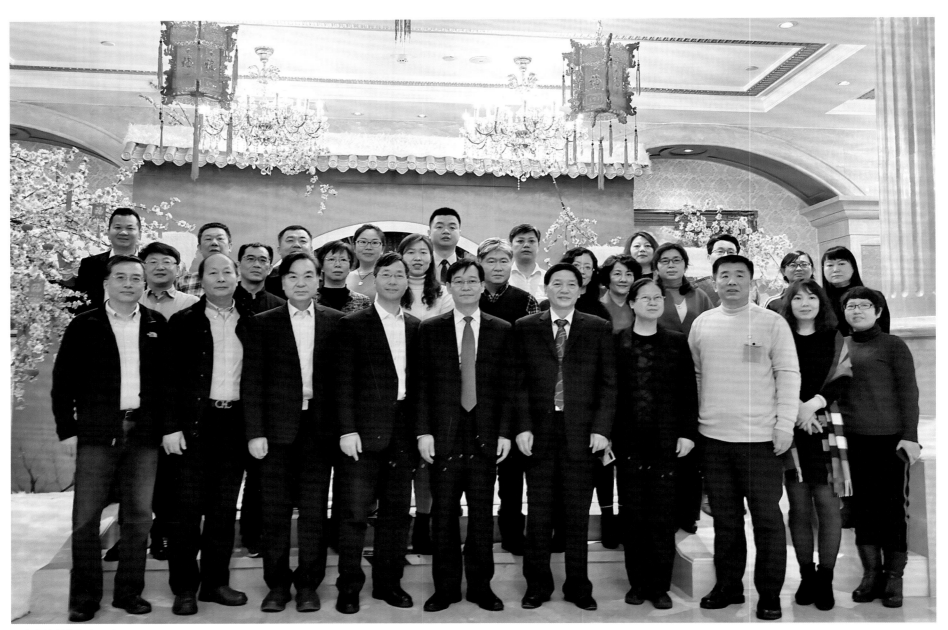

传染病放射学核心团队